Respire

A NOVA CIÊNCIA DE UMA ARTE PERDIDA

JAMES NESTOR

Tradução de Petê Rissatti

intrínseca

TÍTULO ORIGINAL
Breath: The New Science of a Lost Art

PREPARAÇÃO
Victor Almeida

REVISÃO
Eduardo Carneiro
Júlia Ribeiro
Milena Vargas
Rodrigo Rosa

PROJETO GRÁFICO
Antonio Rhoden
Henrique Diniz

DIAGRAMAÇÃO
Henrique Diniz

LETTERING DO TÍTULO DA CAPA ORIGINAL
Steven Bonner

CIP-BRASIL. CATALOGAÇÃO NA PUBLICAÇÃO
SINDICATO NACIONAL DOS EDITORES DE LIVROS, RJ

N383r

Nestor, James
Respire : a nova ciência de uma arte perdida / James Nestor ; tradução Petê Rissatti. - [2. ed.]. - Rio de Janeiro : Intrínseca, 2024.
320 p. ; 21 cm.

Tradução de: Breath : the new science of a lost art
Apêndice
Inclui índice
ISBN 978-85-510-0963-5

1. Respiração. 2. Exercícios respiratórios. 3. Hábitos de saúde. I. Rissatti, Petê. II. Título.

24-92180 CDD: 613.192
CDU: 612.2

Meri Gleice Rodrigues de Souza - Bibliotecária - CRB-7/6439

[2024]

Editora Intrínseca Ltda.
Av. das Américas, 500, bloco 12, sala 303
Barra da Tijuca, Rio de Janeiro – RJ
CEP 22640-904
Tel./Fax: (21) 3206-7400
www.intrinseca.com.br

"*Respire* oferece uma nova perspectiva sobre a tecnologia moderna e mostra como abandonamos, sem saber, as respostas que sempre tivemos."
Scientific Inquirer

"Um bem-vindo e revigorante manual do usuário para o sistema respiratório."
Kirkus Reviews

"Embora todos nós respiremos, existe uma arte e uma ciência em respirar corretamente. Repleta de informações fascinantes e argumentos convincentes, esta obra altamente recomendada é capaz de abrir nossos olhos (ou melhor, fechar nossa boca e abrir as narinas)."
Library Journal

"Já me sinto mais calma e saudável nos últimos dias, só de fazer algumas mudanças simples na minha respiração, com base no que li. Nossa respiração é um presente lindo, reparador e misterioso, assim como este livro."
Elizabeth Gilbert,
autora de *Comer, rezar, amar*

"O trabalho de Nestor revela a importância da nossa respiração e nos promete uma vida nova se pararmos um momento, desacelerarmos e apenas respirarmos."
BookPage

"Nestor mostra como respirar corretamente pode transformar sua saúde física e mental e faz um excelente trabalho ao explicar tanto os aspectos mais complicados quanto os mais básicos da respiração adequada. Rápido e detalhado, bem escrito e divertido, o livro mescla o pessoal, o histórico e o científico. O objetivo de Nestor não é só que o leitor entenda a ciência por trás da respiração adequada, mas que mergulhe e transforme seus pulmões e sua vida."
The Boston Globe

"Se a mensagem de Nestor fosse reduzida a um mantra como o de Michael Pollan para uma alimentação melhor, seria: respire devagar, não muito profundamente, principalmente pelo nariz."
Spectator

Para K. S.

Ao transportar a respiração,[1] *a inspiração deve ser completa. Quando é completa, tem grande capacidade. Quando tem grande capacidade, pode ser estendida. Quando estendida, desce. Quando desce, traz calma. Quando traz calma, é firme e forte. Quando é firme e forte, germina. Quando germina, cresce. Quando cresce, sobe. Quando sobe, alcança o topo da cabeça. O poder secreto da Providência se manifesta acima. O poder secreto da Terra se manifesta embaixo.*

Quem seguir isso, viverá. Quem agir contra isso, morrerá.

— INSCRIÇÃO EM LÁPIDE DA DINASTIA ZHOU DE 500 A.C.

SUMÁRIO

INTRODUÇÃO

O lugar parecia uma cena de *Horror em Amityville*: paredes com a pintura descascada, janelas empoeiradas e sombras ameaçadoras criadas pela luz da lua. Atravessei um portão, subi um lance de escada com degraus que rangiam e bati na porta.

Fui recebido por uma mulher de trinta anos com sobrancelhas grossas e enormes dentes brancos. Ela pediu que eu tirasse os sapatos, depois me levou até uma sala cavernosa, que tinha o teto pintado de azul com o desenho de algumas nuvens esparsas. Sentei-me ao lado de uma janela que chacoalhava com o vento e observei, com a ajuda da iluminação dos postes, enquanto os outros entravam. Um cara mal-encarado. Um homem de rosto sério com franja *à la* Jerry Lewis. Uma mulher loira com um *bindi* descentralizado na testa. Em meio ao arrastar de pés e aos olás sussurrados, ouvimos um caminhão descer a rua tocando "Paper Planes", o hino inevitável do dia. Tirei o cinto, abri o botão da calça jeans e me acomodei.

Eu estava ali por recomendação do meu médico, que me aconselhou: "Uma aula de respiração poderia ajudar." Poderia ajudar a fortalecer os meus pulmões fracos, acalmar a minha mente esgotada, talvez me dar alguma perspectiva.

Nos últimos meses, eu vinha passando por um período difícil. Meu trabalho me estressava e minha casa de 130 anos estava desmoronando. Eu tinha acabado de me recuperar de mais uma pneumonia, a terceira nos últimos dois anos. Passava a maior parte do tempo em casa chiando, trabalhando e fazendo três refeições por dia no mesmo prato, curvado no sofá sobre jornais de uma semana. Eu estava péssimo — fisicamente, mentalmente, sob todos os aspectos. Depois de alguns meses vivendo assim, segui o conselho do meu médico e me inscrevi em um curso introdutório de respiração para aprender uma técnica chamada Sudarshan Kriya.

Às sete da noite, a mulher de sobrancelhas grossas trancou a porta da frente, sentou-se no meio do grupo, inseriu uma fita cassete em um aparelho de som surrado e apertou o *play*. Ela pediu que fechássemos os olhos. Através da estática sibilante, a voz de um homem com sotaque indiano fluiu dos alto-falantes. Era estridente, vibrante e melodiosa demais para parecer natural, como se tivesse saído de um desenho animado. A voz nos instruía a inspirar devagar pelo nariz e depois a expirar lentamente. Focar em nossa respiração.

Repetimos o processo por alguns minutos. Estendi a mão até uma pilha de cobertores e cobri minhas pernas para manter os pés quentes. Continuei respirando, mas nada aconteceu. Nenhuma calma tomou conta de mim; nenhuma tensão liberada dos meus músculos tensos. Nada.

Dez minutos, talvez vinte, se passaram. Comecei a ficar irritado e um pouco ressentido por ter escolhido passar a noite inspirando ar empoeirado no chão de uma antiga casa vitoriana. Abri os olhos e olhei em volta. Todo mundo estava com o mesmo olhar entediado. O sujeito mal-encarado parecia estar dormindo. O sósia do Jerry Lewis parecia estar mijando. A moça do *bindi* ficou parada com um sorriso no rosto. Pensei em me levantar e sair, mas não queria ser rude. A sessão era gratuita; a instrutora não tinha sido paga para estar ali. Eu precisava respeitar a bondade dela. Então, fechei os olhos novamente, ajustei o cobertor e continuei respirando.

Em seguida, algo aconteceu. Não foi uma transformação consciente. Eu não me senti relaxar, nem os pensamentos irritantes sumiram da minha cabeça. Mas era como se eu tivesse sido tirado de um lugar e colocado em outro. Isso aconteceu em um instante.

A fita chegou ao fim e eu abri os olhos. Senti o suor escorrer da minha testa. Levantei a mão para tocá-la e notei que meu cabelo estava ensopado. Passei a mão pelo rosto, senti uma gota de suor nos olhos, o gosto era salgado. Olhei para o meu tronco e notei manchas de suor no suéter e na calça jeans. Com a janela aberta, a temperatura na sala era de cerca de vinte graus Celsius, e, ali embaixo da janela, onde eu estava, a temperatura era mais baixa. Todo mundo vestia jaquetas e moletons para se aquecer. Mas por algum motivo eu suava como se tivesse acabado de correr uma maratona.

A instrutora se aproximou e perguntou se eu estava me sentindo bem, se eu estava doente ou com febre. Eu respondi que me sentia perfeitamente bem. Então, ela disse algo sobre o calor do corpo, que cada respiração nos fornece energia nova e cada expiração libera energia velha e obsoleta. Tentei absorver aquela informação, mas estava tendo problemas para me concentrar. Eu estava preocupado pensando em como andaria de bicicleta por cinco quilômetros para percorrer a distância de Haight-Ashbury com as roupas ensopadas de suor.

No dia seguinte, eu me senti ainda melhor. Como prometido, estava ali a sensação de calma e tranquilidade que eu não experimentava havia tanto tempo. Dormi bem. Os pequenos problemas da vida não me incomodavam tanto. A tensão sumiu dos meus ombros e pescoço. Isso durou alguns dias.

O que exatamente aconteceu? Como o ato de me sentar de pernas cruzadas em uma casa empoeirada e respirar por uma hora desencadeou uma reação tão profunda?

Voltei para a aula de respiração na semana seguinte: mesma experiência, menos suor. Não mencionei nada disso para familiares ou amigos, mas me esforcei para entender o que havia acontecido e passei os próximos anos tentando descobrir.

Durante aquele período, arrumei minha casa, saí da prostração e consegui uma pista que poderia responder algumas das minhas dúvidas sobre respiração. Fui à Grécia para escrever uma história sobre mergulho livre, a antiga prática de mergulhar centenas de metros abaixo da superfície da água com um único fôlego. Entre os mergulhos, entrevistei dezenas de especialistas, na esperança de obter alguma perspectiva sobre o que eles faziam e por quê. Eu queria saber como aquelas pessoas normais — engenheiros de software, executivos de publicidade, biólogos e médicos — tinham treinado o corpo para ficar sem ar por doze minutos, mergulhando em profundidades muito além do que os cientistas achavam possível.

Quando a maioria das pessoas mergulha em uma piscina, sobe à superfície após apenas alguns segundos, tendo atingido no máximo três metros, com os ouvidos zunindo. Os praticantes de mergulho livre me disseram que eram como "a maioria das pessoas". A transformação deles foi uma questão de treinamento; eles convenceram seus pulmões a trabalhar mais, a aproveitar as capacidades pulmonares que ignoramos. Insistiram em dizer que não eram especiais. Qualquer pessoa com uma saúde razoável e disposta a investir tempo poderia mergulhar trinta, sessenta e até noventa metros. Independentemente da idade, do peso ou da constituição genética. De acordo com eles, basta dominar a arte de respirar para praticar o mergulho livre.[1]

Respirar não era um ato inconsciente para eles, não era algo que simplesmente faziam. Era uma força, um remédio e um mecanismo pelo qual poderiam obter um poder quase sobre-humano.

"Existem tantas maneiras de respirar quanto alimentos para comer", disse uma instrutora que já havia prendido a respiração por mais de oito minutos e, uma vez, mergulhou mais de noventa metros. "E cada maneira com que respiramos afetará nosso corpo de formas diferentes." Outro mergulhador me disse que alguns métodos de respiração nutrem o cérebro, enquanto outros matam neurônios; alguns nos tornarão saudáveis, outros apressarão nossa morte.

Eles contaram histórias loucas sobre como a maneira de respirar os levou a expandir o tamanho de seus pulmões em 30% ou mais. Falaram sobre um médico indiano que perdeu vários quilos simplesmente mudando a forma de inspirar e sobre outro homem que injetou endotoxina bacteriana *E. coli* e em seguida respirou em um padrão rítmico específico para estimular o sistema imunológico a destruir as toxinas em questão de minutos. Contaram sobre mulheres que tinham câncer e entraram em remissão e monges que podiam derreter círculos na neve ao redor de seus corpos nus por um período de várias horas. Tudo parecia loucura.

Durante as minhas horas de folga das pesquisas subaquáticas, tarde da noite, eu lia vários textos sobre o assunto. Será que alguém havia estudado os efeitos da respiração consciente em quem não tinha o hábito de mergulhar? Alguém corroborou as fantásticas histórias dos praticantes de mergulho livre sobre o uso da respiração para a perda de peso, saúde e longevidade?

Encontrei material suficiente para montar uma biblioteca. O problema era que as fontes tinham centenas, às vezes milhares de anos.

Sete livros do Tao chinês,[2] datados de cerca de 400 a.C., focavam na respiração, em como poderia nos matar ou nos curar, dependendo do uso que fazemos dela. Esses manuscritos incluíam instruções detalhadas sobre como regular a respiração, desacelerá-la, retê-la e engoli-la. Ainda antes, os hindus consideravam a respiração e o espírito a mesma coisa. Eles descreviam práticas elaboradas com a finalidade de equilibrar a respiração e preservar a saúde física e mental. Os budistas usavam a respiração não apenas para prolongar a vida, mas também alcançar planos mais elevados de consciência. Para todas essas pessoas, para todas essas culturas, a respiração era um remédio poderoso.

"Portanto, o estudioso que nutre sua vida refina a forma e nutre a respiração", diz um texto antigo do Tao.[3] "Isso não é evidente?"

Não muito. Procurei algum tipo de confirmação dessas afirmações em pesquisas mais recentes em pneumologia, a disciplina médica que lida com os pulmões e o trato respiratório, mas não encontrei quase nada. De acordo com o que descobri, a técnica de respiração não era importante. Muitos médicos, pesquisadores e cientistas que entrevistei confirmaram esse posicionamento.[4] Vinte vezes por minuto ou dez vezes, pela boca, pelo nariz ou por meio de um tubo de respiração, é tudo a mesma coisa. A questão é puxar o ar e deixar o corpo fazer o resto.

Para ter uma ideia de como a respiração é vista pelos profissionais médicos modernos, lembre-se de seu último check-up. Seu médico deve ter aferido sua pressão arterial, seu pulso e sua temperatura e encostado um estetoscópio em seu peito para avaliar a saúde do coração e dos pulmões. Talvez ele tenha falado sobre dieta, vitaminas, estresse no trabalho. Algum problema para digerir os alimentos? E o sono? As alergias sazonais estavam piorando? Asma? E dores de cabeça?

Mas ele provavelmente nunca verificou sua frequência respiratória. Nunca analisou o equilíbrio de oxigênio e dióxido de carbono na corrente sanguínea. Como você respira e a qualidade de cada respiração não fizeram parte da consulta.

Mesmo assim, se acreditarmos nos praticantes de mergulho livre e nos textos antigos, o modo como respiramos afeta tudo. Como poderia ser tão importante e sem importância ao mesmo tempo?

Continuei pesquisando e, lentamente, uma história começou a se desenrolar. Descobri que eu não era a única pessoa que havia começado a fazer essas perguntas. Enquanto folheava textos e entrevistava mergulhadores e praticantes de mergulho livre, cientistas de Harvard, Stanford e outras instituições de renome estavam confirmando algumas das histórias mais loucas que eu tinha ouvido. Mas o trabalho deles não estava acontecendo nos laboratórios de pneumologia. Aprendi que os pneumologistas cuidam principalmente de doenças específicas dos pulmões — insuficiência, câncer, enfisema. "Estamos lidando com emergências", disse-me um pneumologista veterano. "É assim que o sistema funciona."

Não, essa pesquisa respiratória vem ocorrendo em outros lugares: nas escavações lamacentas dos cemitérios antigos, nas poltronas dos consultórios odontológicos e nas salas acolchoadas dos hospitais psiquiátricos. Não são lugares onde você esperaria encontrar pesquisas de ponta sobre uma função biológica.

Poucos desses cientistas se dedicaram a estudar a respiração. Mas, de alguma forma, a respiração não parava de chamar a atenção deles. Descobriram que a nossa capacidade de respirar mudou ao longo dos processos da evolução humana, e que a maneira como respiramos piorou notavelmente desde o início da era industrial. Esses cientistas descobriram que 90% de nós — muito provavelmente eu, você e quase todo mundo que conhecemos — estão respirando da maneira errada, e que essa falha está causando ou agravando uma lista de doenças crônicas.

De modo mais animador, alguns desses pesquisadores também demonstraram que muitas doenças modernas — asma, ansiedade, transtorno do déficit de atenção e hiperatividade, psoríase e outras — poderiam ser reduzidas ou revertidas apenas com a mudança da maneira como inspiramos e expiramos.

Esse trabalho estava derrubando crenças arraigadas na ciência médica ocidental. Sim, respirar em diferentes padrões realmente pode influenciar o peso corporal e a saúde. Sim, como respiramos afeta o tamanho e a função dos nossos pulmões. Sim, a respiração nos permite acessar nosso sistema nervoso, controlar nossa resposta imune e restaurar nossa saúde. Sim, mudar a maneira como respiramos nos ajudará a viver mais.

Não importa o que comemos, quanto nos exercitamos, quanto nossos genes são resistentes, quanto somos magros, jovens ou sábios — nada disso importa a menos que respiremos corretamente. Foi isso o que os pesquisadores descobriram. O pilar que falta na saúde é a respiração. Tudo começa nela.

Este livro é uma aventura científica sobre a arte e a ciência perdidas da respiração. Ele vai explorar a transformação que ocorre dentro de nossos corpos a cada 3,3 segundos, o tempo que leva para uma pessoa comum inspirar e expirar. Explica como os bilhões e bilhões de moléculas que você inspira a cada respiração construíram seus ossos, camadas musculares, sangue, cérebro e órgãos, e a ciência emergente de como esses bits microscópicos influenciarão sua saúde e felicidade amanhã, na próxima semana, mês que vem, ano que vem e nas décadas que virão.

Eu chamo isso de "arte perdida", porque muitas dessas novas descobertas não são novas. A maioria das técnicas que vou explorar já existia há centenas, às vezes milhares de anos. Elas foram criadas, documentadas, esquecidas e descobertas em outra cultura em algum momento, depois esquecidas novamente. Isso se deu por séculos.

Muitos pioneiros nesta disciplina não eram cientistas. Eles eram um tipo de grupo não profissional que chamo de "pulmonautas". Essas pessoas tropeçavam nos poderes da respiração porque nada mais poderia ajudá-las. Eram cirurgiões da época da Guerra Civil, cabeleireiros franceses, cantores de ópera anarquistas, místicos indianos, treinadores de natação, cardiologistas ucranianos de cara fechada, atletas olímpicos da Checoslováquia e regentes de coral da Carolina do Norte.

Poucos desses pulmonautas alcançaram fama ou respeito quando estavam vivos. Quando morreram, suas pesquisas foram enterradas e se dispersaram. Foi ainda mais fascinante saber que, nos últimos anos, suas técnicas foram redescobertas, testadas e comprovadas cientificamente. Os frutos dessa pesquisa antes marginal, muitas vezes esquecida, estão redefinindo o potencial do corpo humano.

Mas por que preciso aprender a respirar? Eu tenho respirado a vida toda.

Essa pergunta, que talvez você esteja fazendo a si mesmo agora, surgiu desde que comecei minha pesquisa. Presumimos, por nossa conta e risco, que a respiração é uma ação passiva, apenas algo que fazemos. Respire, viva; pare de respirar, morra. Mas respirar não é binário. E, quanto mais eu me envolvia nesse assunto, mais me sentia no dever de compartilhar essa verdade básica.

Como a maioria dos adultos, eu também sofri com uma série de problemas respiratórios ao longo da vida. Foi isso o que me levou à aula de respiração. E, como a maioria das pessoas, descobri que nenhum remédio para alergia, inalador, mistura de suplementos ou dieta fazia muito bem. No final, foi uma nova geração de pulmonautas que me ofereceu uma cura e, em seguida, me ofereceu muito mais.

O leitor médio precisa de cerca de dez mil respirações para ler daqui até o final do livro. Se eu tiver feito meu trabalho corretamente, a partir de agora, a cada respiração você compreenderá de forma mais profunda como respirar e a melhor forma de fazer isso. Vinte vezes por minuto, dez vezes, pela boca, pelo nariz, por traqueostomia ou por meio de um tubo de respiração, não é a mesma coisa. Como respiramos realmente importa.

Perto de sua milésima respiração, você entenderá por que os humanos modernos são as únicas espécies com dentes cronicamente tortos e por que isso é relevante para a respiração. Você saberá como nossa capacidade de respirar se deteriorou ao longo dos tempos e por que os homens das cavernas, nossos ancestrais, não roncavam. Você conhecerá dois homens de meia-idade passando por um estudo pioneiro e masoquista de vinte dias na Universidade de Stanford para testar a crença antiga de que o caminho pelo qual respiramos — nariz ou boca — é irrelevante. Parte do que aprenderá arruinará seus dias e noites, principalmente se você roncar. Mas você encontrará a cura em suas próximas respirações.

Daqui a três mil respirações, você saberá o básico da respiração restauradora. Essas técnicas lentas e longas são abertas a todos — velhos e jovens, doentes e saudáveis, ricos e pobres. Elas são praticadas no hinduísmo, no budismo, no cristianismo e em outras religiões há milhares de anos, mas apenas recentemente aprendemos como podem reduzir a pressão arterial, aumentar o desempenho atlético e equilibrar o sistema nervoso.

Daqui a seis mil respirações, você entrará no mundo da respiração séria e consciente. Fará uma viagem pela boca e pelo nariz, mais fundo nos pulmões, e encontrará um pulmonauta de meados do século passado que curou veteranos de enfisema na Segunda Guerra Mundial e treinou velocistas olímpicos para ganhar medalhas de ouro aproveitando o poder da expiração.

Perto das oito mil respirações, você terá se aprofundado ainda mais no corpo para explorar o sistema nervoso. Descobrirá o poder da respiração em excesso. Tomará conhecimento de pulmonautas que usaram a respiração para corrigir escolioses, vencer doenças autoimunes e se aquecer em temperaturas abaixo de zero. Nada disso deveria ser possível. No entanto, você verá que é. Ao longo do caminho, aprenderei também, tentando entender o que aconteceu comigo naquela casa vitoriana há uma década.

Perto das dez mil respirações, e ao final deste livro, você e eu saberemos como o ar que entra nos pulmões afeta todos os momentos da sua vida e como aproveitar o seu potencial até o último suspiro.

Este livro explorará muitas coisas: evolução, histórico médico, bioquímica, fisiologia, física, resistência atlética e muito mais. Mas, principalmente, ele vai explorar *você*.

Segundo os cálculos médios, você respirará 670 milhões de vezes durante a sua vida. Talvez você já tenha feito metade disso. Talvez já esteja na respiração de número 669.000.000. Talvez você queira mais alguns milhões.

PARTE UM

O EXPERIMENTO

CAPÍTULO UM

OS SERES QUE PIOR RESPIRAM NO REINO ANIMAL

Pálido e afobado, o paciente chegou às 9h32. Homem, de meia-idade, 80 quilos. Falante e simpático, mas visivelmente ansioso. Dor: nenhuma. Fadiga: leve. Nível de ansiedade: moderado. Medo relacionado a progressão e sintomas futuros: alto.

O paciente relatou que foi criado em um ambiente moderno próximo da cidade. Começou a tomar mamadeira aos seis meses, e o desmame foi feito com comida industrializada de potinhos. Essa dieta de alimentos moles atrapalhou o desenvolvimento ósseo em suas arcadas dentárias e cavidade nasal,[1] levando à congestão nasal crônica.

Aos quinze anos, o paciente tinha uma dieta de alimentos ainda mais macios e processados, consistindo principalmente de pão branco, sucos de frutas açucarados, vegetais enlatados, rosbife, sanduíches prontos, tacos de micro-ondas e sorvete. Sua boca ficou tão subdesenvolvida que não acomodava os 32 dentes permanentes; os incisivos e os caninos cresceram tortos, exigindo extrações, aparelhos fixos e móveis e aparelho extrabucal. Três anos de ortodontia tornaram sua pequena boca ainda menor, de modo que sua língua não cabia mais entre os dentes. Quando ele a colocava para fora, o que costumava fazer, eram visíveis as marcas dos dentes nas laterais da língua, o que indicava que ele roncava.

Aos dezessete anos, todos os dentes do siso foram removidos, o que diminuiu ainda mais o tamanho de sua boca e aumentou os riscos de desenvolver o engasgo noturno crônico conhecido como apneia do sono.[2] Dos vinte aos trinta anos, sua respiração ficou mais difícil e disfuncional e as vias aéreas ficaram mais obstruídas. Seu rosto continuaria com um padrão de crescimento vertical que o deixou com os olhos caídos, as bochechas flácidas, a testa inclinada e o nariz saliente.

Essa boca, essa garganta e esse crânio atrofiados e subdesenvolvidos infelizmente são os meus.

Estou deitado na maca de exame do Centro de Cirurgia de Cabeça e Pescoço do Departamento de Otorrinolaringologia de Stanford, olhando para mim mesmo, olhando para dentro de mim mesmo. Nos últimos minutos, o dr. Jayakar Nayak, cirurgião de nariz e garganta, me examinou cautelosamente com uma câmera de endoscópio pelo meu nariz. Ele foi tão fundo na minha cabeça que a câmera saiu do outro lado, na minha garganta.

"Diga *iiii*", diz ele. Nayak tem cabelos pretos, usa óculos quadrados, tênis de corrida acolchoados e jaleco branco. Mas não estou olhando para as roupas nem para o rosto dele. Estou usando um par de óculos de vídeo que transmite ao vivo a jornada pelas dunas onduladas, pelos pântanos alagadiços e pelas estalactites dentro das minhas cavidades severamente danificadas. Estou tentando não tossir, engasgar ou vomitar quando o endoscópio vai descendo um pouco mais. "Diga *iiii*", repete Nayak. Eu digo e assisto ao tecido macio ao redor da minha laringe: rosa, carnudo e coberto de saliva, ele abre e fecha como uma flor de Georgia O'Keeffe em *stop-motion*.

Não se trata de uma viagem prazerosa. Vinte e cinco sextilhões de moléculas[3] (que são 250 com vinte zeros depois) fazem a mesma viagem dezoito vezes por minuto, 25 mil vezes por dia. Eu vim aqui para ver, sentir e aprender onde todo esse ar deve entrar em nossos corpos. E vim me despedir de meu nariz pelos próximos dez dias.

No século passado, a crença predominante na medicina ocidental era de que o nariz vinha a ser um órgão auxiliar. A ideia era que, se pudéssemos, deveríamos respirar por ele. Se não, sem problema! É para isso que serve a boca.

Muitos médicos, pesquisadores e cientistas ainda mantêm essa crença. Existem 27 departamentos nos Institutos Nacionais de Saúde dedicados a pulmões, olhos, doenças de pele, ouvidos, entre outros. O nariz e as cavidades nasais não estão representados em nenhum deles.

Nayak acha isso absurdo. Ele é o chefe da pesquisa em rinologia em Stanford. Dirige um laboratório de renome internacional focado inteiramente na compreensão do poder oculto do nariz. Ele descobriu que essas dunas, estalactites e pântanos dentro da cabeça humana orquestram diversas funções para o corpo. Funções vitais.

"Essas estruturas existem por uma razão!", explicou ele. Nayak tem um respeito especial pelo nariz, que ele acredita ser muito mal compreendido e subestimado. É por isso que está tão interessado em ver o que acontece com um corpo que funciona sem ele. Foi o que me trouxe aqui.

A partir de hoje, passarei o próximo quarto de um milhão de respirações com ligas de silicone bloqueando minhas narinas e fita cirúrgica sobre as ligas para impedir que a menor quantidade de ar entre ou saia de meu nariz. Respirarei apenas pela boca, um experimento hediondo que será exaustivo e nada prazeroso, mas que tem um objetivo claro.

Quarenta por cento da população de hoje sofre de obstrução nasal crônica, e cerca de metade de nós costuma respirar pela boca.[4] Mulheres e crianças são quem mais sofre disso. As causas são muitas:[5] do ar seco ao estresse, de inflamações a alergias, da poluição aos produtos farmacêuticos. Mas grande parte da culpa, em breve aprenderei, pode ser colocada no departamento cada vez menor na frente do crânio humano.

Quando a boca não cresce o suficiente,[6] o céu da boca tende a subir em vez de se espalhar, formando o que é chamado de formato de V ou palato arqueado. O crescimento ascendente impede o desenvolvimento da cavidade nasal, encolhendo-a e rompendo as delicadas estruturas do nariz. O espaço nasal reduzido leva à obstrução e inibe o fluxo de ar. No geral, os humanos têm a triste característica de serem as espécies mais congestionadas do mundo.

Não era novidade para mim. Antes de sondar minhas cavidades nasais, Nayak fez um raio-X da minha cabeça, o que rendeu uma visão em camadas de todos os cantos da minha boca, dos seios nasais e das vias aéreas superiores.

"Você tem algumas... *coisas*", comentou ele. Além de ter um palato em forma de V, eu também tinha uma obstrução "grave" na narina esquerda causada por um septo "gravemente" desviado. Meus seios nasais também estavam cheios de deformidades chamadas *concha bullosa*. "Superincomum", completou Nayak.

Está aí algo que ninguém quer ouvir de um médico.

Minhas vias aéreas estavam tão bagunçadas que Nayak ficou surpreso por eu não ter sofrido ainda mais com as infecções e os problemas respiratórios que tive quando criança. Mas ele tinha certeza de que eu poderia esperar sérios problemas respiratórios no futuro.

Nos próximos dez dias, respirarei apenas pela boca. Vou me colocar dentro de uma espécie de bola de cristal de mucosa, amplificando e acelerando os efeitos deletérios sobre minha respiração e minha saúde, que continuarão piorando à medida que eu envelhecer. Embalarei meu corpo em um estado que ele já conhece, que metade da população conhece, apenas multiplicando o problema muitas vezes.

"Ok, fique parado", diz o dr. Nayak. Ele pega uma agulha de aço com uma escova de arame na ponta, do tamanho de um pincel de rímel. *Ele não vai colocar isso no meu nariz, vai?*, penso, um pouco nervoso. Alguns segundos depois, ele coloca aquela coisa no meu nariz.

Assisto através dos óculos de vídeo enquanto Nayak introduz o pincel mais fundo. Ele continua mexendo até não estar mais no meu nariz, não mais passando por meus pelos nasais, mas mexendo dentro da minha cabeça.

"Aguenta firme", diz ele. Quando a cavidade nasal fica congestionada, o fluxo de ar diminui e as bactérias se multiplicam. Essas bactérias se replicam e podem causar infecções, resfriados e mais congestão. Congestão gera congestão, o que não nos dá alternativa a não ser respirar pela boca por hábito. Ninguém sabe quando esse dano ocorre. Ninguém sabe a rapidez com que as bactérias se acumulam em uma cavidade nasal obstruída. Nayak precisa pegar uma cultura do meu tecido nasal profundo para descobrir.

Estremeço quando o vejo torcer o pincel, depois girá-lo, tirando uma camada de muco. Os nervos na parte alta do nariz são feitos para sentir o fluxo sutil de ar e pequenas modulações na temperatura do ar, não hastes de aço. Apesar de ter sido anestesiado, ainda consigo sentir. Meu cérebro tem dificuldade em discernir o que fazer, como reagir. É difícil de explicar, mas parece que alguém está cutucando um gêmeo siamês preso na sua cabeça.

"As coisas que você nunca pensou que faria na vida", brinca Nayak, colocando a ponta do pincel no tubo de ensaio. Ele vai comparar as duzentas mil células dos meus seios nasais com outra amostra daqui a dez dias, para ver como a obstrução nasal afeta o crescimento bacteriano. Ele sacode o tubo de ensaio, entrega-o ao assistente e educadamente pede que eu tire os óculos e ceda o lugar ao próximo paciente.

O paciente nº 2 está encostado à janela e tira fotos com o celular. Ele tem 49 anos, está muito bronzeado, com cabelos brancos e olhos azuis como a cor dos Smurfs. Está vestindo jeans bege impecável e mocassins de couro sem meias. O nome dele é Anders Olsson e ele voou 8.500 quilômetros de Estocolmo, na Suécia. Assim como eu, ele pagou mais de 5 mil dólares para participar do experimento.

Eu havia entrevistado Olsson vários meses antes, quando encontrei o site dele. O site me deu vários motivos para ficar desconfiado: imagens de mulheres loiras fazendo poses no topo das montanhas, cores neon, uso frenético de pontos de exclamação e fontes chamativas. Mas Olsson não era um personagem irrelevante. Ele passou dez anos reunindo e conduzindo pesquisas científicas sérias. Escreveu dezenas de posts e publicou um livro explicando a respiração do nível subatômico em diante, tudo isso amparado em centenas de estudos. Ele também se tornou um dos terapeutas respiratórios mais respeitados e populares da Escandinávia, ajudando a curar milhares de pacientes por meio do poder sutil da respiração saudável.

Quando mencionei durante uma de nossas conversas pelo Skype que havia me comprometido a respirar pela boca por dez dias durante um experimento, Olsson se assustou. Quando perguntei se queria participar, ele recusou. "Eu não quero. Mas estou curioso."

Agora, meses depois, Olsson senta o corpo afetado pelo jet-lag na cadeira de exame, coloca os óculos e faz uma de suas últimas respirações pelo nariz pelas próximas 240 horas. Ao lado dele, Nayak gira o endoscópio de aço da mesma maneira com que um baterista de heavy metal lida com uma baqueta. "OK, incline a cabeça para trás", diz Nayak. Uma torção do pulso, um virar do pescoço, e o endoscópio entra.

O experimento é organizado em duas fases. A fase I consiste em tapar o nariz e tentar seguir com a vida. Vamos comer, nos exercitar e dormir como de costume, mas faremos isso enquanto respiramos apenas pela boca. Na fase II, vamos comer, beber, nos exercitar e dormir como fizemos durante a fase I, mas mudaremos o caminho, respiraremos pelo nariz e praticaremos várias técnicas de respiração ao longo do dia.

Entre as fases, retornaremos a Stanford e repetiremos todos os testes que acabamos de realizar: exames de sangue, marcadores inflamatórios, níveis hormonais, cheiro, rinometria, função pulmonar e muito mais. O dr. Nayak comparará os dados a fim de averiguar o que mudou, e se algo mudou, em nossos cérebros e corpos à medida que mudamos nosso estilo de respiração.

Assustei muitos amigos quando contei sobre o experimento. "Não faça isso!", avisaram alguns devotos da yoga. Mas a maioria das pessoas apenas deu de ombros. "Não respiro pelo nariz há uma década", disse um amigo que sofreu com alergias a maior parte de sua vida. Todos os outros disseram o equivalente a: *Qual é o grande problema? Respirar é respirar.*

Será? Olsson e eu passaremos os próximos vinte dias descobrindo.

Há algum tempo, cerca de quatro bilhões de anos atrás,[7] nossos ancestrais apareceram em algumas rochas. Nós éramos pequenos nessa época, uma bola microscópica de matéria. E estávamos com fome. Precisávamos de energia para viver e proliferar. Então, encontramos uma maneira de comer ar.

A atmosfera era principalmente dióxido de carbono na época. Não era o melhor combustível, mas funcionava bem. Esses nossos "antepassados" aprenderam a absorver esse gás, fragmentá-lo e soltar o que restava:

oxigênio. Nos bilhões de anos seguintes, a gosma primordial continuou a fazer isso, consumindo mais gás, produzindo mais matéria e excretando mais oxigênio.

Então, cerca de dois bilhões e meio de anos atrás, havia oxigênio suficiente na atmosfera para um catador ancestral aparecer para fazer uso dele.[8] Ele aprendeu a engolir todo o restante de oxigênio e excretar dióxido de carbono: o primeiro ciclo da vida aeróbica.

O oxigênio acabou produzindo dezesseis vezes mais energia que o dióxido de carbono.[9] As formas de vida aeróbica usaram esse impulso para evoluir, deixar as rochas cobertas de lama para trás e se tornarem maiores e mais complexas. Elas foram para a terra, mergulharam profundamente no mar e voaram pelo ar. Tornaram-se plantas, árvores, pássaros, abelhas e os primeiros mamíferos.

Mamíferos desenvolveram narizes para aquecer e purificar o ar, gargantas para guiar o ar para os pulmões e uma rede de sacos que removiam o oxigênio da atmosfera e o transferiam para o sangue. As células aeróbicas que antes se agarravam a rochas pantanosas, muitas eras atrás, agora compunham os tecidos nos corpos de mamíferos. Essas células retiravam oxigênio do nosso sangue e devolviam dióxido de carbono, que retornava pelas veias e pelos pulmões para a atmosfera: o processo de respirar.

A capacidade de respirar de modo tão eficiente, e de várias maneiras — consciente e inconscientemente; rápido, devagar e prendendo a respiração —, permitiu que nossos ancestrais capturassem presas, escapassem de predadores e se adaptassem a diferentes ambientes.

Tudo estava indo tão bem até cerca de um milhão e meio de anos atrás, quando os caminhos pelos quais inspiramos e expiramos o ar começaram a mudar e fissurar. Foi uma mudança que, muito mais tarde na história, afetaria a respiração de todas as pessoas na Terra.

Eu senti essas rachaduras durante a maior parte da minha vida, e é provável que você também sinta: nariz entupido, ronco, algum tipo de chiado no peito, asma, alergias etc. Sempre pensei que essas fossem uma parte normal do ser humano. Quase todo mundo que eu conhecia sofria de algum problema desses.

Mas descobri que esses problemas não se desenvolviam aleatoriamente. Algo os causava. E as respostas podiam ser encontradas em um traço humano comum e simples.

Alguns meses antes do experimento de Stanford, fui para a Filadélfia visitar a dra. Marianna Evans, ortodontista e pesquisadora que havia passado os últimos anos examinando a boca de crânios humanos, antigos e modernos. Estávamos no porão do Museu de Arqueologia e Antropologia da Universidade da Pensilvânia, cercados por várias centenas de espécimes. Cada uma estava marcada com letras e números, e carimbada com sua "raça": *beduíno*, *copta*, *árabe do Egito*, *negro nascido na África*. Havia prostitutas brasileiras, escravos árabes e prisioneiros persas. O espécime mais famoso, disseram, era de um prisioneiro irlandês que foi enforcado em 1824 por matar e comer colegas de prisão.

A idade dos crânios variava de 200 a milhares de anos. Faziam parte da coleção Morton, em referência a um cientista racista chamado Samuel Morton, que, a partir da década de 1830, colecionou esqueletos em uma tentativa fracassada de provar a superioridade da raça caucasiana. O único resultado positivo do trabalho de Morton é que os crânios que passou tantos anos reunindo agora dão uma ideia de como as pessoas eram e respiravam.

Onde Morton alegou ter visto raças inferiores e "degradação genética", Evans descobriu algo próximo da perfeição. Para demonstrar o que queria dizer, ela foi até um armário e tirou um crânio marcado com a etiqueta *Parsee*, de persa, de dentro do vidro protetor. Limpou o pó de osso na manga do suéter de caxemira e passou a unha bem-cortada ao longo da mandíbula e do rosto.

"Estas são duas vezes maiores do que as de hoje", disse ela com um sotaque ucraniano forte. Estava apontando para as aberturas nasais, os dois orifícios que conectam os seios nasais à parte de trás da garganta. Ela virou a caveira e ficou olhando para nós. "Tão amplas e marcadas!", completou ela, com aprovação.

Evans e seu colega, dr. Kevin Boyd, um dentista pediátrico de Chicago, passaram os últimos quatro anos radiografando mais de cem crânios da coleção Morton e medindo os ângulos da parte superior da orelha ao nariz e da testa ao queixo. Essas medidas, chamadas de plano de Frankfort e N-perpendicular, mostram a simetria de cada amostra, a proporção da boca em relação à face, do nariz ao palato e, em grande medida, a qualidade da respiração das pessoas a quem esses crânios pertenceram.

Cada um dos crânios antigos era idêntico à amostra *Parsee*. Todos tinham enormes mandíbulas viradas para a frente. Eles tinham cavidades sinusais expansivas e bocas largas. E o mais curioso: embora os povos antigos não usassem fio dental, escovassem os dentes ou fossem a um dentista, todos tinham dentes retos.[10]

O crescimento facial avançado e a boca grande resultavam em vias aéreas mais amplas. Assim, é muito provável que essas pessoas nunca tenham roncado nem sofrido de apneia do sono, sinusite ou qualquer outro problema respiratório crônico que afeta as populações modernas. Não sofriam porque não podiam. Suas vias aéreas eram grandes demais para que qualquer coisa as obstruísse. Respiravam com calma. Quase todos os humanos antigos compartilhavam essa estrutura avançada — não apenas na coleção Morton, mas em todo o mundo. E foi assim desde o momento em que o *Homo sapiens* apareceu pela primeira vez, há cerca de trezentos mil anos, até apenas algumas centenas de anos atrás.

Evans e Boyd compararam os crânios antigos aos modernos de seus pacientes. Todo crânio moderno tinha o padrão de crescimento oposto, o que significava que os ângulos do plano de Frankfort e do N-perpendicular eram invertidos: os queixos eram recuados em relação à testa, os maxilares posicionados para trás, os seios nasais encolhidos. Em certa medida, todos os crânios modernos mostravam dentes tortos.

Das 5.400 espécies diferentes de mamíferos do planeta, os humanos são os únicos a ter mandíbulas e dentes desalinhados, mordida cruzada e prognatismo, condições formalmente chamadas de má-oclusão.

Para Evans, isso levantou uma questão fundamental: "Por que evoluiríamos para adoecermos?" Ela colocou o crânio *Parsee* de volta no armário e tirou outro rotulado *Saccard*. Sua forma facial perfeita era uma imagem espelhada dos outros. "É isso o que estamos tentando descobrir", disse ela.

Evans me explicou que a evolução nem sempre significa progresso. Às vezes, ela só significa mudança. E tudo na vida pode mudar para melhor ou para pior. Hoje, o corpo humano está mudando de maneiras que nada têm a ver com a "sobrevivência do mais apto". Em vez disso, estamos adotando e transmitindo características que são prejudiciais à nossa saúde. Esse conceito, chamado *desevolução*, foi popularizado por Daniel Lieberman,[11] biólogo de Harvard, e explica por que nossas costas doem, nossos pés incomodam e os ossos estão ficando mais quebradiços. A desevolução também ajuda a explicar por que estamos respirando tão mal.

Para entender como e por que tudo isso aconteceu, precisamos voltar no tempo. Voltar muito no tempo. Pois antes dos *Homo sapiens* vieram os *sapiens*.

Que criaturas estranhas. De pé na grama alta da savana, com braços desengonçados e cotovelos pontudos, olhando para o mundo vasto e selvagem com testas que pareciam viseiras peludas. Enquanto a brisa mexia a grama, nossas narinas, do tamanho de jujubas, flexionavam-se verticalmente acima de nossa boca sem queixo, notando os aromas que o vento trazia.

A época foi 1,7 milhão de anos atrás, e o primeiro ancestral humano, *Homo habilis*, estava vagando pelas costas orientais da África. Nós já tínhamos abandonado as árvores havia muito tempo. Sabíamos andar com as próprias pernas e treinávamos para usar o pequeno "dedo" na parte interna das mãos. Em breve, nosso *Homo habilis* o transformaria em um polegar opositor. Usamos esse polegar e os dedos para pegar coisas, arrancar plantas, raízes e gramíneas do chão e construir ferramentas de caça, como pedras afiadas o suficiente para arrancar a carne do osso de um antílope.[12]

Digerir essa dieta crua exigia muito tempo e esforço. Então, pegamos algumas pedras e esmagamos nossas presas com elas. Amaciar os alimentos,[13] especialmente a carne, nos poupou de alguns dos esforços de digestão e mastigação. E nós usamos essa energia extra para desenvolver um cérebro maior.

Grelhar comida nos trouxe ainda mais benefícios.[14] Há cerca de oitocentos mil anos,[15] começamos a processar alimentos no fogo, que liberavam uma quantidade enorme de calorias adicionais. Nosso intestino grosso, que ajudava a digerir frutas e vegetais ásperos e fibrosos, encolheu consideravelmente devido a essa nova dieta, o que nos ajudou a economizar ainda mais energia.[16] Esses ancestrais mais modernos, os *Homo erectus*, o usaram para desenvolver um cérebro ainda maior — 50% maior que o dos nossos antepassados *habilis*.[17]

Começamos a parecer menos com macacos e mais com pessoas. Se você pudesse pegar um *Homo erectus*, vesti-lo com um terno da Brooks Brothers e colocá-lo no metrô, ele provavelmente não chamaria atenção.[18] Esses ancestrais antigos eram tão geneticamente semelhantes a nós que poderiam se passar por nós.

A inovação de triturar e cozinhar alimentos, no entanto, teve consequências. O cérebro que crescia rapidamente precisava de espaço. Então ele avançou para a frente de nosso rosto, indo para os seios nasais, boca e vias aéreas. Com o tempo, os músculos do centro do rosto se soltaram, e os ossos da mandíbula enfraqueceram e ficaram mais finos. O rosto encurtou e a boca encolheu, deixando para trás uma protuberância óssea que substituiu o focinho esmagado de nossos ancestrais. Esse novo recurso era só nosso e nos distinguia de outros primatas: o nariz saliente.

O problema era que esse nariz menor, posicionado verticalmente,[19] era menos eficiente na filtragem do ar e nos expunha a mais patógenos e bactérias transportados pelo ar. Os seios da face e a boca menores também reduziram o espaço em nossa garganta. Quanto mais cozinhávamos, mais alimentos macios e ricos em calorias consumíamos. Como consequência, nosso cérebro crescia mais e nossas vias aéreas se tornavam mais estreitas.[20]

O *Homo sapiens* surgiu pela primeira vez na savana africana, há cerca de trezentos mil anos. Estávamos entre um punhado de outras espécies humanas: *Homo heidelbergensis*, uma criatura robusta que construía abrigos e caçava animais grandes onde hoje é a Europa; o *Homo neanderthalensis* (neandertais), com seu nariz enorme e membros atrofiados, que aprendeu a fazer roupas[21] e a sobreviver em ambientes gelados; e o *Homo naledi*,[22] um retrocesso aos mais antigos ancestrais, com cérebro minúsculo, quadril maior e braços finos que pendiam de corpos atarracados.

Que cena devia ser, essas espécies reunidas em torno de uma fogueira à noite, uma cena de *Star Wars* da humanidade primitiva, bebendo água do rio por meio de folhas de palmeira, tirando carrapatos dos cabelos umas das outras, comparando os sulcos das respectivas testas e correndo para trás de rochedos para fazer sexo entre espécies sob o brilho da luz das estrelas.

Então, não mais. Os neandertais de nariz grande, os magricelas *naledi*, os *heidelbergensis* de pescoço grosso, todos foram mortos por doenças, condições climáticas, uns pelos outros, por animais, preguiça ou qualquer outra coisa. Restou apenas um humano na longa árvore genealógica: nós.

Em climas mais frios, nosso nariz se estreitou e se alongou para aquecer o ar com mais eficiência antes de entrar em nossos pulmões; nossa pele ficou mais clara para absorver mais sol para a produção de vitamina D. Em ambientes ensolarados e quentes, adaptamos nosso nariz, que ficou mais largo e achatado,[23] mais eficiente para inspirar ar quente e úmido;[24] nossa pele ficou mais escura para nos proteger do sol. Ao longo do caminho, a laringe acomodou outra adaptação: a comunicação vocal.

A laringe funciona como uma válvula para transportar alimentos até o estômago e nos impedir de inspirar alimentos e outros objetos. Todos os animais e as outras espécies *Homo* evoluíram para uma laringe mais alta, localizada em direção ao topo da garganta. Isso fazia sentido, uma vez que uma laringe alta funciona com mais eficiência, permitindo que o corpo se livre rapidamente de algo que fique preso em nossas vias aéreas.

À medida que os humanos desenvolveram a fala, a laringe foi descendo,[25] abrindo espaço na parte posterior da boca e permitindo maior variedade de vocalizações.[26] Lábios menores eram mais fáceis de manipular, e os nossos evoluíram para se tornarem mais finos e menos bulbosos. Línguas mais ágeis e flexíveis tornaram mais simples o controle das nuances e da estrutura dos sons, de modo que a língua deslizou mais para baixo na garganta e empurrou a mandíbula para a frente.

Mas essa laringe reduzida se tornou menos eficiente em sua finalidade original. Isso criou muito espaço na parte de trás da boca e tornou os primeiros humanos suscetíveis à asfixia. Poderíamos engasgar se engolíssemos algo grande demais — ou objetos menores de forma rápida e descuidada. Os *sapiens* se tornariam os únicos animais, e também a única espécie humana, que poderia facilmente morrer engasgada.[27]

Estranha e infelizmente, as mesmas adaptações que permitiram aos nossos ancestrais viver mais do que outros animais — um domínio do fogo e do processamento de alimentos, um cérebro enorme e a capacidade de se comunicar com uma vasta gama de sons — obstruíram nossa boca e nossa garganta e dificultaram muito a respiração. Muito tempo depois, isso nos tornaria propensos a engasgar enquanto dormimos: o ronco.*

Nada disso importava para os primeiros humanos, é claro. Por dezenas de milhares de anos, nossos ancestrais usariam a cabeça superdesenvolvida para respirar muito bem. Armados com um nariz, uma voz e um cérebro superdimensionado, os humanos dominaram o mundo.

Fiquei pensando em nossos antepassados hirsutos desde que visitei Evans meses atrás. Lá estavam eles, agachados ao longo da costa rochosa da África, articulando as primeiras vogais com os lábios flexíveis, respirando com facilidade através de aberturas nasais escancaradas e mastigando coelho refogado com dentes perfeitos.

---

* Pugs, mastins, boxers e outros cães braquicefálicos se desenvolveram de modo a ter face plana e cavidades sinusais menores. Por isso, sofrem de uma variedade semelhante de problemas respiratórios crônicos. De certa forma, os humanos modernos se tornaram o *Homo* equivalente a esses cães altamente endogâmicos.

E aqui estou eu, de queixo caído sob uma luz LED, olhando para a página da Wikipédia sobre o *Homo floresiensis* no meu celular, mastigando pedaços de uma barra nutricional com pouco carboidrato com dentes tortos, tossindo e chiando e inspirando ar nenhum por meu nariz obstruído.

É a noite do segundo dia do experimento de respiração bucal de Stanford. Estou na cama com tampões de silicone dentro das cavidades nasais, cobertos com fita adesiva. Nas últimas noites, dormi no quarto de hóspedes. Eu tinha a sensação de que minha experiência de respirar pela boca poderia ser um desafio para minha esposa. Deitado aqui, sem conseguir dormir, e pensando em homens das cavernas, estou feliz por ter ido para outra parte da casa.

Estou com um oxímetro do tamanho de uma caixa de fósforos preso ao pulso. Saindo dele, há um fio vermelho brilhante que está enrolado em volta do meu dedo do meio. A cada poucos segundos, o dispositivo registra meus batimentos cardíacos e os níveis de oxigênio no sangue, usando essas informações para avaliar com que frequência e por quanto tempo minha língua fica alojada em minha boca muito pequena e me faz prender a respiração, uma condição mais comumente conhecida como apneia do sono.

Para avaliar a gravidade do meu ronco e da apneia, baixei um aplicativo que grava um fluxo constante de áudio durante a noite. Em seguida, ele fornece um gráfico minuto a minuto da minha saúde respiratória todas as manhãs. Uma câmera de segurança com visão noturna logo acima da cama monitora todos os movimentos.

Inflamações na garganta e nos pólipos contribuem para o ronco e a apneia do sono. A obstrução nasal também desencadeia esse engasgo noturno,[28] mas ninguém sabe com que rapidez o dano ocorre ou sua gravidade. Até agora, ninguém havia testado.

Na noite passada, na minha primeira tentativa de sono com o nariz entupido propositadamente, meu ronco aumentou em 1.300%. Foram 75 minutos durante a noite. Os números de Olsson eram ainda piores. Ele passou de zero a quatro horas e dez minutos. Eu também havia passado por um aumento quadruplicado nas ocorrências de apneia do sono. Tudo isso em apenas 24 horas.

Agora, deitado aqui, por mais que eu tente relaxar e me submeter a esse experimento, é um desafio. A cada 3,3 segundos, outra rajada de ar não filtrado, sem umidade e sem aquecimento entra pela minha boca — secando minha língua, irritando minha garganta e sobrecarregando meus pulmões. E eu ainda tenho mais 175 mil respirações pela frente.

CAPÍTULO DOIS

RESPIRAÇÃO PELA BOCA

São 8h15. Ao estilo de Kramer, de *Seinfeld*, Olsson irrompe pela porta lateral do quarto que estou ocupando no piso inferior. "Bom dia", grita ele. Olsson está com bolinhas de silicone enfiadas no nariz, calça de moletom cortada e uma blusa de moletom da Abercrombie & Fitch.

Olsson alugou uma quitinete do outro lado da rua por um mês. Era perto o suficiente da minha casa para poder me visitar ainda de pijama, mas não o suficiente para não parecer um maluco fazendo isso. Seu rosto, antes bronzeado e alegre, agora está pálido e macilento. Ele tem a mesma expressão aérea de ontem, o mesmo sorriso assustado de ontem e anteontem.

Hoje chegamos à metade do experimento de respirar pela boca. E, como todos os outros dias, como ele tem feito três vezes por dia — manhã, hora do almoço e noite —, Olsson se senta à minha frente na mesa. Um, dois, três. Viramos para um monte de máquinas que emitem roncos e bipes na mesa, atamos cintas em nossos braços, colocamos sensores nos ouvidos, enfiamos termômetros na boca e começamos a registrar nossos dados fisiológicos em planilhas. As leituras revelam o que os dias anteriores já mostravam: a respiração pela boca está destruindo nossa saúde.

Minha pressão arterial aumentou, em média, treze pontos em relação ao que era antes do exame, o que me colocava no fim do primeiro estágio de hipertensão. Se não for tratado, esse estado de pressão arterial cronicamente alta, comum em um terço da população dos Estados Unidos, pode causar ataques cardíacos, derrames e outros problemas sérios.

Enquanto isso, a variação da minha frequência cardíaca, uma medida do equilíbrio do sistema nervoso, despencou. Ou seja, meu corpo estava em estado de estresse. Além disso, minha pulsação aumentou, a temperatura corporal diminuiu e a minha clareza mental chegou ao fundo do poço. Os dados de Olsson eram parecidos com os meus.

Mas a pior parte de tudo isso é como estamos nos *sentindo*: péssimos. E parece estar piorando dia após dia. Como em todas as vezes, Olsson termina seu último exame, retira a máscara do respirador de seus cabelos brancos, fica de pé e enfia os plugues de silicone um pouco mais fundo nas narinas. Veste a blusa de moletom e diz: "Até mais tarde." E sai. Eu assinto e o observo atravessar a rua de chinelos.

O último protocolo de teste, comer, acontece em solidão. Nas duas fases do experimento, comeremos a mesma comida no mesmo horário. Registraremos nosso índice de glicemia tomando as mesmas medidas ao longo do dia para ver como a respiração pela boca e pelo nariz pode afetar o peso e o metabolismo. Hoje são três ovos, meio abacate, um pedaço de pão preto integral e um bule de chá Lapsang. Daqui a dez dias, estarei sentado nesta cozinha de novo, comendo a mesma coisa.

Depois de comer, lavo a louça, pego os filtros usados, as fitas de pH e as anotações em post-its no laboratório da sala de estar e respondo a alguns e-mails. Às vezes, Olsson e eu passamos um tempo juntos testando modos mais confortáveis e eficientes de manter nosso nariz bloqueado: plugues de ouvido à prova d'água (duros demais), plugues de ouvido de espuma (moles demais), um clip de nariz de nadador (dolorido demais) e uma almofada de máscara nasal (confortável, mas mais parece um equipamento de bondage), papel higiênico (muito leve), chiclete (muito grudento)... Por fim, encontramos um vencedor: fita cirúrgica por cima dos plugues de silicone ou espuma, que é irritante e sufocante, mas é a menos horrorosa das opções.

Mas, na maior parte do tempo, todos os dias, nos últimos cinco dias, Olsson e eu ficamos sozinhos em nossos quartos odiando a vida. Costumo me sentir como se estivesse preso em uma *sitcom* ruim na qual ninguém ri, um dia em *Feitiço do tempo* de tristeza eterna e sem fim.

o—o—o

Felizmente, hoje é um pouco diferente. Hoje, Olsson e eu vamos andar de bicicleta. Não num calçadão da praia ou à sombra da Golden Gate, mas dentro das paredes de concreto de uma academia do bairro.

Andar de bicicleta foi ideia de Olsson. Ele passou cerca de dez anos pesquisando as diferenças no desempenho entre respiradores nasais e respiradores bucais durante exercícios intensos. Havia conduzido estudos em atletas de crossfit e tinha trabalhado com treinadores. Convenceu-se de que respirar pela boca pode colocar o corpo em um estado de estresse[1] que nos torna mais rapidamente fatigados, prejudicando o desempenho atlético. Insistiu que, por alguns dias durante cada fase do experimento, subíssemos em bicicletas ergométricas e pedalássemos até o limite da nossa capacidade aeróbica. O plano era nos reunirmos na academia às 10h15.

Visto um short, pego o rastreador de atividades, um par extra de plugues de silicone, uma garrafa de água e saio pelo quintal. Perto da cerca encontro Antonio, um empreiteiro e amigo de longa data que vem fazendo trabalhos de reforma no piso superior da minha casa. Antes que eu possa ir direto para a saída do jardim, ele percebe os tampões rosados no meu nariz. Larga alguns materiais que está carregando e se aproxima para dar uma olhada.

Conheço Antonio há quinze anos, e ele já ouviu muitas das minhas histórias estranhas sobre lugares distantes que eu havia pesquisado no passado. Antonio sempre demonstrou interesse e apoio. Isso terminou quando contei o que estava fazendo naquela semana.

"É uma péssima ideia", diz ele. "Na escola, quando eu era jovem, os professores andavam pela sala de aula, cara, e *pá-pá-pá*." Ele bate na parte de trás da própria cabeça para enfatizar. "Se estivesse respirando pela boca, levava um *pá*." De acordo com Antonio, respirar pela boca causa doença e é desrespeitoso, razão pela qual ele e todos os outros com quem cresceu em Puebla, no México, aprenderam a respirar pelo nariz.

Antonio me disse que sua parceira, Janet, sofre de obstrução crônica e coriza. O filho de Janet, Anthony, também é um respirador bucal crônico. Está começando a ter problemas idênticos. "Fico falando que é ruim. Eles tentam consertar", diz Antonio. "Mas é difícil, cara."

Eu tinha ouvido uma história semelhante de um homem indo-britânico chamado David, alguns dias antes, quando Olsson e eu tentamos a nossa primeira corrida pela ponte Golden Gate com o nariz tapado. David percebeu as nossas bandagens nasais, nos parou e perguntou o que estávamos fazendo. Então, ele nos contou que teve problemas de obstrução a vida toda. "Estava sempre entupido ou escorrendo, sabe? Parecia nunca estar desobstruído", disse ele. David tinha passado os últimos vinte anos esguichando vários remédios nas narinas, mas foram se tornando menos eficazes com o tempo. Agora, havia desenvolvido problemas respiratórios crônicos.

Para evitar ouvir mais dessas histórias e chamar atenção, aprendi a sair apenas quando precisava. Não me interpretem mal: os moradores de São Francisco adoram gente esquisita. Havia um cara que andava na Haight Street com um buraco na parte de trás da calça jeans, de modo que o rabo — uma cauda humana *de verdade* com cerca de quinze centímetros de comprimento — pudesse balançar livremente conforme andava. Quase ninguém olhava.

Mas ver Olsson e eu com plugues e fita adesiva acabou sendo demais para os locais suportarem. Onde quer que estejamos, somos interrogados ou ouvimos a longa história de alguém sobre problemas respiratórios, o nariz congestionado, as alergias piorando, a cabeça doendo e o sono de má qualidade.

Eu me despeço de Antonio com um aceno, puxo a aba do boné um pouco mais para baixo, a fim de esconder meu rosto cheio de apetrechos, e corro alguns quarteirões até a academia. Passo por mulheres correndo nas esteiras e por idosos nos aparelhos de musculação. Não consigo deixar de notar que todos respiram pela boca.

Então ligo o oxímetro de pulso, acerto o cronômetro, subo em uma bicicleta ergométrica, encaixo os pés nos pedais e começo.

O experimento com bicicletas é uma repetição de vários estudos realizados vinte anos antes pelo dr. John Douillard, um treinador de atletas de elite, da estrela do tênis Billie Jean King aos triatletas do New Jersey Nets. Nos anos 1990, Douillard ficou convencido de que a respiração pela boca estava prejudicando seus clientes. Para provar isso, reuniu um grupo de ciclistas profissionais, equipou-os com sensores para registrar seus batimentos cardíacos e respiratórios e os colocou em bicicletas ergométricas. Durante vários minutos, Douillard aumentou a resistência nos pedais, exigindo que os atletas aplicassem mais energia progressivamente.

Durante o primeiro teste, Douillard disse aos atletas para respirarem apenas pela boca. À medida que a intensidade aumentava, também aumentava a frequência respiratória, o que era esperado. Quando os atletas chegaram à fase mais difícil do teste, pedalando duzentos watts de potência, estavam ofegando e lutando para recuperar o fôlego.

Então, Douillard repetiu o teste enquanto os atletas respiravam pelo nariz. À medida que a intensidade do exercício aumentou durante essa fase, a frequência respiratória *diminuiu*. No estágio final de duzentos watts, um dos participantes que respirava pela boca a uma frequência de 47 respirações por minuto fez a respiração pelo nariz a uma frequência de catorze respirações por minuto. Ele manteve a frequência cardíaca com que iniciou o teste, embora a intensidade do exercício tivesse aumentado dez vezes.

Simplesmente treinar para respirar pelo nariz, relatou Douillard, poderia reduzir o esforço total pela metade e oferecer enormes ganhos em resistência. Os atletas se sentiram revigorados enquanto respiravam pelo nariz, e não exaustos. Todos juraram que nunca mais respirariam pela boca.[2]

Pelos próximos trinta minutos na bicicleta ergométrica, seguirei o protocolo de teste de Douillard, mas, em vez de medir o esforço com o peso, vou usar a distância. Vou manter minha frequência cardíaca constante em 136 batimentos por minuto enquanto meço a distância que posso atingir com o nariz entupido e respirando apenas pela boca. Olsson e eu voltaremos aqui nos próximos dias, depois voltaremos na próxima semana para repetir o teste respirando apenas pelo nariz. Esses dados darão uma visão geral de como esses dois canais respiratórios afetam a resistência e a eficiência energética.

Para entender como e por que o experimento de Douillard funcionou, primeiro precisamos entender como o corpo produz energia a partir do ar e dos alimentos. Existem duas opções: com oxigênio, um processo conhecido como respiração aeróbica, e sem ele, que é chamado de respiração anaeróbica.

A energia anaeróbica é gerada apenas com glicose (um açúcar simples), e é de acesso mais rápido e fácil para o nosso corpo. É um tipo de sistema de backup e impulso para quando o corpo não tem oxigênio suficiente.[3] Mas a energia anaeróbica é ineficiente e pode ser tóxica, criando um excesso de ácido lático.[4] A náusea, a fraqueza muscular e a sudorese que ocorrem depois de se esforçar demais na academia são consequências de sobrecarga anaeróbica.[5] Esse processo explica por que os primeiros minutos de um treino intenso costumam ser tão horríveis. Nossos pulmões e nosso sistema respiratório não alcançaram o suprimento de oxigênio de que nosso corpo precisa e, portanto, este precisa usar a respiração anaeróbica. Isso também explica por que, após o aquecimento, o exercício parece mais fácil. O corpo mudou da respiração anaeróbica para a aeróbica.

Essas duas energias são produzidas em diferentes fibras musculares. Como a respiração anaeróbica deve ser um sistema reserva, nosso corpo tem menos fibras musculares anaeróbicas.[6] Se confiarmos nesses músculos menos desenvolvidos com muita frequência, eles acabam se saturando.[7] O retorno para a academia no início do ano é o período em que ocorrem mais lesões, porque muitas pessoas tentam se exercitar muito acima de seus limites. Essencialmente, a energia anaeróbica é como um possante clássico: rápida e responsiva para viagens rápidas, mas poluente e impraticável para viagens longas.

É por isso que a respiração aeróbica é tão importante. Você se lembra daquelas células que evoluíram a ponto de consumir oxigênio há 2,5 bilhões de anos e iniciaram uma explosão de vida? Temos cerca de 37 trilhões delas em nosso corpo.[8] Quando executamos nossas células aerobicamente com oxigênio, obtemos uma eficiência energética dezesseis vezes maior[9] do que a anaeróbica. A chave para o exercício e para o resto da vida é permanecer nessa zona aeróbica: eficiente em termos energéticos, de queima limpa e consumidora de oxigênio pela maior parte do tempo durante o exercício e durante todo o tempo em repouso.

De volta à academia, estou pedalando um pouco mais forte, respiro um pouco mais e observo meu ritmo cardíaco aumentar de forma constante, de 112 para 114, e continuar subindo. Pelos próximos três minutos de aquecimento, preciso chegar a 136 e ficar nessa faixa por meia hora. Essa taxa deve se manter no limiar aeróbico/anaeróbico de um homem da minha idade.

Na década de 1970, Phil Maffetone, um grande treinador que trabalhou com atletas olímpicos, ultramaratonistas e triatletas, descobriu que a maioria dos exercícios padronizados poderia ser mais prejudicial[10] do que benéfica para os atletas. A razão é que cada indivíduo é diferente e reagirá de maneiras diferentes ao treinamento. Fazer uma centena de flexões pode ser ótimo para uma pessoa, mas prejudicial para outra. Maffetone personalizou seu treinamento para se concentrar na métrica mais subjetiva das frequências cardíacas, o que fez com que seus atletas permanecessem dentro de uma zona aeróbica definida e queimassem mais gordura, se recuperassem mais rápido e voltassem no dia seguinte — e no ano seguinte — para fazer isso de novo.

É fácil encontrar a melhor frequência cardíaca para o exercício: subtraia sua idade de 180.[11] O resultado é o máximo que seu corpo pode suportar para permanecer no estado aeróbico. Longos períodos de treinamento e exercício podem ocorrer abaixo dessa frequência, mas nunca acima dela.[12] Caso contrário, o corpo corre o risco de mergulhar na zona anaeróbica por muito tempo. Em vez de se sentir revigorado e forte depois de um treino, você se sentiria cansado, trêmulo e nauseado.

É basicamente o que acontece comigo. Depois de meia hora pedalando vigorosamente e bufando de boca aberta, o relógio na bicicleta ergométrica bate em zero e as engrenagens param. Estou suando como um louco e minha visão começa a ficar turva, mas pedalei um total de apenas dez quilômetros. Saio da bicicleta e deixo Olsson dar uma volta, depois volto ao laboratório para tomar banho, beber um copo de água e fazer mais testes.

Décadas antes de Olsson e eu fecharmos o nariz, e antes que Douillard testasse seus ciclistas, os cientistas já estavam realizando testes dos benefícios e malefícios da respiração pela boca.

Austen Young, um médico na Inglaterra, na década de 1960, tratou uma série de pessoas com sangramento nasal crônico fechando suas narinas. Uma das seguidoras de Young, Valerie J. Lund, refez o procedimento nos anos 1990 e tapou as narinas de dezenas de pacientes. Tentei entrar em contato com Lund muitas vezes para perguntar como os pacientes que respiraram pela boca se saíram após semanas, meses e anos, mas não obtive resposta. Felizmente, essas consequências foram explicadas por um ortodontista e pesquisador noruego-americano que buscava um objetivo muito diferente.

As experiências hediondas de Egil P. Harvold, nos anos 1970 e 1980, não seriam muito bem-vistas pela organização governamental PETA (Pessoas pelo Tratamento Ético dos Animais, em tradução livre) ou por quem realmente se importa com animais. Trabalhando em um laboratório em São Francisco, ele reuniu um grupo de macacos-rhesus e inseriu silicone nas cavidades nasais de metade deles.[13] Os animais obstruídos não conseguiram remover os plugues e não conseguiram respirar pelo nariz. Eles foram forçados a se adaptar à respiração pela boca.

Nos seis meses seguintes, Harvold mediu a arcada dentária dos animais, os ângulos do queixo, o comprimento do rosto e muito mais. Os macacos obstruídos desenvolveram o mesmo padrão de crescimento descendente, o mesmo estreitamento da arcada dentária e boca aberta. Harvold repetiu esses experimentos, mantendo os animais obstruídos por dois anos. Eles se saíram ainda pior. Ao longo da pesquisa, ele tirou muitas fotos.

As fotografias são de cortar o coração, não apenas pelos pobres macacos, mas porque também oferecem um reflexo bem claro do que acontece com a nossa espécie:[14] depois de alguns meses, as faces ficaram compridas, de queixo caído e de olhos vidrados.

A respiração bucal, ao que parece, muda para pior o corpo físico[15] e transforma as vias aéreas. A inspiração de ar pela boca diminui a pressão, o que faz com que os tecidos moles da parte de trás da boca fiquem soltos e flexionados para dentro, criando menos espaço e dificultando a respiração. A respiração bucal gera *mais* respiração bucal.

A inspiração pelo nariz tem o efeito oposto. Força o ar contra todos os tecidos flácidos na parte posterior da garganta, tornando as vias aéreas mais largas. Isso facilita a respiração. Depois de um tempo, esses tecidos e músculos ficam "tonificados" para permanecerem nessa posição aberta e ampla. A respiração nasal gera *mais* respiração nasal.

"O que acontece com o nariz afeta o que está acontecendo na boca, nas vias aéreas e nos pulmões", disse Patrick McKeown[16] durante uma entrevista por telefone. Ele é um autor irlandês de best-sellers e um dos principais especialistas do mundo em respiração pelo nariz. "Não são coisas separadas que operam de forma autônoma. É uma via aérea unida", disse-me ele.

Nada disso deveria ser surpresa. Quando ocorrem alergias sazonais,[17] surgem incidências de apneia do sono e dificuldades respiratórias. O nariz fica entupido, começamos a respirar pela boca e as vias aéreas entram em colapso. "É apenas física", disse McKeown.

Dormir com a boca aberta acentua esses problemas. Sempre que colocamos a cabeça no travesseiro, a gravidade puxa os tecidos moles da garganta e da língua para baixo, fechando ainda mais as vias aéreas. Depois de algum tempo, elas ficam condicionadas a essa posição. E, dessa maneira, ronco e apneia do sono se tornam o novo normal.

É a última noite da fase de obstrução nasal do experimento, e estou mais uma vez sentado na cama olhando pela janela.

Quando uma brisa do Pacífico entra, o que acontece na maioria das noites, as sombras das árvores e plantas na parede do quintal em frente ao meu quarto começam a se mover e a se fundir em um caleidoscópio cromático. Em um momento, elas se reorganizam em algo que me lembra os desenhos de Edward Gorey. Em outro, elas se tornam as escadas de Escher. Outra rajada de vento e essas cenas se desintegram e se transformam em coisas reconhecíveis: samambaias, folhas de bambu, buganvílias.

É uma longa maneira de apenas dizer: eu não consigo dormir. Minha cabeça está apoiada em travesseiros e eu faço anotações mentais há quinze, vinte, talvez quarenta minutos. Inconscientemente, tento fungar e limpar o nariz, mas sinto uma pontada de dor na cabeça. É uma dor de cabeça sinusal e, no meu caso, causada por mim mesmo.

Todas as noites da última semana e meia, tive a sensação de estar morrendo sufocado durante o sono, com a garganta se fechando. Porque é isso, e porque estou assim. A respiração forçada pela boca provavelmente estava mudando a forma das minhas vias aéreas, assim como aconteceu com os macacos de Harvold. As mudanças não aconteceram em questão de meses, mas de dias. Estava piorando a cada respiração.

Meu ronco aumentou 4.820% em relação a dez dias antes. Pela primeira vez desde que me lembro, estou começando a sofrer de apneia obstrutiva do sono.[18] Na pior das hipóteses, contei cerca de vinte e cinco "ocorrências de apneia", o que significa que eu estava sufocando tanto que meus níveis de oxigênio caíram abaixo de 90%.

Sempre que o oxigênio cai abaixo de 90%, o sangue não consegue transportar oxigênio suficiente para manter os tecidos do corpo. Se isso demorar demais, pode levar a insuficiência cardíaca, depressão, problemas de memória e morte precoce. Meu ronco e minha apneia do sono ainda estão muito abaixo do nível de qualquer doença diagnosticada clinicamente, mas essas taxas pioravam conforme eu passava mais tempo com o nariz obstruído.

Todas as manhãs, Olsson e eu ouvíamos gravações de nós mesmos dormindo na noite anterior. No começo, gargalhávamos. Depois ficamos um pouco assustados: o que ouvimos não foram os sons de bêbados felizes saídos de um livro de Dickens, mas de homens sendo sufocados pelos próprios corpos.

"Mais saudável dormir... de boca fechada",[19] escreveu Levinus Lemnius, médico holandês dos anos 1500 considerado um dos primeiros pesquisadores a estudar o ronco. Mesmo naquela época, Levinus sabia como a respiração obstrutiva durante o sono poderia ser prejudicial. "Porque aqueles que dormem com as mandíbulas estendidas, por causa da respiração, com o ar entrando e saindo, ficam com a língua e o palato secos e desejam umedecê-los bebendo durante a noite."

Isso era outra coisa que acontecia comigo. Respirar pela boca faz com que o corpo tenha uma perda 40% maior de água.[20] Senti isso todas as noites, acordando constantemente com a garganta seca. Seria de pensar que essa perda de umidade diminuiria a necessidade de urinar, mas acontecia o contrário.

Durante os estágios mais profundos e repousantes do sono,[21] a glândula pituitária, uma protuberância do tamanho de uma ervilha na base do cérebro, secreta hormônios que controlam a liberação de adrenalina, endorfinas, hormônio do crescimento e outras substâncias, incluindo vasopressina, que se comunicam com células para armazenar mais água.[22] É assim que os animais podem dormir a noite toda sem sentir sede ou precisar se aliviar.

Mas se o corpo passar um tempo inadequado no sono profundo, como ocorre quando a pessoa sofre de apneia crônica do sono, a vasopressina não será secretada de maneira normal. Os rins liberam água, o que desencadeia a necessidade de urinar e sinaliza para o cérebro que devemos consumir mais líquido. Ficamos com sede e precisamos urinar mais. A falta de vasopressina explica não apenas minha bexiga irritável, mas também a sede constante e aparentemente insaciável que tenho todas as noites.

Existem vários livros que descrevem os efeitos horrendos do ronco e da apneia do sono para a saúde. Explicam como essas aflições levam as pessoas a urinar na cama, causam transtorno do déficit de atenção e hiperatividade (TDAH), diabetes, pressão alta, câncer, entre outros. Eu li um relatório da Clínica Mayo[23] que constatou que a insônia crônica, há muito considerada um problema psicológico, geralmente é um problema respiratório. Os milhões de americanos[24] que sofrem de distúrbio crônico de insônia e estão agora, como eu, olhando pela janela do quarto ou para TVs, telas de celular ou tetos, não conseguem dormir porque não conseguem respirar.

E, ao contrário do que muitos pensam, nenhuma quantidade de ronco é normal e nenhuma quantidade de apneia do sono ocorre sem riscos de efeitos graves para a saúde. Christian Guilleminault, pesquisador do sono em Stanford, descobriu que crianças que não sofriam de apneia, apenas respiração pesada e roncos leves, ou "maior esforço respiratório",[25] podem sofrer de distúrbios de humor, problemas de pressão arterial, dificuldades de aprendizado, entre outros.

Respirar pela boca também estava me deixando menos apto intelectualmente.[26] Um estudo japonês recente mostrou que ratos com as narinas obstruídas e forçados a respirar pela boca desenvolveram menos células cerebrais e levaram o dobro do tempo para passar por um labirinto do que os animais que faziam a respiração nasal. Outro estudo japonês em humanos, de 2013, descobriu que a respiração pela boca produzia uma perturbação do oxigênio no córtex pré-frontal, a área do cérebro associada ao TDAH. A respiração nasal não teve tais efeitos.

Os antigos chineses também estudaram isso. "A respiração feita pela boca é chamada de '*Ni Ch'i*, respiração adversa',[27] que é extremamente prejudicial", afirma uma passagem do Tao. "Cuidado para não inspirar pela boca."

Enquanto estou deitado na cama, sem conseguir dormir, lutando contra o desejo de correr para o banheiro mais uma vez, tento me concentrar no positivo, e me lembro de uma caveira da coleção de Marianna Evans que ofereceu uma dose muito necessária de esperança.

Era de manhã, e Evans estava sentada em frente a um enorme monitor de computador no escritório de sua clínica de ortodontia, a cerca de meia hora de carro do centro da Filadélfia. Com paredes brancas e piso branco, o local parecia futurista. Era o oposto das salas com sancas de gesso, samambaias, tanques de peixes dourados e estampas de Robert Doisneau de todos os consultórios odontológicos em que já estive. E eu soube que Evans aplicava um método diferente.

Ela me mostrou duas imagens em um monitor: uma era de uma caveira antiga da coleção Morton, e a outra, de uma paciente jovem. Vou chamá-la de Gigi. Gigi tinha cerca de sete anos na foto. Seus dentes se projetavam da parte superior das gengivas para fora, para dentro e em todas as direções. Gigi tinha olheiras, seus lábios estavam rachados e entreabertos como se estivesse chupando um picolé imaginário. Sofria de ronco crônico, sinusite e asma. Tinha acabado de começar a desenvolver alergias a alimentos, poeira e animais domésticos.

Gigi cresceu em uma família rica. Seguiu a Pirâmide Alimentar, praticou exercícios ao ar livre, foi vacinada, tomou vitaminas D e C e não teve doenças durante o crescimento. No entanto, ali estava ela. "Eu vejo pacientes assim o dia todo", disse Evans. "São todos iguais."

E aqui estamos.[28] Noventa por cento das crianças adquiriram algum grau de deformidade na boca e no nariz. Quarenta e cinco por cento dos adultos roncam[29] às vezes e um quarto da população ronca constantemente. Vinte e cinco por cento dos adultos americanos[30] com mais de trinta anos se engasgam por causa da apneia do sono; e cerca de 80% dos casos[31] moderados ou graves não são diagnosticados. Enquanto isso, a maioria da população sofre de algum tipo de dificuldade ou resistência respiratória.

Encontramos maneiras de tornar nossas cidades mais limpas e controlar ou erradicar muitas das doenças que mataram nossos ancestrais. Nós nos tornamos mais alfabetizados, mais altos e mais fortes. Em média, vivemos três vezes mais que as pessoas na era industrial. Atualmente, existem sete bilhões e meio de seres humanos no planeta, mil vezes mais pessoas do que há dez mil anos.[32]

No entanto, perdemos contato com a nossa função biológica mais básica e importante.

Evans pintou um quadro deprimente. E eu notei a ironia quando estava em uma clínica cintilante, olhando para um rosto moderno após outro e os comparando com a forma ideal e os dentes perfeitos dos espécimes de Samuel Morton, que ele ridicularizou como "australianos e hotentotes degradados". A certa altura, cheguei mais perto e vi meu reflexo no vidro do monitor: os ossos desarticulados, a mandíbula inclinada, o nariz entupido e a boca muito pequena para caberem todos os dentes. *Seus tolos*, imaginei aquele crânio antigo dizendo. E por um momento, juro, o crânio parecia que estava rindo.

Mas Evans não me convidou para ver sua pesquisa apenas para lamentar o presente. Sua obsessão por traçar o declínio da respiração humana é apenas um ponto de partida. Ela o estudou por anos, à própria custa, porque quer ajudar. Ela e seu colega, Kevin Boyd, estão usando as centenas de medidas que fizeram de crânios antigos para construir um novo modelo de saúde das vias aéreas para os humanos modernos. Os dois fazem parte de um grupo crescente de pulmonautas que exploram novas terapias na respiração, expansão pulmonar, ortodontia e desenvolvimento de vias aéreas. O objetivo deles é ajudar a devolver a Gigi, a mim e a todos os outros nossas formas mais perfeitas e antigas. Ou seja, o jeito que éramos antes de tudo dar errado.

No monitor, Evans mostrou outra foto. Era Gigi, mas nessa cena não havia olheiras, pele pálida nem pálpebras caídas. Seus dentes eram retos e seu rosto era largo e brilhante. Estava respirando pelo nariz e não roncava mais. Suas alergias e os outros problemas respiratórios praticamente tinham desaparecido. A fotografia foi tirada dois anos após a primeira. Gigi parecia transformada.

O mesmo aconteceu com outros pacientes — adultos e crianças — que recuperaram a capacidade de respirar de maneira adequada: o rosto com a mandíbula frouxa e estreita voltou a uma configuração mais natural.[33] Viram a pressão voltar a níveis normais, a depressão diminuir, as dores de cabeça desaparecerem.

Os macacos de Harvold também se recuperaram. Após dois anos de respiração forçada pela boca, ele removeu os tampões de silicone. De modo lento e constante, os animais reaprenderam a respirar pelo nariz. Com o tempo, seus rostos e as vias aéreas foram remodelados: as mandíbulas avançaram e a estrutura facial e as vias aéreas se transformaram em seu estado amplo e natural.

Seis meses após o término do experimento, os macacos pareciam macacos de novo. Estavam respirando normalmente.

De volta ao meu quarto, olhando para o jogo de sombras dos galhos na janela, espero que eu também possa reverter qualquer dano que tenha causado nos últimos dez dias e nas últimas quatro décadas. Espero poder reaprender a respirar como meus ancestrais respiravam. Acho que saberei em breve.

Amanhã de manhã, os plugues serão retirados.

PARTE DOIS

A ARTE PERDIDA E A CIÊNCIA DA RESPIRAÇÃO

CAPÍTULO TRÊS

NARIZ

"Você está com uma cara horrível", comenta o dr. Nayak.

É começo da tarde, e estou de volta ao Centro de Cirurgia de Cabeça e Pescoço do Departamento de Otorrinolaringologia de Stanford. Estou deitado na cadeira de exame enquanto Nayak enfia um endoscópio na minha narina direita. As dunas lisas do deserto por onde viajei há dez dias foram atingidas por um furacão. Vou pular os detalhes. Digamos que minha cavidade nasal está uma bagunça.

"Agora vamos para a sua parte favorita", diz Nayak, rindo.

Antes que eu espirre ou pense em fugir, ele pega a haste de arame e a empurra alguns centímetros para dentro da minha cabeça. "Está bem ensopado lá", diz ele, parecendo satisfeito. O dr. Nayak repete o procedimento com a narina esquerda, coloca as hastes de RNA cobertas de gosma em um tubo de ensaio e depois me libera.

Na última semana e meia, fiquei esperando por esse momento. Tinha pensado que remover aqueles plugues, fita e algodão seria uma cena comemorativa que envolveria cumprimentos e suspiros nasais de alívio. Eu poderia respirar como um humano saudável de novo!

Na verdade, são minutos de desconforto seguidos por mais obstruções. Meu nariz está tão bagunçado que Nayak tem que pegar um alicate e inserir vários centímetros de cotonetes em cada narina para impedir que o que está lá em cima caia no chão. Depois, Olsson e eu voltamos aos testes de função pulmonar, um raio-X, exames com um flebotomista e um rinologista, repetindo todos os testes que fizemos antes da fase de obstrução. Os resultados estarão prontos em algumas semanas.

Só quando chego em casa naquela noite e lavo meus seios nasais várias vezes consigo respirar pela primeira vez pelo nariz. Pego um casaco e ando descalço até o quintal. Há finas nuvens do tipo cirros se movendo pelo céu noturno, do tamanho de naves espaciais. Acima delas, algumas estrelas teimosas atravessam a névoa e se aglomeram em volta de uma lua crescente.

Solto o ar represado no peito e respiro fundo. Sinto o cheiro fedorento de lama. O cheiro ruim do capacho úmido. Um cheiro de detergente de limão e o toque de anis de folhas secas.

Cada um desses cheiros chega ao meu cérebro em uma explosão de cores. Os aromas são tão fortes e alarmantes que eu quase os vejo — um bilhão de pontos coloridos em uma pintura de Seurat. Enquanto respiro fundo, imagino todas essas moléculas passando pela minha garganta e pelos meus pulmões, indo mais fundo na corrente sanguínea, onde fornecem combustível para pensamentos e sensações.

O olfato é o sentido mais antigo da vida.[1] De pé aqui, sozinho, narinas dilatadas, me ocorre que respirar é muito mais do que apenas puxar o ar para nossos corpos. É a conexão mais íntima com o ambiente.

Tudo o que você ou eu, ou qualquer outro ser que respira, já colocou na boca, no nariz ou na pele é poeira espacial que está vagando por aí há 13,8 bilhões de anos. Essa matéria rebelde tem sido dividida pela luz solar, espalhada por todo o universo e volta a se reunir. Respirar é absorver o que nos rodeia, esses pequenos pedaços da vida, compreendê-los e devolver partes de nós mesmos. A respiração é, em sua essência, reciprocidade.

Espero que a respiração também possa levar à restauração. A partir de hoje, tentarei curar qualquer dano causado ao meu corpo nos últimos dez dias de respiração bucal e tentarei garantir uma saúde contínua no futuro. Vou colocar em prática milhares de anos de ensinamentos de várias dúzias de pulmonautas, detalhando seus métodos e medindo os efeitos. Trabalhando com Olsson, explorarei técnicas para expandir os pulmões, desenvolver o diafragma, inundar o corpo com oxigênio, avaliar o sistema nervoso autônomo, estimular a resposta imune e redefinir quimiorreceptores no cérebro.

O primeiro passo é a fase de recuperação que acabei de concluir. Respirar pelo nariz, o dia todo e a noite toda.

O nariz é crucial porque limpa, aquece e umedece o ar para facilitar a absorção. A maioria de nós sabe disso. Mas o que tantas pessoas nunca consideram é o papel inesperado do nariz em problemas como disfunção erétil, ou como ele pode desencadear uma série de hormônios e substâncias químicas que diminuem a pressão sanguínea e facilitam a digestão. O nariz responde aos estágios do ciclo menstrual, regula nossa frequência cardíaca, dilata os vasos nos dedos dos pés e armazena memórias.[2] A densidade dos nossos pelos nasais ajuda a determinar se você sofre de asma.[3]

Poucos de nós consideram como as narinas pulsam em um ritmo próprio, abrindo e fechando como uma flor em resposta aos nossos humores e estados mentais, e talvez até ao Sol e à Lua.

Mil e trezentos anos atrás, um antigo texto tântrico, o *Shiva swarodaya*, descreveu como uma narina se abrirá para inspirar, enquanto a outra se fechará suavemente ao longo do dia. Alguns dias, a narina direita acorda para receber o sol; outros, a esquerda desperta para a plenitude da lua. Segundo o texto, esses ritmos são os mesmos todos os meses e são compartilhados por toda a humanidade. É um método que nosso corpo usa para se manter equilibrado e fundamentado no ritmo do cosmo e entre si.

Em 2004, o dr. Ananda Balayogi Bhavanani, cirurgião indiano,[4] tentou testar cientificamente padrões do *Shiva swarodaya* em um grupo internacional de participantes. Ao longo de um mês, ele descobriu que, quando a influência do Sol e da Lua na Terra estava mais forte — por exemplo, durante uma lua cheia ou nova —, os estudantes compartilhavam consistentemente o padrão do *Shiva swarodaya*.

Bhavanani admitiu que os dados eram casuais, e que muito mais pesquisas seriam necessárias para provar que todos os seres humanos compartilhavam esse padrão. Ainda assim, os cientistas sabem há mais de um século que as narinas *pulsam* em um ritmo próprio, que se abrem e se fecham como flores durante o dia e a noite.

O fenômeno, chamado ciclos nasais,[5] foi descrito pela primeira vez em 1895[6] por um médico alemão chamado Richard Kayser. Ele notou que o tecido que revestia uma das narinas de seus pacientes parecia se congestionar rapidamente e se fechar enquanto a outra se abria misteriosamente. Então, depois de cerca de trinta minutos a quatro horas,[7] as narinas mudavam ou "retomavam um ciclo". Com um detalhe: a mudança parecia ser menos influenciada pela atração misteriosa da Lua e mais por impulsos sexuais.

O interior do nariz, ao que parece, é coberto de tecido erétil, a mesma carne que cobre o pênis, o clitóris e os mamilos. Narizes têm ereções. Em segundos, eles também podem acumular sangue e se tornar grandes e rígidos. O nariz está mais intimamente conectado aos órgãos genitais do que qualquer outro órgão. Quando um fica excitado, o outro acompanha. Em algumas pessoas, pensar em sexo causa crises tão graves de ereções nasais que elas têm dificuldade em respirar e começam a espirrar incontrolavelmente, um problema inconveniente chamado "rinite de lua de mel".[8] À medida que a estimulação sexual enfraquece e o tecido erétil se torna flácido, o nariz também fica flácido.

Após a descoberta de Kayser, décadas se passaram e ninguém ofereceu uma boa explicação para o fato de o nariz humano ser revestido por tecido erétil, ou por que as narinas seguem um ciclo.[9] Havia muitas teorias: alguns estudiosos acreditavam que isso levava o corpo a se virar[10] de um lado para outro enquanto dorme, o que evitava a formação de escaras. (A respiração é mais fácil através da narina oposta ao travesseiro.) Outros achavam que o ciclo ajudava a proteger o nariz de infecções respiratórias e alergias, mas também havia quem argumentasse que o fluxo de ar alternativo nos permitia sentir os odores com mais eficiência.

O que os pesquisadores finalmente conseguiram confirmar foi que o tecido erétil nasal refletia os estados de saúde. Ou seja, ficaria inflamado[11] durante uma doença ou em outros estados de desequilíbrio. Se o nariz estivesse infectado, o ciclo nasal se tornaria mais pronunciado e se alternaria rapidamente.[12] As cavidades nasais direita e esquerda também funcionariam como um sistema de climatização, controlando a temperatura e a pressão sanguínea e alimentando a química do cérebro para alterar nosso humor, emoções e estados de sono.

A narina direita é o pedal do acelerador. Quando você inspira por esse canal, a circulação acelera, seu corpo fica mais quente e os níveis de cortisol, pressão arterial e frequência cardíaca aumentam. Isso acontece porque respirar pelo lado direito do nariz ativa o sistema nervoso simpático, o mecanismo de "luta ou fuga" que coloca o corpo em um estado mais elevado de alerta e prontidão. A respiração pela narina direita também fornecerá mais sangue ao hemisfério oposto do cérebro,[13] especificamente ao córtex pré-frontal, que tem sido associado a decisões lógicas, linguagem e computação.

A inspiração pela narina esquerda tem o efeito oposto: funciona como uma espécie de freio no acelerador da narina direita. A narina esquerda está mais profundamente conectada ao sistema nervoso parassimpático, o lado de descanso e relaxamento que reduz a pressão sanguínea,[14] esfria o corpo e reduz a ansiedade. A respiração pela narina esquerda muda o fluxo sanguíneo para o lado oposto do córtex pré-frontal, para a área que influencia o pensamento criativo e desempenha um papel na formação de abstrações mentais e na produção de emoções negativas.[15]

Em 2015, pesquisadores da Universidade da Califórnia,[16] em San Diego, registraram os padrões respiratórios de uma mulher esquizofrênica ao longo de três anos consecutivos e descobriram que ela tinha um domínio "significativamente maior" da narina esquerda. Acreditavam que esse hábito respiratório provavelmente estava exagerando a "parte criativa" do lado direito do cérebro e, como resultado, estimulava o descontrole de sua imaginação. Durante várias sessões, os pesquisadores a ensinaram a respirar pela narina oposta e "lógica", e ela passou a ter muito menos alucinações.

Nosso corpo opera com mais eficiência em um estado de equilíbrio, dividido entre ação e relaxamento, sonhar acordado e pensar de modo racional. Esse equilíbrio é, em parte, influenciado pelo ciclo nasal e pode até ser controlado por ele. É um equilíbrio que também pode ser exercitado.

Existe uma prática de yoga dedicada a manipular as funções do corpo com a respiração forçada pelas narinas. É chamado *nadi shodhana*. Em sânscrito, *nadi* significa "canal" e *shodhana* significa "purificação" — ou, mais comumente, respiração nasal alternada.[17]

Estive realizando um estudo informal de respiração nasal alternada nos últimos minutos.

É o segundo dia da fase de recuperação da respiração nasal. Estou sentado na minha sala de estar, com os cotovelos na mesa desordenada da sala de jantar, puxando levemente o ar pela narina direita e retendo-o por cinco segundos antes de expirar.

Existem dezenas de técnicas de respiração alternada pelas narinas. Comecei com a mais básica: envolve colocar o dedo indicador sobre a narina esquerda e depois inspirar e expirar apenas pela direita. Eu fiz isso duas dúzias de vezes após cada refeição hoje, para aquecer o corpo e ajudar a digestão.[18] Antes das refeições, e em qualquer outra ocasião em que quisesse relaxar, eu trocava de lado, repetindo o exercício com a narina esquerda aberta. Para focar e equilibrar o corpo e a mente, segui uma técnica chamada *surya bheda pranayama*, que envolve inspirar pela narina direita e expirar pela esquerda várias vezes.

Esses exercícios foram ótimos. Depois de algumas rodadas, sinto uma claridade e um relaxamento imediatos, até uma leveza. Conforme prometido, fiquei livre de qualquer refluxo gastroesofágico e não registrei a menor dor de estômago. A respiração nasal alternada parecia ter proporcionado esses benefícios, mas descobri que essas técnicas geralmente eram passageiras, durando apenas cerca de trinta minutos.

A verdadeira transformação do meu corpo nas últimas 24 horas veio de outra prática: deixar meus tecidos eréteis nasais se flexionarem por vontade própria, ajustando naturalmente o fluxo de ar para atender às necessidades do meu corpo e cérebro. Isso aconteceu apenas porque eu estava respirando pelo nariz.

Enquanto avalio tudo isso em silêncio, Olsson entra. "Boa tarde!", exclama ele. Olsson está vestindo seu short e moletom da Abercrombie. Ele se senta na minha frente enquanto mede a pressão arterial no braço direito. É a mesma posição que assumiu nos últimos onze dias seguidos, com praticamente as mesmas roupas. Hoje, no entanto, não há curativos, grampos nasais nem plugues de silicone no nariz. Ele também está respirando livremente pelas narinas, inspirando e expirando fácil e silenciosamente. Seu rosto está vermelho e tão cheio de energia que ele não consegue ficar parado.

Cogitei que essa melhora na nossa saúde geral poderia ser psicossomática. Minutos depois, quando verificamos nossas medidas, vi que não era o caso. Minha pressão arterial sistólica, que estava em 142 há dez dias (segundo estágio de hipertensão), foi para 124. Ainda estava um pouco alta, mas a apenas alguns pontos de uma faixa saudável. Minha variabilidade da frequência cardíaca aumentou mais de 150% e meus níveis de dióxido de carbono aumentaram cerca de 30%, tirando-me de um estado de hipocapnia, que pode causar tonturas, dormência nos dedos e confusão mental, além de me colocar diretamente dentro da faixa normal de saúde. Olsson mostrou melhorias semelhantes.

E há potencial para muito mais. Porque os ciclos nasais pulsantes são apenas uma pequena parte das funções vitais do nariz.

Imagine por um momento que você está segurando uma bola de bilhar na altura dos olhos, a alguns centímetros do rosto. Imagine-se empurrando lentamente a bola inteira para dentro do centro do seu rosto. O volume que a bola absorveria, cerca de quinze centímetros cúbicos, é equivalente ao espaço total de todas as cavidades e passagens que compõem o interior do nariz adulto.[19]

Em uma única respiração, mais moléculas de ar passam pelo seu nariz do que todos os grãos de areia[20] em todas as praias do mundo. São trilhões e trilhões de moléculas. Esses pequenos pedaços de ar vêm de alguns metros ou de vários metros de distância. À medida que avançam em sua direção, giram e giram como as estrelas no céu de Van Gogh, e continuam girando e girando enquanto passam por você, viajando a um ritmo de cerca de oito quilômetros por hora.

O que direciona esse caminho desmedido são os cornetos, seis ossos (três de cada lado) que começam na abertura das narinas e terminam logo abaixo dos olhos. Os cornetos são estruturados de uma maneira que, se você os separar, eles ficam parecidos com conchas do mar. Por esse motivo, também são conhecidos como *concha nasal*. Os moluscos usam suas conchas elaboradamente projetadas para filtrar impurezas e manter os invasores afastados.[21] Nós também.

Os cornetos inferiores na abertura das narinas são cobertos pelo tecido erétil pulsante. E este, por sua vez, é coberto pela membrana mucosa, que umedece e aquece a respiração à temperatura do corpo enquanto filtra partículas e poluentes. Todos esses invasores podem causar infecção e irritação se penetrarem nos pulmões; o muco é a "primeira linha de defesa do corpo".[22] Está constantemente em movimento, seguindo a uma velocidade de cerca de meia polegada por minuto, mais de dezoito metros por dia. Como uma esteira transportadora gigante, coleta detritos aspirados no nariz e depois move todo o lixo para a garganta e o estômago, onde é esterilizado pelo ácido estomacal, entregue aos intestinos e enviado para fora do corpo.

Essa esteira não se move sozinha. É impulsionada por milhões de pequenas estruturas parecidas com pelos, chamadas cílios.[23] Como um campo de trigo ao vento, os cílios oscilam a cada inspiração e expiração, mas em uma velocidade de até dezesseis oscilações por segundo.[24] Os cílios mais próximos das narinas[25] se movimentam em um ritmo diferente daqueles mais adiante. Esses movimentos criam ondas coordenadas que mantêm o muco mais profundo. A aderência dos cílios é tão forte que pode até empurrar contra a força da gravidade. Não importa em que posição o nariz (e a cabeça) esteja, de cabeça para baixo ou não, os cílios continuarão empurrando para dentro e para baixo.

Trabalhando juntas, as diferentes áreas dos cornetos aquecem,[26] limpam, diminuem a velocidade e pressurizam o ar, para que os pulmões possam extrair mais oxigênio a cada respiração. É por isso que a respiração nasal é muito mais saudável e eficiente do que a respiração bucal. Como Nayak explicou quando o conheci, o nariz é um guerreiro silencioso: o guardião de nossos corpos, o farmacêutico de nossas mentes e o cata-vento de nossas emoções.

A magia do nariz e seus poderes de cura não eram desconhecidos dos antigos.

Por volta de 1500 a.C.,[27] o papiro de Ebers, um dos textos médicos mais antigos já descobertos, ofereceu uma descrição de como as narinas, e não a boca, deviam alimentar o coração e os pulmões. Mil anos depois, Gênesis 2:7 descreveu como o Senhor Deus formou o homem "do pó da terra, e soprou em suas narinas o fôlego da vida, e o homem se tornou um ser vivente". Um texto taoista chinês do século VIII d.C. observou que o nariz era a "porta celestial" e a respiração devia ser realizada por ele. "Nunca faça de outra maneira", advertia o texto, "pois a respiração estaria em perigo e a doença surgiria."

Mas foi apenas no século XIX que a população ocidental considerou as glórias da respiração nasal. Isso aconteceu graças a um artista e pesquisador aventureiro chamado George Catlin.

Em 1830, Catlin deixou o que chamou de trabalho "árido e tedioso" como advogado para se tornar pintor de retratos[28] da alta sociedade da Filadélfia. Ele se tornou conhecido por suas representações de governadores e aristocratas, mas toda a pompa e a pretensão da sociedade educada não o impressionavam. Embora sua saúde estivesse decaindo, Catlin desejava estar próximo da natureza, para capturar representações mais cruas e reais da humanidade. Ele colocou uma arma, várias telas e alguns pincéis em uma mala e seguiu para o Oeste. Catlin passaria os seis anos seguintes viajando milhares de quilômetros pelas Grandes Planícies, cobrindo mais distância do que os exploradores Lewis e Clark, para documentar a vida de cinquenta tribos nativas americanas.

Ele subiu o Missouri para morar com o povo Dakota. Encontrou-se com Pawnees, Omahas, Cheyennes e Blackfeet. Ao longo das margens do alto Missouri, deparou com a civilização dos Mandans, uma tribo misteriosa cujos membros tinham 1,80 metro de altura e habitavam casas em forma de bolhas. Muitos tinham olhos azuis brilhantes e cabelos brancos como a neve.

Catlin percebeu que ninguém sabia nada sobre os Mandans ou sobre as outras tribos das planícies, porque nenhum descendente de europeus tinha se dado ao trabalho de conversar com eles, pesquisá-los, viver com eles e aprender sobre suas crenças e tradições.

"Estou viajando por este país, como disse antes, não para avançar ou provar *teorias*, mas para ver tudo o que posso ver e contar da maneira mais simples e inteligível possível para o mundo, para que tirem as próprias conclusões",[29] escreveu Catlin. Ele pintou cerca de seiscentos retratos e fez centenas de páginas de anotações, formando o que o famoso autor Peter Matthiessen chamaria de "o primeiro, último e único[30] registro completo já feito dos índios das planícies no auge de sua esplêndida cultura".

As tribos variavam de região para região, com diferentes costumes, tradições e dietas. Alguns, como os Mandans, comiam apenas carne de búfalo e milho, enquanto outros viviam com carne de veado e água, e outros ainda colhiam plantas e flores. As tribos também pareciam diferentes, com cores de cabelo, características faciais e tons de pele variados.

No entanto, Catlin ficou maravilhado com o fato de todas as cinquenta tribos[31] parecerem compartilhar as mesmas características físicas sobre-humanas. Em alguns grupos, como os Crows e os Osages, Catlin escreveu que havia poucos homens "plenamente crescidos com menos de 1,80 metro de estatura, e muitos deles alcançavam 1,95 metro e outros 2,10 metros". Todos pareciam compartilhar uma forma hercúlea de ombros e peitos largos. As mulheres eram quase tão altas quanto impressionantes.

Apesar de nunca terem ido a um dentista ou médico, o povo da tribo tinha dentes perfeitamente retos.[32] "Tão retos quanto as teclas de um piano", observou Catlin. Ninguém parecia adoecer, e deformidades e outros problemas crônicos de saúde eram raros ou inexistentes. As tribos atribuíram sua saúde vigorosa a um medicamento, que Catlin chamou de "grande segredo da vida". O segredo era respirar.

Os nativos americanos explicaram a Catlin que a respiração feita pela boca minava a força do corpo, deformava o rosto e causava estresse e doenças. Por sua vez, a respiração feita pelo nariz mantinha o corpo forte, tornava o rosto bonito e evitava doenças. "O ar que entra nos pulmões é tão diferente daquele que entra nas narinas quanto a água destilada é diferente da água em uma cisterna comum ou em um lago", escreveu ele.

A respiração nasal saudável começava no nascimento. As mães de todas essas tribos seguiam as mesmas práticas, fechando com cuidado os lábios do bebê com os dedos após cada mamada. À noite, elas ficavam de pé perto dos bebês adormecidos e fechavam a boca deles suavemente, caso os pequenos as abrissem. Algumas tribos das planícies amarravam os bebês em uma prancha reta e colocavam um travesseiro embaixo da cabeça, criando uma postura que tornava muito mais difícil respirar pela boca. Durante o inverno, os bebês eram envoltos em roupas leves e mantidos fora do colo nos dias mais quentes, para diminuir o risco de ofegarem.

Todos esses métodos serviam para treinar as crianças a respirar pelo nariz, o dia todo, todos os dias. Era um hábito que levariam com eles para o resto da vida. Catlin descreveu como membros adultos das tribos até resistiam a sorrir com a boca aberta, temendo que algum ar nocivo pudesse entrar. Essa prática era "velha e imutável como suas colinas", escreveu ele, e foi compartilhada universalmente entre as tribos por milênios.

Vinte anos depois de explorar o Ocidente, Catlin partiu outra vez, aos 56 anos, para viver com culturas indígenas nos Andes, na Argentina e no Brasil. Queria saber se as práticas respiratórias "medicinais" se estendiam além das planícies. Sim, elas se estendiam. As dezenas de tribos que Catlin visitou nos anos seguintes compartilhavam os mesmos hábitos respiratórios. Não por acaso, relatou que também tinham a saúde vigorosa, dentes perfeitos e estrutura facial crescente. Catlin escreveu sobre suas experiências em *The Breath of Life*,[33] publicado em 1862. O livro foi dedicado exclusivamente a documentar as maravilhas da respiração nasal e os riscos da respiração bucal.

Catlin não era apenas um cronista dos métodos de respiração, era também um praticante. A respiração nasal salvou a vida dele.

Quando menino, Catlin roncava e era acometido por vários problemas respiratórios. Quando chegou aos trinta anos e partiu para o Oeste, esses problemas haviam se tornado tão graves que ele às vezes cuspia sangue. Seus amigos estavam convencidos de que Catlin tinha uma doença pulmonar. Toda noite, ele temia morrer.

"Fiquei totalmente convencido do perigo do hábito [de respirar pela boca] e resolvi superá-lo", escreveu ele. Com "severidade de resolução e perseverança", Catlin se forçou a fechar a boca enquanto dormia e sempre respirava pelo nariz durante as horas em que passava acordado. Logo, não teve mais pontadas, dores ou sangramentos. Aos trinta e poucos anos, Catlin relatou se sentir mais saudável e forte do que em qualquer outro momento da vida. "Por fim, venci completamente um inimigo insidioso que me atacava todas as noites em minha posição indefesa. Um inimigo que apressava a minha ida para o túmulo", escreveu ele.

George Catlin viveria até os 76 anos,[34] quase o dobro da expectativa de vida média da época. Creditou sua longevidade ao "grande segredo da vida": *sempre* respire pelo nariz.[35]

É a terceira noite da fase de respiração nasal do experimento, e estou sentado na cama lendo, respirando lenta e facilmente pelo nariz. Não estou respirando dessa maneira devido a uma "convicção adulta constante", como escreveu Catlin. Estou fazendo isso porque meus lábios estão fechados.

Catlin sugeriu amarrar um curativo ao redor da mandíbula à noite, mas isso pareceu perigoso e difícil, então optei por outra técnica, da qual eu tinha ouvido falar havia alguns meses, de um dentista que dirige um consultório particular no Vale do Silício.

O dr. Mark Burhenne estuda os vínculos entre respiração bucal e sono há décadas e escreveu um livro[36] sobre o assunto. Ele me explicou que a respiração bucal contribuía[37] para a doença periodontal e o mau hálito, e era a causa número um de cáries, ainda mais prejudicial do que o consumo de açúcar, má alimentação ou falta de higiene. (Essa crença foi repetida por outros dentistas por cem anos[38] e endossada por Catlin também.) Burhenne também descobriu que a respiração bucal podia ser tanto uma causa quanto uma contribuidora para o ronco e a apneia do sono.[39] Ele recomendou que seus pacientes fechem a boca à noite.

"Os benefícios da respiração nasal para a saúde são inegáveis", explicou ele. Um dos muitos benefícios é que os seios nasais liberam uma enorme quantidade de óxido nítrico,[40] uma molécula que desempenha papel essencial no aumento da circulação e na liberação de oxigênio nas células. Função imunológica, peso, circulação, humor e função sexual podem ser influenciados pela quantidade de óxido nítrico no corpo. (O sildenafil, popular medicamento para disfunção erétil conhecido pelo nome comercial Viagra, funciona liberando óxido nítrico na corrente sanguínea, o que abre os capilares nos órgãos genitais e em outros lugares.)

A respiração nasal por si só pode aumentar a quantidade de óxido nítrico em seis vezes, que é uma das razões pelas quais podemos absorver cerca de 18% mais oxigênio[41] do que respirando pela boca. Burhenne explicou que fechar os lábios ajudou um paciente de cinco anos a superar o TDAH, uma condição diretamente atribuída às dificuldades respiratórias durante o sono. Isso ajudou Burhenne e sua esposa a curar os próprios problemas de ronco e respiração. Centenas de outros pacientes relataram benefícios semelhantes.

A coisa toda parecia um pouco superficial até Ann Kearney, uma médica de patologia da fala e linguagem do Centro de Estudos em Voz e Deglutição de Stanford, me dizer o mesmo. Kearney ajudou a reabilitar pacientes que tinham distúrbios de deglutição e respiração. Como? Ela usava fita adesiva para tapar a boca.

A própria Kearney passou anos respirando pela boca devido à congestão crônica. Ela visitou um especialista em ouvido, nariz e garganta e descobriu que suas cavidades nasais estavam bloqueadas com tecido. A especialista informou que a única maneira de abrir o nariz seria por meio de cirurgia ou medicamentos. Em vez de escolher as soluções apresentadas, ela preferiu passar fita adesiva na boca.

"Na primeira noite, eu aguentei cinco minutos antes de arrancar a fita", contou Kearney. Na segunda noite, ela foi capaz de tolerar a fita por dez minutos. Alguns dias depois, dormiu a noite toda. Em seis semanas, seu nariz se abriu.

"É um exemplo clássico de tudo ou nada", explicou Kearney. Para provar sua alegação, examinou o nariz de cinquenta pacientes submetidos a laringectomias, um procedimento no qual um orifício de respiração é aberto na garganta. Dentro de dois meses a dois anos, todos os pacientes estavam sofrendo de completa obstrução nasal.

Como outras partes do corpo, a cavidade nasal responde aos estímulos que recebe. Quando o nariz não consegue cumprir sua função normal, ele se atrofia. Foi o que aconteceu com Kearney e muitos de seus pacientes, e com grande parte da população. O ronco e a apneia do sono costumam vir em seguida.

Manter o nariz constantemente em uso, no entanto, treina os tecidos dentro da cavidade nasal e da garganta para se flexionarem e permanecerem abertos. Kearney, Burhenne e muitos de seus pacientes se curaram desta maneira: respirando pelo nariz, o dia todo e a noite toda.

A maneira de aplicar a fita adesiva na boca, ou uma "fita do sono", como também é chamada, é uma questão de preferência pessoal. Todos com quem conversei tinham uma técnica própria. Burhenne gostava de colocar um pequeno pedaço horizontalmente sobre os lábios; Kearney preferia uma tira larga sobre a boca inteira. A internet estava cheia de sugestões. Um cara usou oito pedaços de fita de 2,5 centímetros para criar uma espécie de cavanhaque. Outro usou fita vedante. Uma mulher sugeriu cobrir toda a metade inferior do rosto.

Para mim, esses métodos são ridículos e excessivos. Procurando um jeito mais fácil, ao longo dos últimos dias, conduzi meus experimentos próprios com fita crepe azul,[42] de cheiro estranho, e fita transparente, que enrugava. Curativos eram muito pegajosos.

Por fim, percebi que só seria preciso colocar um pedaço de fita do tamanho de um carimbo no centro dos lábios — um bigode de Charlie Chaplin, só que um pouco mais para baixo. É isso aí. Essa abordagem parecia menos claustrofóbica e permitia um pouco de espaço nas laterais da boca, se eu precisasse tossir ou falar. Depois de muitas tentativas e erros, decidi pela fita 3M Nexcare Durapore, uma fita cirúrgica para todos os fins com leve capacidade adesiva. Era confortável, não tinha cheiro forte e não deixava resíduos.

Nas três noites desde que comecei a usar essa fita, passei de quatro horas de ronco para apenas dez minutos. Fui alertado por Burhenne que a fita do sono não ajudaria a tratar a apneia do sono. Minha experiência sugeriu o contrário. Assim como o ronco desapareceu, desapareceu também a apneia.

Eu sofria até duas dúzias de ocorrências de apneia na fase de respiração pela boca, mas na noite passada tive zero. Não tive alucinações assustadoras, nem fiquei pensando sobre *Homo habilis* ou Edward Gorey. Não acordei precisando fazer xixi. Não precisei, porque minha glândula pituitária estava liberando vasopressina. Eu estava dormindo profundamente.

Olsson, que antes roncava metade da noite, passou a não roncar nem por um minuto. Suas ocorrências de apneia caíram de 53 para zero. O sueco de cabelos de algodão renasceu. Hoje, mais cedo, ele estava sorrindo, tão convencido do poder curativo da fita do sono que manteve um pedaço preso aos lábios pelo resto da manhã.

Olsson e eu abraçamos de novo o sono e a vida. Agora, sentado na cama, com um pequeno selo de fita adesiva grudado nos lábios, pulo para a última página do livro de Catlin, *Breath of Life*, o parágrafo final que ele publicaria em sua longa vida de pesquisa.

"E se eu tentasse legar à posteridade o lema mais importante que a linguagem humana pode transmitir, seriam três palavras: FECHE A BOCA*... Eu pintaria e gravaria isso em todos os *berçários* e em todos os *quartos* do universo, para que seu significado fosse compreendido. E, se obedecido, sua importância seria percebida em breve."

---

* "Fechar a boca" significa inspirar e expirar pelo nariz o máximo possível. Exalar (pelo nariz ou não) é também uma forma de terapia, como você descobrirá em breve.

CAPÍTULO QUATRO

EXPIRAR

Todas as manhãs, às nove, depois que Olsson e eu terminamos nossos testes e nos separamos para passarmos um tempo sozinhos, coloco um tapete no chão da sala e me esforço para me tornar um pouco mais imortal.

O caminho para a vida eterna também envolve muito alongamento: de costas, de pescoço e giros, cada um deles sendo uma prática sagrada que foi passada em segredo de um monge budista para outro por 2.500 anos. Olsson e eu precisamos desse alongamento. Mesmo se respirarmos pelo nariz 24 horas por dia, isso só valerá se tivermos capacidade pulmonar para reter esse ar. Apenas alguns minutos de flexão e respiração diárias podem expandir a capacidade pulmonar. Com essa capacidade extra, podemos expandir nossa vida.

Os alongamentos, chamados de cinco ritos tibetanos, chegaram ao mundo ocidental e a mim pelo escritor Peter Kelder, que era conhecido como um amante[1] de "livros e bibliotecas, palavras e poesia".

Na década de 1930, Kelder estava sentado no banco de um parque no sul da Califórnia quando um idoso desconhecido puxou conversa. O homem, a quem ele chamou de coronel Bradford, tinha passado décadas na Índia com o Exército britânico. O coronel era velho — costas curvadas, cabelos grisalhos e pernas bambas —, mas acreditava que havia uma cura para o envelhecimento e que ela estava trancada em um mosteiro no Himalaia. As coisas místicas usuais aconteciam lá em cima: os doentes ficavam saudáveis, os pobres ficavam ricos, os velhos rejuvenesciam. Kelder e o coronel mantiveram contato e compartilharam muitas conversas. Um dia, o velho partiu, desesperado para encontrar esse Shangri-Lá antes de dar seu último suspiro.

Quatro anos se passaram até Kelder receber uma ligação do porteiro do prédio. O coronel o estava esperando lá embaixo. Ele parecia vinte anos mais novo. Suas costas estavam retas, com o rosto vibrante e vivo, e a cabeça, que antes era careca, estava coberta de grossos cabelos escuros. Ele encontrou o mosteiro, estudou os manuscritos antigos e aprendeu práticas restaurativas dos monges. Reverteu o envelhecimento por meio de alongamento e respiração.

Kelder descreveu essas técnicas em um livreto fino intitulado *O olho da revelação*, publicado em 1939. Poucas pessoas se preocuparam em lê-lo, e menos ainda acreditaram. A história de Kelder provavelmente foi inventada ou, no mínimo, exagerada. No entanto, os trechos de expansão pulmonar[2] que ele descreveu estão enraizados em exercícios reais que remontam a 500 a.C. Os tibetanos usaram esses métodos por milênios para melhorar a aptidão física, a saúde mental, a função cardiovascular e, é claro, prolongar a vida.[3]

Mais recentemente, a ciência começou a medir o que os antigos tibetanos compreendiam de forma intuitiva. Na década de 1980, pesquisadores do Framingham Study, um programa de pesquisa longitudinal de setenta anos focado em doenças cardíacas, tentaram descobrir se o tamanho do pulmão realmente se correlacionava com a longevidade. Reuniram duas décadas de dados de 5.200 indivíduos, analisaram os números e descobriram que o maior indicador de expectativa de vida não era a genética, a dieta ou a quantidade de exercício diário, como muitos suspeitavam. Era a capacidade pulmonar.

Quanto menores e menos eficientes eram os pulmões, mais rapidamente os indivíduos adoeciam e morriam. A causa da piora não importava. Pulmões menores significavam vida mais curta. Mas pulmões maiores eram sinônimo de vidas mais longas.

Segundo os pesquisadores,[4] nossa capacidade de respirar de forma profunda era "literalmente uma medida da capacidade de vida". Em 2000, pesquisadores da Universidade de Buffalo realizaram um estudo semelhante, comparando a capacidade pulmonar[5] em um grupo de mais de mil indivíduos ao longo de três décadas. Os resultados foram os mesmos.[6]

O que nenhum desses estudos de referência abordou, no entanto, foi como uma pessoa com pulmões deteriorados poderia curá-los e fortalecê-los. Havia cirurgias para remover tecidos adoecidos e medicamentos para conter infecções, mas não havia um conselho sobre como manter os pulmões grandes e saudáveis ao longo da vida. Até os anos 1980, a crença comum na medicina ocidental era que os pulmões, como todos os outros órgãos internos, eram imutáveis. Ou seja, ficamos com os pulmões com que nascemos. Como esses órgãos se degradavam com a idade, a única coisa que poderíamos fazer era suspirar e aguentar.

O envelhecimento deveria ser assim: a partir dos trinta, esperamos perder um pouco mais de memória, mobilidade e capacidade muscular cada ano que passa. Também perderíamos a capacidade de respirar corretamente. Os ossos do tórax se tornariam mais finos e mudariam de forma, fazendo com que as costelas se encolhessem para dentro. As fibras musculares ao redor dos pulmões enfraqueceriam e impediriam a entrada e a saída de ar. Todas essas coisas reduzem a capacidade pulmonar.

Os pulmões perdem cerca de 12% da capacidade dos trinta aos cinquenta anos de idade e continuarão a declinar ainda mais depressa à medida que envelhecemos, com as mulheres se saindo pior que os homens. Se chegarmos aos oitenta, conseguiremos absorver 30% menos ar do que conseguíamos aos vinte anos. Somos forçados a respirar mais rápido e com mais força. Esse hábito respiratório leva a problemas crônicos, como pressão alta, distúrbios imunológicos e ansiedade.

Mas o que os tibetanos sabem há muito tempo (e o que a ciência ocidental está descobrindo agora) é que o envelhecimento não precisa ser um caminho de declínio unidirecional. Os órgãos internos são maleáveis e podemos alterá-los.

Os praticantes de mergulho livre sabem disso melhor do que ninguém. Aprendi com eles anos atrás, quando conheci várias pessoas que haviam aumentado a capacidade pulmonar em 30% a 40%. Herbert Nitsch, detentor de vários recordes mundiais, tem capacidade pulmonar de catorze litros[7] — mais que o *dobro* da capacidade do homem médio. Mas Nitsch e os outros mergulhadores não começaram assim. Seus pulmões ganharam essa capacidade pela força de vontade. Eles aprenderam a respirar de maneira a mudar drasticamente os órgãos internos do corpo.

Felizmente, não é necessário mergulhar centenas de metros. Qualquer prática regular que estenda os pulmões e os mantenha flexíveis pode reter ou aumentar a capacidade pulmonar. Já foi demonstrado que exercícios moderados, como caminhar ou andar de bicicleta, aumentam o tamanho do pulmão até 15%.[8]

Essas descobertas seriam boas notícias para Katharina Schroth,[9] uma adolescente que morava em Dresden, na Alemanha, no início do século XX. Schroth havia sido diagnosticada com escoliose, uma curvatura lateral da coluna vertebral. O problema não tinha cura, e a maioria das crianças que sofria de casos extremos de escoliose poderia esperar passar a vida na cama ou ficar em uma cadeira de rodas.

Schroth tinha outras ideias a respeito do potencial do corpo humano. Viu como os balões murchavam ou se expandiam, empurrando ou puxando o que havia ao redor deles. Ela sentia que os pulmões não eram diferentes. Se pudesse expandir seus pulmões, talvez pudesse expandir sua estrutura esquelética. Assim, talvez pudesse endireitar a coluna e melhorar sua qualidade de vida e longevidade.

Aos dezesseis anos, Schroth começou a treinar algo chamado "respiração ortopédica". Ela ficava na frente de um espelho, torcia o corpo e puxava o ar para um pulmão enquanto limitava a entrada de ar no outro. Então, se apoiava em uma mesa, inclinando o corpo lateralmente e arqueando o peito para a frente e para trás a fim de afrouxar a caixa torácica enquanto respirava no espaço vazio. Schroth passou cinco anos fazendo isso. Por fim, ela efetivamente se curou da escoliose "incurável". E, respirando, deixou a coluna reta.

Schroth começou a ensinar o poder da respiração a outros pacientes com escoliose e, na década de 1940, passou a dirigir um instituto movimentado na região rural do oeste da Alemanha. Não havia quartos de hospital ou equipamentos médicos; apenas algumas construções velhas, um quintal, uma cerca de estacas e mesas de pátio. Cento e cinquenta pacientes com escoliose se reuniam lá de cada vez. Sofriam da forma mais grave da doença, com a coluna vertebral curvada em mais de oitenta graus. Muitos estavam tão curvados, com as costas torcidas e viradas, que não conseguiam andar nem olhar para cima. Suas costelas e peito desfigurados dificultavam a respiração, e provavelmente sofriam de problemas respiratórios, fadiga e problemas cardíacos por causa disso. Os hospitais desistiram de tentar curar esses pacientes. Eles foram morar com Schroth por seis semanas.

A comunidade médica alemã ridicularizou Schroth, sob a alegação de que ela não era treinadora profissional ou médica e que, portanto, não estava qualificada para tratar pacientes. Ela ignorou todos eles e continuou fazendo as coisas do seu jeito, fazendo as mulheres despirem o peito em um lote de terra sob um bosque de faias, se esticando e respirando para recuperar a saúde. Em algumas semanas, as costas curvadas se endireitavam e muitos estudantes ganhavam centímetros de altura. Mulheres que estavam acamadas e sem esperança finalmente começavam a andar de novo. Elas conseguiam respirar fundo de novo.

Schroth passou sessenta anos levando suas técnicas para hospitais em toda a Alemanha e depois para o mundo. No fim de sua vida, a comunidade médica mudou de ideia, e o governo alemão concedeu a Schroth a Cruz de Mérito Federal por suas contribuições à medicina.

"A forma corporal depende da respiração (chi) e a respiração depende da forma", afirma um ditado chinês de 700 d.C. "Quando a respiração é perfeita, a forma também é perfeita."

Schroth continuou a expandir seus pulmões e a melhorar a própria respiração e forma ao longo da vida. Ela faleceu em 1985, apenas três dias antes do seu aniversário de 91 anos. Uma vida longeva e inesperada para quem, na adolescência, definhava na cama.

No meio da minha pesquisa para este livro, fiz uma viagem a Nova York para encontrar uma especialista contemporânea em respiração que oferecia uma abordagem diferente para expandir os pulmões e aumentar a longevidade. O espaço de trabalho de seu apartamento ficava a poucas quadras da Organização das Nações Unidas (ONU), em um prédio de tijolos marrons com um toldo coberto de pombos. Passei por um porteiro sonolento, entrei em um elevador e, um minuto depois, estava batendo na porta de número 418.

Lynn Martin me deu as boas-vindas. Ela era magra e usava um macacão preto com um cinto grande de fivela de latão. "Eu disse que era pequeno!", comentou ela sobre o apartamento. Ao nosso redor havia pastas de papel pardo, livros de anatomia humana e alguns modelos plásticos de pulmões humanos. Na parede ao lado de uma estante, fotos em preto e branco de Martin no início dos anos 1970. Em uma delas, ela usava um collant preto e deslizava no piso de madeira de um estúdio de dança, os cabelos loiros presos em um rabo de cavalo meio solto, o rosto guardando uma estranha semelhança com Mia Farrow, de *O bebê de Rosemary*.

Depois de algumas gentilezas, Martin pediu que eu me sentasse e começou a me contar o que eu queria ouvir. "Carl falava muito, mas quando perguntávamos o que estava fazendo exatamente, ele nunca conseguia explicar", disse ela. "Desde então, ninguém foi capaz de fazer o que ele fez."

Carl, no caso, é Carl Stough, um regente de coral cuja pesquisa começou na década de 1940. De todos os pulmonautas que encontrei nos últimos anos, Stough foi o mais evasivo. Publicou um livro em 1970, que rapidamente fracassou e saiu do catálogo. Vinte anos depois, um produtor da CBS montou um programa de uma hora sobre seu trabalho inovador, mas nunca foi ao ar. O próprio Stough não divulgou suas técnicas. Ele nunca fazia palestras. Mesmo assim, cantores de ópera profissionais, saxofonistas vencedores do Grammy, paraplégicos e milhares de pacientes com enfisema conseguiram encontrá-lo. Stough quebrou todas as regras. Expandiu os pulmões e prolongou a vida útil. No entanto, a maioria das pessoas nunca ouviu falar dele.

Martin trabalhou com Stough por mais de duas décadas. Ela era um elo vivo com esse homem misterioso e sua pesquisa na arte perdida da respiração. O que Stough descobriu (e Martin aprendeu) foi que o aspecto mais importante da respiração não era apenas respirar pelo nariz. A inspiração era a parte mais fácil. A chave para a respiração, a expansão pulmonar e a longevidade que ela propiciava estavam do outro lado da respiração. Estava no poder transformador de uma expiração completa.

Fotografias de Stough, da década de 1940, mostram um homem de pé que se parecia muito com Thurston Howell III, o milionário de *Ilha de Gilligan*. Stough gostava de cantar e ensinar a cantar. Ele notou como seus colegas cantores interpretavam uma parte da música, paravam para respirar e depois continuavam. Todos pareciam estar sem ar, prendendo a respiração na parte alta do peito e liberando-a muito cedo. Cantar, conversar, bocejar, suspirar — qualquer vocalização que fazemos ocorre durante a expiração. Ele acreditava que os alunos de Stough tinham vozes finas e fracas porque tinham expirações finas e fracas.

Enquanto regia corais no Westminster Choir College, em Nova Jersey, Stough começou a treinar seus cantores para expirar da maneira certa, a fim de fortalecer os músculos respiratórios e aumentar os pulmões. Em poucas sessões, os alunos já estavam cantando de forma mais clara, mais robusta e com nuances adicionais. Ele se mudou para a Carolina do Norte para conduzir coros de igrejas que venceram competições nacionais, e seu coro apareceu em um programa semanal transmitido nacionalmente pela Liberty Radio Network. Stough ficou tão famoso[10] que se mudou para Nova York com o objetivo de treinar cantores na Metropolitan Opera.

Em 1958, a administração do Hospital de Veteranos de East Orange, em Nova Jersey, telefonou. "Você deve saber algo sobre respiração que não sabemos", disse o dr. Maurice J. Small, chefe do departamento de tratamento de tuberculose. Small queria saber se Stough estaria interessado em treinar um novo grupo de estudantes. Nenhum deles sabia cantar, e alguns não podiam andar nem falar. Eram pacientes com enfisema e precisavam desesperadamente de ajuda.

Semanas depois, quando Stough chegou ao hospital East Orange, ficou horrorizado. Dezenas de pacientes estavam deitados em macas, todos pálidos e com icterícia, a boca aberta como peixes, tubos de oxigênio bombeando sem sucesso. A equipe do hospital não sabia o que fazer, então apenas levava os homens pelos pisos de cerâmica encerados e os colocava em uma sala com um relógio na parede e cheia de porta-lenços de um amarelo desbotado, um paciente ao lado do outro, esperando a morte. Foi assim por cinquenta anos.

"Fui tolo porque pensei que todos tinham pelo menos um conhecimento rudimentar de fisiologia", escreveu Stough em sua autobiografia, *Dr. Breath*. "Ainda mais tolamente, imaginei que existia uma consciência universal da importância da respiração. Nada poderia estar mais longe da verdade."

O enfisema é uma deterioração gradual do tecido pulmonar marcada por bronquite crônica e tosse. Os pulmões ficam tão danificados que as pessoas com a doença não conseguem mais absorver oxigênio de maneira eficaz. São forçadas a respirar rapidamente várias vezes, respirando muito mais do que precisam, e ainda assim ficam sem ar. O enfisema não tinha cura conhecida.

As enfermeiras, bem-intencionadas, haviam colocado almofadas nas costas dos pacientes, de modo que o peito ficasse arqueado. A ideia era criar elevação para facilitar as inspirações. Stough reparou que isso estava piorando a situação.[11]

Ele percebeu que o enfisema era uma doença de expiração. Os pacientes estavam sofrendo não por não conseguirem levar ar fresco aos pulmões, mas por não conseguirem esvaziá-los o suficiente.[12]

Normalmente, o sangue que flui pelas nossas artérias e veias faz um circuito completo uma vez por minuto,[13] em uma média de dois mil litros de sangue[14] por dia. Esse fluxo sanguíneo regular e consistente é essencial para fornecer sangue oxigenado fresco às células e remover resíduos.

O que influencia grande parte da velocidade e da força dessa circulação é a bomba torácica, a pressão que se acumula dentro do peito quando respiramos. Enquanto inspiramos, a pressão negativa leva sangue para o coração. Quando expiramos, o sangue volta para o corpo e recircula nos pulmões. É semelhante à maneira como o mar chega à praia e depois recua.

E o que alimenta a bomba torácica é o diafragma, o músculo que fica abaixo dos pulmões na forma de um guarda-chuva. O diafragma se eleva durante a expiração, o que diminui os pulmões, depois desce para expandi-los durante a inspiração. Esse movimento para cima e para baixo ocorre dentro de nós cerca de cinquenta mil vezes por dia.

Em média, um adulto utiliza apenas 10% do alcance do diafragma quando respira, o que sobrecarrega o coração, eleva a pressão sanguínea e causa vários problemas circulatórios. Estender essas respirações para 50% a 70% da capacidade do diafragma aliviará o estresse cardiovascular e permitirá que o corpo trabalhe com mais eficiência. Por esse motivo, o diafragma às vezes é chamado de "segundo coração",[15] porque não apenas bate em um ritmo próprio, mas também afeta a frequência e a força do batimento cardíaco.

Stough descobriu que o diafragma de todos os pacientes com enfisema de East Orange estava afetado. Os exames de raios X mostraram que eles estendiam seus diafragmas apenas por uma fração do que era saudável, tomando apenas um pouco de ar a cada respiração. Os pacientes estavam doentes havia tanto tempo que muitos dos músculos e articulações ao redor do peito tinham se atrofiado e enrijecido. Eles não tinham memória muscular de respiração profunda. Nos dois meses seguintes, Stough fez com que se lembrassem.

"Minhas atividades pareciam bobas quando observadas a distância, e, desde o início, pareceram bobas para a pessoa com quem trabalhei", escreveu Stough.

Ele começava os tratamentos colocando os pacientes de costas, passando as mãos pelo torso e batendo suavemente nos músculos rígidos e no peito distendido. Em seguida, Stough os orientava a prender a respiração e contar de um a cinco o máximo de vezes seguidas possível. Por fim, massageava-lhes o pescoço e a garganta e tocava as costelas levemente enquanto pedia que eles inspirassem e expirassem *muito devagar*, tentando acordar o diafragma de seu longo sono. Cada um desses exercícios permitia que os pacientes soltassem um pouco mais de ar para que um pouco mais de ar pudesse entrar.

Após várias sessões, alguns pacientes aprenderam a falar uma frase completa em uma única respiração pela primeira vez em anos. Outros começaram a andar.

"Um homem idoso que não era capaz de atravessar a sala não apenas conseguiu andar, mas também subiu as escadas do hospital, um feito notável para um paciente com enfisema avançado", escreveu Stough. Outro homem, que não conseguia respirar por mais de quinze minutos sem oxigênio suplementar, conseguiu passar oito horas sem a ajuda do tanque. Um homem de 55 anos que sofria de enfisema avançado havia oito anos conseguiu deixar o hospital e pilotar um barco até a Flórida.

As radiografias de antes e depois mostraram que os pacientes de Stough estavam expandindo amplamente a capacidade pulmonar em apenas algumas semanas. Ainda mais impressionante, estavam treinando um músculo involuntário, o diafragma, a subir e descer mais. Os administradores disseram a Stough que isso era impossível na medicina. Para eles, órgãos e músculos internos não podiam ser desenvolvidos. A certa altura, vários médicos pediram que Stough fosse proibido de tratar pacientes e também expulso do sistema hospitalar. Afinal, ele era regente de coral, não médico. Mas os raios X não mentiam. Para confirmar seus resultados, Stough começou a gravar as primeiras imagens de um diafragma em movimento, usando uma nova tecnologia chamada cinefluorografia. Todo mundo ficou chocado.

"Eu disse a Carl que ele estava meio maluco ao dizer que poderia causar um aumento no diafragma e uma descida nas costelas, mas, em um paciente, obtivemos resultados bastante espetaculares mostrando que ele fez mesmo isso", disse o dr. Robert Nims,[16] chefe de medicina pulmonar do Hospital West Haven, em Connecticut. "Mostramos que ele é capaz de diminuir o volume dos pulmões [por meio de expirações profundas] mais do que qualquer especialista diria ser possível."

Stough não havia encontrado uma forma de reverter o enfisema. O dano pulmonar da doença é permanente. O que ele fez foi encontrar uma maneira de acessar o restante dos pulmões, as áreas que ainda estavam funcionando, e fazê-las funcionar em um nível maior. A "cura" que Stough professou não foi oficial, mas funcionou.

Durante a década seguinte, Stough levaria seu tratamento a meia dúzia dos maiores hospitais de veteranos na Costa Leste, às vezes trabalhando em pacientes sete dias por semana. Ele não tratava apenas o enfisema, mas também a asma, a bronquite, a pneumonia e muito mais.

Stough descobriu que os benefícios da respiração e do aproveitamento da arte da expiração se estendiam não apenas aos doentes crônicos ou aos cantores, mas a todos.

No apartamento de Lynn Martin, eu estava despertando meu diafragma adormecido no futon da sala de estar. "Isso não é uma massagem", explicou Martin, pressionando minhas costelas. Respirei fundo e suavemente enquanto Martin ajudava a afrouxar minha caixa torácica, tentando incentivar pelo menos 50% do meu movimento máximo do diafragma a cada inspiração e expiração.

Martin me disse que não era necessário respirar dessa maneira. Nosso corpo pode sobreviver com respirações curtas e entrecortadas por décadas. Aliás, muitos sobrevivem. Isso não significa que faz bem. Com o tempo, a respiração superficial limitará o alcance de nossos diafragmas e a capacidade pulmonar, podendo levar à postura de ombros altos, peito e pescoço estendidos, comum em pessoas com enfisema, asma e outros problemas respiratórios.[17] Ela me explicou que consertar essa respiração e essa postura era relativamente fácil.[18]

Depois de várias respirações profundas para abrir minha caixa torácica, Martin me pediu que começasse a contar de um a dez várias vezes a cada expiração. "Um, dois, três, quatro, cinco, seis, sete, oito, nove, dez.

Um, dois, três, quatro, cinco, seis, sete, oito, nove, dez... Continue repetindo", disse ela. No final da expiração, quando eu estava tão sem fôlego que não conseguia mais falar, eu continuava contando, mas silenciosamente, deixando minha voz se tornar um "sussurro".

Fiz algumas rodadas, contando rapidamente e em voz alta, depois murmurando os números. No final de cada respiração, parecia que meu peito estava embrulhado em plástico e meu abdômen havia passado por um treino brutal. "Continue!", disse Martin.

A tensão do exercício de contagem é equivalente à tensão nos pulmões durante o esforço físico. Foi isso que tornou o exercício tão eficaz para os pacientes de Stough. O objetivo era acostumar o diafragma a essa faixa mais ampla, de modo que a respiração profunda e fácil se tornasse inconsciente. "Continue mexendo os lábios!", incentivava Martin. "Até a última molécula de ar!"

Depois de mais alguns minutos contando, silenciosamente e em voz alta, parei, fiz uma pausa e senti meu diafragma se afastando como um pistão em câmera lenta, irradiando sangue fresco do centro do meu corpo. Essa é a sensação do que Stough chamou de "coordenação respiratória", quando os sistemas respiratório e circulatório entram em um estado de equilíbrio, a quantidade de ar que entra em nós é igual à quantidade que sai e nosso corpo é capaz de desempenhar todas as funções essenciais com o mínimo esforço.

Em 1968, Stough deixou o sistema e seu próspero consultório particular em Nova York para treinar mais um grupo de estudantes. Essas pessoas podiam conversar, andar e correr muito rápido. Eram corredores da equipe de atletismo de Yale, entre os melhores do país na época. Quando Stough chegou ao campo, os atletas ficaram tão empolgados que penduraram um cartaz no quadro de avisos do lado de fora: *O dr. Respiração está aqui hoje!*

Stough esperava que esses atletas de elite tivessem hábitos respiratórios exemplares. Mas descobriu que sofriam da mesma "fraqueza respiratória" que todas as outras pessoas: tinham os mesmos resfriados, gripes e infecções pulmonares. A maioria deles respirava, com muita frequência, com o peito alto. Os velocistas eram os piores. As respirações curtas e violentas que davam durante as corridas pressionavam demais tecidos delicados e tubos brônquicos. Como resultado, eles sofriam de asma e outras doenças respiratórias. Na linha de chegada, tossiam e, às vezes, vomitavam e desabavam, chiando de dor.

"Eu tinha observado que, ao se recuperar do desempenho, os atletas tendiam a adotar as mesmas características respiratórias que os pacientes com enfisema exibiam", escreveu Stough. Aqueles atletas haviam sido treinados para superar a dor e o fizeram. Eles venceram competições, mas estavam prejudicando o corpo.

Stough colocou uma mesa na pista coberta de Yale, sentou-se com os corredores e começou a correr as mãos pelo peito deles na frente de uma multidão de espectadores. Ele os alertou para nunca prenderem a respiração quando posicionados na linha de partida no início de uma corrida, mas respirar profundamente e com calma e sempre expirar ao ouvirem o tiro de partida. Dessa forma, a primeira respiração que teriam seria rica e completa, fornecendo energia para correr mais rápido e por mais tempo.

Após algumas sessões, todos os corredores relataram que se sentiam melhor e respiravam melhor. "Nunca me senti tão relaxado na vida", disse um velocista. Levaram metade do tempo para se recuperar entre as corridas e logo estavam quebrando seus recordes pessoais e se aproximando dos recordes mundiais.

Logo após o sucesso de Yale, Stough se mudou para South Lake Tahoe para treinar corredores que se preparavam para os Jogos Olímpicos de Verão de 1968, na Cidade do México. A mesma terapia, o mesmo sucesso. Um decatleta foi para a pista e quebrou seu recorde anterior. Outro quebrou o recorde de sua vida. Um corredor chamado Rick Sloan quebrou dois recordes pessoais em três corridas.

"Por causa do meu trabalho com o dr. Stough, eu sabia que tinha de expirar", disse Lee Evans,[19] velocista olímpico. "Foi o que eu fiz, o que manteve minha energia alta. Não me cansei... Mas, depois do jogo, descobri que deveria fazer isso sempre."

Talvez você reconheça Evans. Ele é o homem da famosa fotografia no pódio central na cerimônia de premiação das Olimpíadas, vestindo uma camisa dos Panteras Negras e erguendo um dos punhos no ar. Ganhou um ouro nos quatrocentos metros e outro no revezamento de quatrocentos metros. O restante da equipe masculina americana de 1968, sob treinamento de Stough, conquistou um total de doze medalhas olímpicas, a maioria de ouro, e estabeleceu cinco recordes mundiais. Foi um dos melhores desempenhos[20] nas Olimpíadas. Os americanos foram os únicos corredores a não usar oxigênio antes ou depois de uma corrida, o que foi inédito na época.

Eles não precisavam. Stough havia ensinado a eles a arte da coordenação respiratória e o poder de aproveitar uma expiração completa.[21]

"Ele estava fazendo tantas coisas ao mesmo tempo", disse Lynn Martin, enquanto saíamos do futon e voltávamos para a mesa da sala de jantar no centro de seu apartamento-estúdio. "A sensibilidade de suas mãos, seu ouvido absoluto, o talento natural para passar instruções... tudo isso." Havia alguns minutos que Martin estava me contando sobre o tempo em que trabalhou com Stough, dizendo que o consultara em 1975 por recomendação de outra dançarina e se sentiu transformada. Voltou semanas depois e aceitou um emprego na clínica. Embora Martin tenha passado mais de duas décadas trabalhando com Stough como uma de suas sócias mais próximas, ele nunca contou seus segredos a ela. "Ele achava muito difícil colocar em palavras", disse.

Eu compreendia aquela situação. Tinha visto uma gravação em vídeo de Stough no Aspen Music Festival de 1992 — a única filmagem existente que demonstra o que ele fez e como o fez. Ele abriu com uma tela na qual se lia: *Uma introdução à ciência respiratória — A medicina preventiva do século XXI*. Stough estava no centro de uma sala de conferências, com uma mesa de massagem à frente. Uma janela aberta dava para um bosque de pinheiros de brilho claro ao sol do verão. Stough estava bastante bronzeado e vestia um blazer preto com botões de latão e um lenço no bolso, como se tivesse acabado de voar em um Concorde voltando de Monte Carlo.

Ele começou convidando um tenor chamado Timothy Jones para se deitar na maca. Em seguida, começou a mexer na mandíbula de Jones, pousar as mãos na cintura dele e incliná-la para a frente e para trás. "Veja bem, eu tenho que continuar batendo bem no peito", disse Stough, com a gravata amarela de bolinhas caindo no cabelo de Jones. Isso continuou por vários minutos, até que Stough se inclinou a cinco centímetros do rosto de Jones e começou a contar de um a dez com ele, em uma harmonia sem sentido. "Tudo está se desprendendo muito rápido!", anunciou Stough. Ele mexeu os quadris e o pescoço de Jones com tanta violência que o cantor quase caiu da mesa.

Era um espetáculo bizarro: todos aqueles agarrões, empurrões e golpes profundos pareciam às vezes chegar à beira da violência. Depois da minha experiência de uma hora no estúdio de Martin, balbuciando números e tendo meu peito e minhas costelas pressionados, ficou mais claro para mim por que o trabalho de Stough nunca deslanchou. Não importava que o saxofonista David Sanborn e cantores de ópera asmáticos, corredores olímpicos e centenas de sobreviventes de enfisema elogiassem seus tratamentos. Stough não era médico. Ele era um pulmonauta autodidata, um regente de coral. Estava muito fora da área. A terapia dele era estranha demais.

"Embora o processo de respiração envolva anatomia e fisiologia, nenhum ramo da ciência o reivindicou para uma exploração completa", escreveu Stough. "Era um território pouco conhecido esperando para ser mapeado e percorrido."

Stough fez seu mapa ao longo de meio século de trabalho constante. Mas esse mapa se perdeu quando ele morreu. Assim que deixou as enfermarias dos hospitais, sua terapia também se foi.

No fim da minha sessão de coordenação respiratória de duas horas, saí do apartamento de Martin e peguei o trem de volta ao aeroporto internacional

Newark Liberty. Enquanto passávamos pelos pântanos e pelo rio Passaic, pesquisei os tratamentos atuais para os quase quatro milhões de americanos[22] que atualmente sofrem de enfisema. Broncodilatadores, esteroides e antibióticos. Havia oxigênio e cirurgia suplementares, e algo chamado reabilitação pulmonar, que incluía assistência para parar de fumar, planejamento de exercícios, aconselhamento nutricional e algumas técnicas de respiração com os lábios franzidos.

Mas não houve menção a Stough, ao "segundo coração" do diafragma nem à importância de uma expiração completa. Nenhuma menção de como expandir os pulmões e respirar adequadamente pode reverter a doença ou prolongar a vida. O enfisema ainda era considerado uma doença incurável.

CAPÍTULO CINCO

DEVAGAR

"Pode me passar o oxímetro, por favor?", pede Olsson do outro lado da mesa de jantar.

É a tarde do quinto dia da fase de recuperação, e, nos últimos trinta minutos, estamos testando nossos níveis de pH, gases no sangue, frequência cardíaca e outros sinais vitais. Esta é a 45ª vez que passamos por esse exercício nas últimas duas semanas.

Apesar de Olsson e eu nos sentirmos transformados respirando pelo nariz, a monotonia dos dias está se tornando enlouquecedora. Estamos comendo a mesma coisa todos os dias, suando na bicicleta ergométrica na mesma academia e conversando muito sobre as mesmas coisas. Nesta tarde, vamos discutir o assunto preferido de Olsson, sua obsessão na última década. Estamos, mais uma vez, falando sobre dióxido de carbono.

É difícil admitir agora, mas quando entrevistei Olsson pela primeira vez, há mais de um ano, ele não foi uma fonte em que confiei muito. Em nossas ligações por Skype, ele gostava de falar sobre a importância da respiração lenta, e tinha me enviado meia dúzia de apresentações em slides e resmas de estudos científicos sobre como a respiração lenta relaxava o corpo e acalmava a mente. Essa parte fazia muito sentido. Mas quando ele começou a falar sobre as maravilhas restauradoras de um gás tóxico, comecei a questioná-lo. "Acho mesmo que o dióxido de carbono é mais importante do que o oxigênio", confessou ele uma vez.

Olsson explicou que temos cem vezes mais[1] dióxido de carbono em nosso corpo do que oxigênio (o que é verdade), e que a maioria de nós precisa de ainda mais (também verdade). Disse que não tinha sido apenas o oxigênio, mas enormes quantidades de dióxido de carbono que causaram a proliferação de vida durante a Explosão Cambriana, quinhentos milhões de anos atrás. Olsson alegou que, hoje, os seres humanos podem aumentar esse gás tóxico no corpo e aguçar a mente, queimar gordura e, em alguns casos, curar doenças.

Depois de um tempo, comecei a me preocupar, pensando que Olsson estivesse maluco, ou pelo menos exagerando, e que nossas horas de conversas tinham sido um desperdício de tempo.

O dióxido de carbono, afinal, é um dejeto metabólico. É emitido de usinas elétricas e frutas podres. O instrutor de uma aula de boxe que eu fazia costumava implorar para os alunos "respirarem profundamente e tirarem todo aquele dióxido de carbono de nosso sistema". Isso me parecia um bom conselho. Todos os dias, uma nova manchete detalhava como a Terra estava aquecendo porque havia muito dióxido de carbono na atmosfera. Animais estavam morrendo. Dióxido de carbono *mata*.

Olsson afirmava o contrário. Ele insistia que o dióxido de carbono poderia ser benéfico e me alertou que o excesso de oxigênio em meu corpo não me ajudaria, só me prejudicaria. "Respirar em excesso, respirar depressa e o mais profundamente que conseguir... Esse é o pior conselho que alguém poderia me dar", disse Olsson. Respirações longas, excessivas, eram ruins para nós porque tiravam o dióxido de carbono de nosso corpo.

Essa conversa me deixou bem confuso, ou curioso, ou as duas coisas. Assim, depois de meses de troca de mensagens, decidi ir à Suécia passar alguns dias com Olsson e ver sua operação, em uma tentativa de aprender mais a respeito de um dos gases mais incompreendidos no universo.

Cheguei em Estocolmo em meados de novembro e peguei um trem para um espaço de *coworking* nos arredores da cidade. Pelas janelas de um corredor cavernoso, entrava um feixe de luz do sol. Nuvens assustadoras se reuniam, e o ar estava carregado daquela sensação pesada que vem antes de um longo inverno.

Olsson apareceu na hora combinada, sentou-se à minha frente e colocou um copo d'água na mesa. Usava jeans desbotados, tênis brancos e uma camisa branca engomada. Estava calmo como um monge, um amish ou qualquer outro tipo de pessoa que passa muito tempo em seu mundinho. Quando falava, era sempre suave e com aquele hábito irritante que todos os escandinavos parecem ter herdado: inglês impecável, sem *hums* ou *hãs* ou pausas.

"Eu ia acabar exatamente como meu pai", disse Olsson, passando o dedo pela condensação do copo d'água. Ele me contou que o pai era cronicamente estressado, que respirava demais e havia sofrido de pressão alta e doenças pulmonares graves. Morreu aos 68 anos com um tubo na boca. "Eu sabia que muitas pessoas ficariam doentes e morreriam da mesma maneira", explicou Olsson. Ele queria se educar para estar preparado caso algo parecido acontecesse com ele ou sua família.

Depois dos longos dias que passava administrando uma empresa de distribuição de software, Olsson voltava para casa e lia livros de medicina. Conversou com médicos, cirurgiões, instrutores e pesquisadores. Por fim, vendeu a empresa, livrou-se dos bons carros e da casa grande, divorciou-se e se mudou para um condomínio. Em um apartamento menor, passou seis anos renunciando a qualquer salário, trabalhando quase inteiramente sozinho, tentando entender os mistérios da saúde, da medicina e, mais especificamente, da respiração e o papel do dióxido de carbono no corpo. "Havia livros de iogues sobre prana e livros médicos focados em patologias — gases no sangue, doenças e ressuscitação cardíaca", disse ele.

Em suma, Olsson descobriu o que eu havia encontrado: uma lacuna em nosso conhecimento sobre a ciência da respiração e seu papel em nosso corpo. Ele analisou que fizemos um bom trabalho ao examinar o que causa problemas respiratórios, mas pouco foi feito para explorar como eles se desenvolvem e como podemos evitá-los.

Olsson estava bem acompanhado. Os médicos reclamavam disso havia décadas. "O campo da fisiologia respiratória está se expandindo em todas as direções, mas a maioria dos fisiologistas está preocupada com volumes pulmonares, ventilação, circulação, trocas gasosas, mecânica da respiração, custo metabólico da respiração e controle da respiração, e poucos prestaram atenção aos músculos que realmente fazem a respiração", escreveu um médico em 1958. Outro escreveu: "Até o século XVII, grandes médicos e anatomistas estavam interessados nos músculos respiratórios e na mecânica da respiração. Desde então, esses músculos têm sido cada vez mais negligenciados, em uma terra de ninguém entre anatomia e fisiologia."[2]

O que muitos desses médicos descobriram, e o que Olsson descobriria tempos depois, foi que a melhor maneira de prevenir problemas de saúde crônicos, melhorar o desempenho atlético e prolongar a longevidade era se concentrar em como respiramos, especificamente para equilibrar os níveis de oxigênio e dióxido de carbono no corpo. Para fazer isso, precisamos aprender a inspirar e expirar devagar.

Como a inspiração de pequenas quantidades de ar e a presença de mais dióxido de carbono em nossa corrente sanguínea aumentam o oxigênio em nossos tecidos e órgãos? Como fazer menos poderia nos dar mais?

Para entender esse conceito contraditório, você precisa considerar as partes do corpo além do nariz e da boca. Afinal, essas estruturas são apenas os portais para a longa jornada da respiração. O objetivo das 25 mil inspirações e expirações que fazemos todos os dias é muito mais profundo. E quanto mais seguimos esse ar, mais surpreendente e estranha a jornada se torna.

Seu corpo, como o de todos os humanos, é essencialmente uma coleção de tubos. Existem tubos largos, como garganta e seios nasais, e tubos muito finos, como capilares. Os tubos que compõem os tecidos dos pulmões são muito pequenos, e temos muitos deles. Se você alinhasse todos os tubos nas vias aéreas do seu corpo, eles iriam de Nova York a Key West: mais de 2.400 quilômetros.[3]

Cada respiração deve primeiro viajar pela garganta, passando por uma encruzilhada chamada carina da traqueia, que a divide entre os pulmões direito e esquerdo. Enquanto continua seu caminho, essa respiração é levada para dentro de tubos menores, chamados bronquíolos, até atingir quinhentos milhões de pequenos sacos aéreos chamados alvéolos.

O que acontece a seguir é complicado e confuso. Uma analogia pode ajudar.

Digamos que você esteja prestes a atravessar um rio. Está esperando no cais e um navio se aproxima. Você passa pela segurança, entra no navio e parte. É semelhante ao caminho que as moléculas de oxigênio seguem quando atingem os alvéolos. Cada uma dessas pequenas "estações de ancoragem" é cercada por um rio de plasma cheio de glóbulos vermelhos. À medida que esses glóbulos passam, as moléculas de oxigênio deslizam através das membranas dos alvéolos e se alojam no interior de um deles.

O navio de cruzeiro celular está cheio de "quartos". Nas células sanguíneas, esses quartos são as proteínas chamadas hemoglobinas. O oxigênio senta dentro de uma hemoglobina. Depois, os glóbulos vermelhos viajam rio acima, para o resto do corpo.

À medida que o sangue passa pelos tecidos e músculos, o oxigênio desembarca, fornecendo combustível para as células famintas. E, à medida que o oxigênio descarrega, outros passageiros, como o dióxido de carbono — o "produto residual" do metabolismo — embarcam. Assim, o navio de cruzeiro inicia uma viagem de volta aos pulmões.[4]

O sangue fica mais escuro conforme o oxigênio sai. O sangue nas veias vai parecer mais azulado (na verdade, é um vermelho mais escuro) por causa da forma como a luz adentra a pele. A luz azul tem um comprimento de onda mais curto e forte que as outra cores, o que também explica por que o oceano e o céu parecem azuis a distância.[5]

Por fim, o navio de cruzeiro fará seu passeio pelo corpo e voltará ao porto, de volta aos pulmões, onde o dióxido de carbono sairá do corpo pelos alvéolos, subirá pela garganta e sairá pela boca e pelo nariz na expiração. Mais placas de oxigênio na próxima respiração e o processo recomeça.

Toda célula saudável do corpo é alimentada por oxigênio, e é assim que ele é entregue. O cruzeiro inteiro leva cerca de um minuto, e os números gerais são surpreendentes. Dentro de cada um de nossos 25 trilhões de glóbulos vermelhos, há 270 milhões de hemoglobinas, cada uma com espaço para quatro moléculas de oxigênio. Isso significa *um bilhão de moléculas de oxigênio* embarcando e desembarcando dentro de cada navio de cruzeiro de glóbulos vermelhos.

Não há nada controverso sobre esse processo de respiração e o papel do dióxido de carbono nas trocas gasosas. É bioquímica básica. O que é menos reconhecido é o papel do dióxido de carbono *na perda de peso*. Esse dióxido de carbono em cada expiração tem peso, e expiramos mais peso do que inspiramos. E a maneira como o corpo perde peso[6] não é por suar profusamente ou "queimar". Perdemos peso através da respiração expirada.

Para cada quatro quilos e meio de gordura perdida em nosso corpo, três quilos e meio saem pelos pulmões; a maior parte é dióxido de carbono misturado com um pouco de vapor de água. O resto é suado ou urinado. É um fato que a maioria dos médicos, nutricionistas e outros profissionais da área médica entendeu errado. Os pulmões são o sistema de regulação do peso do corpo.

"Todo mundo sempre fala sobre oxigênio", disse Olsson durante a nossa entrevista em Estocolmo. "Se respirarmos trinta vezes ou cinco vezes por minuto, um corpo saudável sempre terá oxigênio suficiente!"

O que nosso corpo quer de verdade, o que precisa para funcionar corretamente, não são respirações mais rápidas ou mais profundas. Não é mais ar. O que precisamos é de mais dióxido de carbono.

Mais de um século atrás, um fisiologista dinamarquês com olheiras chamado Christian Bohr[7] descobriu isso em um laboratório em Copenhague. Aos trinta anos, Bohr era formado em medicina e fisiologia e trabalhava na Universidade de Copenhague. Ele era fascinado pela respiração; sabia que o oxigênio era o combustível celular e que a hemoglobina era o transportador. Ele sabia que quando o oxigênio entrava na célula o dióxido de carbono saía.

Mas Bohr não sabia *por que* essa troca ocorria. Por que algumas células obtinham oxigênio com mais facilidade que outras? O que direcionava bilhões de moléculas de hemoglobina para liberar oxigênio no lugar certo e na hora certa? Como a respiração realmente funcionava?

Ele começou a fazer experimentos. Bohr reuniu[8] galinhas, ratos, cobras, cães e cavalos e mediu quanto oxigênio os animais consumiam e quanto dióxido de carbono produziam. Então, coletou sangue e o expôs a diferentes misturas desses gases. O sangue com mais dióxido de carbono (mais ácido) afrouxou o oxigênio da hemoglobina.[9] De certa forma, o dióxido de carbono funcionava como uma espécie de advogado de separação, um meio para desfazer os laços do oxigênio, a fim de que pudesse ficar livre para achar outro companheiro.

Essa descoberta explicou[10] por que certos músculos usados durante o exercício recebiam mais oxigênio do que os músculos menos utilizados. Estavam produzindo mais dióxido de carbono, o que atraía mais oxigênio. Era oferta sob demanda, em nível molecular. O dióxido de carbono também teve um profundo efeito dilatador nos vasos sanguíneos, abrindo essas vias para que pudessem transportar mais sangue rico em oxigênio para as células famintas. Respirar menos permitiu que os animais produzissem mais energia com mais eficiência.

Enquanto isso, respirações rápidas e em pânico eliminariam o dióxido de carbono. Apenas alguns momentos de respiração excessiva acima das necessidades metabólicas podem causar fluxo sanguíneo reduzido para músculos, tecidos e órgãos. Sentiríamos tonturas, cãibras, dores de cabeça ou até desmaiaríamos. Se esses tecidos tivessem o fluxo sanguíneo consistente negado por tempo suficiente, eles se romperiam.

Em 1904, Bohr publicou um artigo[11] chamado "Sobre uma relação biologicamente importante — a influência do conteúdo de dióxido de carbono do sangue na sua ligação ao oxigênio". Foi uma sensação entre os cientistas e inspirou uma enxurrada de novas pesquisas sobre esse gás há muito incompreendido. Logo depois, Yandell Henderson,[12] diretor do Laboratório de Fisiologia Aplicada de Yale, iniciou os próprios experimentos. Henderson também tinha passado os últimos anos estudando metabolismo e, como Bohr, estava convencido de que o dióxido de carbono era tão essencial para o corpo quanto qualquer vitamina.

"Embora os médicos ainda achem difícil de acreditar, o oxigênio não é, de forma alguma, um estimulante para os seres vivos",[13] escreveria Henderson no *Cyclopedia of Medicine*. "Se um fogo for alimentado com oxigênio puro e não com ar, ele queimará com maior intensidade. Mas quando um homem ou animal respira oxigênio, ou [ar] enriquecido com oxigênio, não se consome mais esse gás, não se produz mais calor nem se expele mais dióxido de carbono do que quando se respira apenas o ar."

Para um corpo saudável, a respiração excessiva ou a inspiração de oxigênio puro não traria nenhum benefício,[14] nenhum efeito no fornecimento de oxigênio aos nossos tecidos e órgãos, podendo até criar um estado de deficiência de oxigênio e levar a um sufocamento relativo. Em outras palavras, o oxigênio puro que um zagueiro pode inspirar entre as jogadas, ou pelo qual um viajante com jet-lag pode desembolsar 50 dólares em um "bar de oxigênio" do aeroporto, não traz benefício algum. A inalação do gás pode aumentar em 1% ou 2% os níveis de oxigênio no sangue, mas esse oxigênio nunca chegará às células famintas. Nós simplesmente voltaremos a expirá-lo.*

Para provar seu argumento, Henderson conduziu uma série de terríveis experiências em cães,[15] tão horrendas quanto as de Harvold em macacos.

Ele colocou cães em uma mesa em seu laboratório e inseriu um tubo na garganta de cada um deles, ajustado por uma máscara de borracha colocada no focinho. Na ponta do tubo havia uma bomba manual. A engenhoca permitia que Henderson controlasse a quantidade de ar que cada cão aspirava e com que frequência. Ele conectou o tubo da garganta dos cães a um frasco de éter, que os anestesiaria durante o curso do

---

* Henderson descobriu, cem anos atrás, que o oxigênio puro é útil apenas para quem está em altitude (onde os níveis de oxigênio no ar diminuem) ou para aqueles que estão tão doentes que não conseguem reter níveis saudáveis de saturação de oxigênio (acima de cerca de 90%) normalmente na respiração. Mesmo para pacientes doentes, o oxigênio suplementar a longo prazo pode acabar danificando os pulmões e diminuindo a contagem de glóbulos vermelhos, tornando mais difícil para o corpo extrair oxigênio da respiração no futuro.

experimento. Um conjunto de instrumentos registrava frequência cardíaca, dióxido de carbono, níveis de oxigênio e muito mais.

Enquanto Henderson bombeava cada vez mais rápido, ele via o ritmo cardíaco dos animais aumentar rapidamente de quarenta para duzentos ou mais batimentos por minuto. Os cães acabavam com muito oxigênio fluindo através de suas artérias, mas pouco dióxido de carbono para descarregá-lo, e músculos, tecidos e órgãos começavam a falhar. Alguns cães tiveram espasmos incontroláveis ou entraram em coma. Se Henderson continuasse bombeando mais ar, os animais ficavam tão cheios de oxigênio e com tanta deficiência de dióxido de carbono que morriam.

Henderson matou cães com a respiração deles.

Com os cães que sobreviviam, ele bombeava mais devagar e observava a frequência cardíaca diminuir imediatamente para quarenta batimentos por minuto. Não era o ato de respirar que acelerava e diminuía o ritmo cardíaco dos cães; era a quantidade de dióxido de carbono que fluía na corrente sanguínea.

Henderson então forçou os cães a respirar *ligeiramente* mais depressa do que o normal, acima das necessidades metabólicas, de modo que os batimentos cardíacos ficassem um pouco elevados e os níveis de dióxido de carbono um pouco deficientes. Essa era uma condição de hiperventilação leve comum em humanos.

Os cães ficaram agitados, confusos, ansiosos e com olhos vidrados. O leve excesso de respiração estava induzindo o mesmo estado confuso que ocorria durante o mal-estar em grandes altitudes ou ataques de pânico. Henderson administrou morfina e outras drogas para diminuir a frequência cardíaca dos animais e torná-la mais normal. Os medicamentos funcionaram em parte porque, como Henderson observou, ajudavam a aumentar os níveis de dióxido de carbono.

Mas havia outra maneira de restaurar a saúde dos animais: deixá-los respirar lentamente. Sempre que Henderson diminuía a frequência respiratória de acordo com o metabolismo normal dos cães — de respirar duzentas vezes por minuto em um ritmo normal —, todos os espasmos, estupores e a ansiedade desapareciam. Os animais se espreguiçavam e relaxavam, seus músculos relaxavam e uma paz tomava conta deles.

"O dióxido de carbono é o principal hormônio de todo o corpo. É o único produzido por todos os tecidos e que provavelmente atua em todos os órgãos", escreveu Henderson mais tarde. "O dióxido de carbono é, de fato, um componente mais fundamental da matéria viva do que o oxigênio."

Passei três dias com Olsson em Estocolmo. Examinamos tabelas e gráficos e conversamos sobre Bohr, Henderson e outros pulmonautas da história. No fim da minha viagem, finalmente entendi como minha visão da respiração tinha sido limitada e errada por tantos anos. E finalmente entendi por que Olsson havia se tornado tão obcecado com essa linha de pesquisa, por que desistiu da vida de magnata de software e se mudou para um pequeno apartamento, cercado por prateleiras de livros de bioquímica, fita adesiva e tanques de dióxido de carbono. Por que passou tantos meses registrando como os níveis de dióxido de carbono mudavam dentro do corpo a cada nova técnica de respiração, como isso afetava sua pressão arterial e seus níveis de energia e estresse.

Entendi por que apenas uma pessoa apareceu na primeira conferência que realizou sobre respiração, em 2010, e por que, depois de aperfeiçoar sua mensagem e construir sua base de pesquisa, agora era uma espécie de estrela da mídia sueca que enchia auditórios, com seu rosto bonachão e sorridente estampando jornais, revistas e noticiários. Nessas entrevistas, Olsson defendia os efeitos terapêuticos da respiração pelo nariz e passava ao público a mesma mensagem de respiração lenta.

Voltei para casa em São Francisco, e Olsson e eu mantivemos contato. A cada poucas semanas, recebia um novo e-mail ou uma ligação pelo Skype sobre alguma nova descoberta científica de longa data que ele tinha acabado de fazer em uma biblioteca médica. Também continuou sua autoexperimentação, sempre procurando usar o próprio corpo para provar o poder da respiração e as maravilhas do dióxido de carbono, o "produto residual metabólico".

Foi assim que Olsson acabou, um ano após nossa primeira reunião, na minha sala de estar em São Francisco com uma máscara facial presa com velcro à cabeça e um eletrodo de eletrocardiograma preso à orelha.

“Pode me passar o oxímetro, por favor?”, repete Olsson do outro lado da mesa.

Acabamos de terminar o teste da tarde e Olsson está se reorganizando no BreathIQ, um protótipo de dispositivo que mede dióxido de carbono, amônia e outros elementos na respiração expirada. Ele prende um oxímetro no dedo e começa a contar os segundos.

Talvez seja o aumento do dióxido de carbono e do óxido nítrico da respiração pelo nariz, mas hoje estamos com muita energia. Além dos cinco mil que desembolsamos para fazer radiografias de antes e depois, exames de sangue e de função pulmonar em Stanford, Olsson e eu também conseguimos acumular vários milhares de dólares em equipamentos no laboratório doméstico. Passamos duas semanas realizando testes e ainda precisamos dar mais gás. Isso vai mudar hoje.

Olsson passa a mão no moletom da Abercrombie e me mostra as leituras nas máquinas. Todos os seus sinais vitais estão normais: a frequência cardíaca gira em torno de 75, a pressão arterial sistólica chega a 126, os níveis de oxigênio a 97%. *Três, dois, um*... e ele começa a respirar.

Mas devagar, muito devagar. Ele inspira e expira três vezes mais lentamente do que o americano médio, transformando essas dezoito respirações por minuto em seis. Enquanto aspira o ar pelo nariz e o solta pela boca, observo os níveis de dióxido de carbono subirem de 5% para 6%. Continuam subindo. Um minuto depois, os níveis de Olsson estão 25% mais altos do que há alguns minutos, levando-o de uma zona de hipocapnia problemática para dentro de uma faixa clinicamente normal. O tempo todo, sua pressão arterial cai cerca de cinco pontos e a frequência cardíaca diminui para cerca de sessenta.

O que não mudou foi o nível de oxigênio dele. Do começo ao fim, mesmo respirando um terço da taxa considerada normal, o oxigênio não se alterou: ficou em 97%.

Tivemos as mesmas medições confusas durante nossos treinos de bicicleta no início da semana. Como todos os exercícios, o início foi péssimo. Sentimos nossos pulmões e o sistema respiratório tentando desesperadamente atender às necessidades dos tecidos e músculos famintos. No passado, eu abriria a boca e arfaria, tentando saciar essa necessidade incômoda de oxigênio. Mas, nos últimos dias, quando pisei nos pedais cada vez mais rápido, me forcei a respirar mais suavemente e mais devagar. Isso parecia sufocante e claustrofóbico, como se eu estivesse deixando meu corpo sem combustível, até verificar o oxímetro de pulso. Mais uma vez, mesmo respirando lentamente ou pedalando com força, meus níveis de oxigênio se mantiveram firmes em 97%.

Acontece que, quando respiramos num ritmo normal, nossos pulmões absorvem apenas cerca de um quarto do oxigênio disponível no ar. A maior parte desse oxigênio é expirada. Ao puxar o ar mais devagar, permitimos que nossos pulmões absorvam mais com menos respirações.

"Se, com treinamento e paciência, você puder executar a mesma carga de trabalho com apenas catorze respirações por minuto, em vez de 47 usando técnicas convencionais, por que fazer diferente?", escreveu John Douillard, o treinador que conduziu os experimentos com bicicletas ergométricas nos anos 1990. "Quando você se vê correndo mais rápido todos os dias, com a frequência respiratória estável... você começa a sentir o verdadeiro significado da palavra *ginástica*."[16]

Percebi que respirar era como remar um barco: fazer um zilhão de movimentos curtos e sem descanso o levará até seu destino, mas não são nada se comparados à eficiência e à velocidade de menos movimentos mais longos.

No segundo dia[17] de uso dessa abordagem de respiração nasal mais lenta, eu havia superado o recorde de respiração pela boca em duzentos metros. Na sessão seguinte, pedalei novecentos metros a mais — um aumento de 5% em relação à respiração pela boca. No meu quinto uso da bicicleta ergométrica, pedalei doze quilômetros, quase um quilômetro a mais, no mesmo período, usando a mesma quantidade de energia da semana anterior. Esse foi um ganho significativo. Ainda não chegava aos níveis reportados pelos ciclistas de Douillard, mas eu estava chegando lá!

Durante esse exercício, comecei a brincar com a minha respiração. Tentei inspirar e expirar cada vez mais devagar, do meu ritmo habitual em atividade de vinte respirações por minuto a apenas seis. Imediatamente senti claustrofobia e necessidade de ar. Depois de mais ou menos um minuto, olhei para o oxímetro de pulso para ver quanto oxigênio estava perdendo, quanto meu corpo havia ficado faminto.

Mas meu oxigênio não diminuiu com essas respirações muito lentas, como qualquer pessoa poderia esperar. Meus níveis *subiram*.

Um último comentário sobre respiração lenta. Tem outro nome: oração.

Quando monges budistas cantam seu mantra mais popular, *Om mani padme hum*, cada frase falada dura seis segundos, com seis segundos para inspirar antes que o canto comece novamente. O canto tradicional de *Om*, o "som sagrado do universo", usado no jainismo e em outras tradições, leva seis segundos para ser cantado, com uma pausa de cerca de seis segundos para inspirar.

O cântico *sa ta na ma*, uma das técnicas mais conhecidas na kundalini yoga, também leva seis segundos para ser vocalizado, seguido por seis segundos para inspirar. Depois, havia as antigas poses hindus de mãos e língua chamadas *mudras*. Uma técnica chamada *khechari*, destinada a ajudar a melhorar a saúde física e espiritual e a superar doenças, envolve colocar a língua acima do palato mole a fim de que ela aponte para a cavidade nasal. Cada uma das respirações profundas e lentas feitas durante esse *khechari* leva seis segundos. Japoneses, africanos, havaianos, americanos nativos, budistas, taoistas, cristãos...[18] Todas essas culturas e religiões desenvolveram de alguma maneira as mesmas técnicas de oração, exigindo os mesmos padrões de respiração. E todos provavelmente se beneficiaram do mesmo efeito calmante.

Em 2001, pesquisadores da Universidade de Pavia, na Itália, reuniram duas dúzias de participantes, os cobriram com sensores para medir o fluxo sanguíneo, a frequência cardíaca e a resposta do sistema nervoso, e depois recitaram um mantra budista e a versão latina original do rosário, o ciclo de oração católica da Ave Maria,[19] que é repetido metade por um padre e metade pela congregação. Eles ficaram surpresos ao descobrir que o número médio de respirações para cada ciclo era "quase exatamente" idêntico: 5,5 respirações por minuto, um pouco mais rápido do que o ritmo das orações hindus, taoistas e nativas americanas.

Mas o mais impressionante era o que respirar dessa forma fazia com os participantes. Sempre que seguiam esse padrão de respiração lenta, o fluxo sanguíneo para o cérebro aumentava e os sistemas do corpo entravam em um estado de coerência,[20] quando as funções do coração, da circulação e do sistema nervoso eram coordenadas para atingir o máximo de eficiência.[21] No momento em que os sujeitos voltavam à respiração espontânea ou à fala, os respectivos corações batiam um pouco mais erraticamente e a integração desses sistemas desmoronava de forma gradual. Mais algumas respirações lentas e relaxadas, e o estado anterior retornaria novamente.

Uma década após os testes de Pavia, Patricia Gerbarg e Richard Brown, dois renomados professores e médicos de Nova York, usaram o mesmo padrão de respiração em pacientes com ansiedade e depressão, sem as orações. Alguns desses pacientes tiveram problemas para respirar lentamente. Por isso, Gerbarg e Brown recomendaram que iniciassem com um ritmo mais fácil de inspirações de três segundos com pelo menos o mesmo tempo de expiração. À medida que os pacientes se sentiam mais confortáveis, inspiravam e expiravam por mais tempo.

Verificou-se que o ritmo respiratório mais eficiente ocorreu quando a duração das respirações e o total de respirações por minuto foram travadas em uma simetria assustadora: inspirações de 5,5 segundos seguidas por expirações de 5,5 segundos,[22] que equivalem quase exatamente a 5,5 respirações por minuto. Esse era o *mesmo* padrão do rosário.

Os resultados foram profundos,[23] mesmo quando praticados por apenas cinco a dez minutos por dia. "Vi pacientes se transformarem ao adotar práticas respiratórias regulares", disse Brown. Gerbarg e ele até usaram essa técnica de respiração lenta para restaurar os pulmões dos sobreviventes do 11 de Setembro que sofreram de tosse crônica e dolorosa causada pelos destroços, um mal horroroso chamado pulmões com padrão em vidro fosco. Não havia cura conhecida para essa doença. No entanto, após apenas dois meses, os pacientes obtiveram melhora significativa simplesmente aprendendo a praticar algumas rodadas de respiração lenta por dia.

Gerbarg e Brown escreveram livros e publicaram vários artigos científicos sobre o poder restaurador da respiração lenta, que se tornou conhecida como "respiração ressonante" ou Respiração Coerente. A técnica não exigia esforço,[24] tempo nem ponderação reais. E poderíamos fazer isso em qualquer lugar, a qualquer momento. "É totalmente discreto", escreveu Gerbarg. "Ninguém sabe que você está fazendo isso."[25]

De muitas maneiras, essa respiração ressonante ofereceu os mesmos benefícios que a meditação para pessoas que não queriam meditar. Ou yoga para pessoas que não gostam de sair do sofá. Ofereceu o toque curativo da oração para pessoas que não eram religiosas.

Importava se respirássemos a uma velocidade de seis ou cinco segundos ou se tínhamos meio segundo de folga? Não, desde que as respirações ficassem na faixa de 5,5.[26]

"Acreditamos que o rosário pode ter evoluído parcialmente porque foi sincronizado com os ritmos cardiovasculares inerentes (Mayer) e, portanto, dava uma sensação de bem-estar e talvez maior capacidade de resposta à mensagem religiosa", escreveram os pesquisadores da Universidade de Pavia. Em outras palavras, as meditações e dezenas de outras orações que foram desenvolvidas nos últimos milhares de anos não eram todas infundadas.

A oração cura, principalmente quando praticada a 5,5 respirações por minuto.

CAPÍTULO SEIS

MENOS

Poucos discordariam que nos tornamos uma cultura de comedores exagerados. Por volta de 1850 a 1960,[1] o índice de massa corporal médio americano (IMC), uma medida de gordura baseada na altura, estava entre 20 e 22. Isso é cerca de 72 quilos para uma pessoa de 1,80 metro. Hoje, o IMC médio é de 29, um salto de 38% em cinquenta anos. Uma pessoa de 1,80 metro agora pesa 97 quilos. Setenta por cento da população dos Estados Unidos é considerada acima do peso; uma em cada três pessoas é obesa. Não há dúvida de que estamos comendo mais do que no passado.

Os índices de respiração são muito mais difíceis de avaliar, porque há menos estudos e os resultados são inconsistentes. No entanto, uma revisão de vários estudos disponíveis oferece um cenário preocupante.[2]

Hoje, é considerado clinicamente normal algo entre doze e vinte respirações por minuto, com uma ingestão média de cerca de meio litro por respiração. Para aqueles com altos índices respiratórios, isso é quase o dobro do que antes.*

Uma coisa com a qual todos os pulmonautas, médicos ou independentes com quem conversei nos últimos anos concordaram é que, assim como nos tornamos uma cultura de comedores exagerados, também nos tornamos uma cultura de respiradores exagerados. A maioria de nós respira demais, e até um quarto da população moderna[3] sofre de excesso de respiração crônico mais sério.

---

* Veja estudos e outras referências em Notas, p. 268, nota nº 2.

A solução é fácil: *respire menos*. Mas isso é mais difícil do que parece. Ficamos condicionados a respirar demais, assim como fomos condicionados a comer demais. Com algum esforço e treinamento, no entanto, respirar menos pode se tornar um hábito inconsciente.

Os iogues indianos treinam a si mesmos para diminuir a quantidade de ar que aspiram em repouso. Os budistas tibetanos prescreviam instruções passo a passo para reduzir e acalmar a respiração de aspirantes a monges. Há dois mil anos, os médicos chineses[4] aconselhavam 13.500 respirações por dia, o que resulta em nove respirações e meia por minuto.[5] Eles provavelmente respiravam menos nessas poucas inspirações. No Japão, a lenda diz que os samurais testavam a prontidão de um soldado colocando uma pena sob as narinas enquanto ele inspirava e expirava. Se a pena se mexesse, o soldado seria dispensado.

Para deixar claro, respirar menos não é o mesmo que respirar devagar. Os pulmões adultos médios podem conter cerca de quatro a seis litros de ar. O que significa que, mesmo se praticarmos a respiração lenta a 5,5 respirações por minuto, ainda poderemos absorver facilmente o dobro do ar necessário.

A chave para a respiração ideal e todos os benefícios de saúde, resistência e longevidade que a acompanham é praticar menos inspirações e expirações em um volume menor. Respirar, mas *respirar menos*.

Com apenas quatro dias restantes no experimento de Stanford, eu estava colhendo os benefícios de diminuir minha frequência respiratória. Minha pressão arterial continuava caindo, minha variabilidade da frequência cardíaca continuava subindo e eu tinha muita energia e não sabia muito bem o que fazer com ela.

O tempo todo, Olsson continuou me incentivando a reduzir ainda mais a frequência respiratória. Ele falou sobre as maravilhas de respirar *muito menos* do que alguém normal. Seria um jejum respiratório. Olsson me alertou que ficar com fome de ar pode ser prejudicial caso se torne algo normal. Normalmente, devemos respirar o mais próximo possível das nossas necessidades. Mas desejar que o corpo respire *muito menos* tem alguns benefícios importantes. Às vezes, pode levar à euforia.

"Foi um sentimento melhor do que quando me casei, melhor do que quando meu primeiro filho nasceu", diz Olsson.

É manhã e estamos passando pelas vias cinzentas e irregulares da Rodovia 1. Estou ao volante e Olsson está ao meu lado no banco do passageiro, com um sorriso aberto, revivendo o momento de cinco anos atrás, quando ele viu Deus.

"Corri por mais ou menos uma hora, uns dez quilômetros, acho, cheguei em casa e me sentei na cadeira da sala de estar." Sua voz está um pouco ofegante, ele está quase rindo. "E tive uma dor de cabeça chata, uma *boa* dor de cabeça, e senti a paz e a unidade mais intensas do mundo..."

Hoje, nosso destino é o Golden Gate Park, que oferece quilômetros de pistas de corrida ininterruptas sob os dosséis de eucalipto, samambaias-da-tasmânia, ciprestes e sequoias. Como as trilhas são de terra, não há perigo de batermos a cabeça se ficarmos inconscientes, o que é um efeito colateral raro, mas real, do que vamos tentar.

Olsson defende muito essa abordagem. Ele e seus clientes relataram profundas melhorias na resistência e no bem-estar após algumas semanas de treinamento. No entanto, ouvi de muitas outras pessoas que isso poderia ser ruim e causar intensas dores de cabeça. Não era para amadores.

Saio com o carro da rodovia para uma rua de pista única e estaciono ao lado do Clube de Pesca Golden Gate. Uma manada de búfalos atrás de uma cerca de arame nos encara, entediada, enquanto Olsson e eu tiramos nossas jaquetas, tomamos alguns goles de água, trancamos o carro e partimos.

Eu odeio correr. Diferentemente de outras atividades físicas — especialmente esportes aquáticos, como surfar ou nadar —, sempre que eu corro tenho plena consciência do meu sofrimento, a cada segundo. Nunca senti aquela adrenalina de corredor. Mesmo assim, anos atrás, eu fazia corridas de seis quilômetros em dias alternados. Os benefícios da corrida eram óbvios: eu sempre me sentia ótimo... depois. Mas durante? Era péssimo.

Olsson queria me fazer mudar de ideia. Ele fazia jogging havia décadas e treinou dezenas de corredores. "A chave é encontrar um ritmo que funcione para você", aconselha ele enquanto seguimos para a sarça. "Você deve se desafiar, mas, ao mesmo tempo, não exagerar."

A trilha se divide, e seguimos o caminho menos percorrido. O sol brilha através das árvores altas, o cheiro de hortelã paira no ar e há o farfalhar de passos nas folhas secas. É legal.

"Ao se aquecer, comece a prolongar a expiração",[6] diz Olsson. Ele me preparou mais cedo para isso, então eu sei o que está por vir.

Cada inspiração deve levar cerca de três segundos, e cada expiração deve levar quatro. Continuaremos as mesmas inspirações breves enquanto aumentamos as expirações para uma contagem de cinco, seis e sete à medida que a corrida avança.

Expirações mais lentas e longas significam níveis mais altos de dióxido de carbono. Com esse bônus de dióxido de carbono, ganhamos uma resistência aeróbica mais alta. Essa medida de maior consumo de oxigênio, chamada VO_2 max, é a melhor medida da aptidão cardiorrespiratória. Treinar o corpo para respirar menos na verdade aumenta o VO_2 max,[7] que não só aumenta a resistência atlética, mas também nos ajuda a ter uma vida mais longa e saudável.

O criador do "menos é mais" foi um pulmonauta nascido em 1923 em uma fazenda nos arredores de Kiev, na Ucrânia. Seu nome era Konstantin Pavlovich Buteyko e ele passou a juventude examinando o mundo. Qualquer coisa, mesmo. Plantas, insetos, brinquedos, carros. Ele passou a ver o mundo como um mecanismo, e tudo dentro dele como uma coleção de peças que se encaixam para formar um todo maior. Quando era adolescente, Buteyko havia se tornado um mecânico brilhante, e passaria quatro anos na linha de frente na Segunda Guerra Mundial consertando carros, tanques e artilharia para o Exército soviético.

"Quando a guerra terminou, decidi começar a pesquisar a máquina mais complexa, o homem", explicou Buteyko. "Pensei que, se o conhecesse, seria capaz de diagnosticar suas doenças tão facilmente quanto diagnosticava distúrbios nas máquinas."[8]

Buteyko passou a frequentar o Primeiro Instituto de Medicina de Moscou, a escola de medicina mais prestigiada da União Soviética, formando-se com louvor em 1952. Durante as rondas de residência, notou que os pacientes em pior estado de saúde pareciam respirar demais. Quanto mais respiravam, pior ficavam, principalmente aqueles com hipertensão.

O próprio Buteyko sofria de pressão alta crônica, além de debilitantes dores de cabeça, estômago e coração. Ele havia tomado remédios sem sucesso. Quando tinha 29 anos, sua pressão arterial sistólica chegou a 212,[9] um número perigosamente alto. Os médicos deram a ele um ano de vida.

"É possível evitar o câncer com uma cirurgia", diria Buteyko mais tarde. "Mas você não pode evitar a hipertensão." O melhor que ele podia fazer por seus pacientes, e para si mesmo, era tentar anular os sintomas.

Segundo contam, numa noite de outubro, Buteyko estava sozinho em um quarto de hospital, olhando pela janela para o céu escuro de outono. Ele voltou o foco para o reflexo no vidro: um rosto magro e abatido, respirando ofegante pela boca aberta. Seus olhos percorreram a túnica branca que cobria seu peito, os ombros flexionando e se erguendo a cada inspiração e expiração. Essa era a mesma frequência respiratória que tinha visto em pacientes terminais. Buteyko não estava se exercitando. Ainda assim, estava respirando como se tivesse acabado de se exercitar.

Ele tentou um experimento. Começou a respirar menos, relaxar o peito e o estômago e a puxar o ar pelo nariz. Alguns minutos depois, as dores latejantes na cabeça, no estômago e no coração desapareceram. Buteyko voltou à respiração pesada que vinha praticando minutos antes. Em apenas cinco inspirações, a dor retornou.

E se a respiração excessiva não fosse o resultado de hipertensão e das dores de cabeça, mas sua causa?, perguntou-se. Doenças cardíacas, úlceras e inflamação crônica estavam todas ligadas a distúrbios na circulação, pH do sangue e metabolismo. Como respiramos afeta todas essas funções. Respirar apenas 20%, ou até 10% mais do que as necessidades do corpo, poderia sobrecarregar nosso organismo. Por fim, ele se enfraqueceria e falharia. Respirar demais deixava as pessoas doentes e as mantinha assim?

Buteyko foi caminhar. Na ala do tratamento de asma, encontrou um homem curvado, ofegando e lutando contra a asfixia. Buteyko se aproximou e mostrou a ele a técnica que estava usando em si mesmo. Após alguns minutos, o paciente se acalmou. Respirou fundo pelo nariz com cuidado e depois expirou calmamente. De repente, seu rosto ficou corado. O ataque de asma havia cessado.

De volta ao Golden Gate Park, Olsson e eu estamos correndo na trilha. A cena bucólica da luz solar e as árvores parecidas com as do filme *Avatar* se transformaram em uma confusão urbana de carrinhos de compras sem rodas e montes estranhos de papel higiênico. Percebemos que há um motivo para o caminho menos percorrido ser o menos percorrido. Assim, viramos à esquerda e voltamos para a rota costeira.

Passamos correndo por um velho hippie sentado no tronco de uma árvore tocando a música tema do programa *Jeopardy!* com uma trombeta em uma das mãos e lendo um livro velho e amassado com a outra. À sua frente, um homem impecavelmente vestido leva um cachorro cansado em um Mercedes 300SD e uma mulher com dreadlocks até a cintura e suspensórios passa zunindo em uma scooter elétrica. É uma cena típica de São Francisco. Olsson e eu nos encaixamos ali.

Estamos praticando uma versão extrema das técnicas que Buteyko usou em si mesmo e na ala de tratamento de asma: limitar nossas inspirações e estender as expirações muito além do que parece confortável ou até seguro. Estamos suando e com o rosto vermelho. Posso sentir meu pescoço inchando. Não estou exatamente sem fôlego, mas também não me sinto satisfeito. Mesmo quando tomo um pouco mais de ar, sinto que estou sendo levemente estrangulado.

O objetivo desse exercício não é infligir dor desnecessária. É deixar o corpo confortável com níveis mais altos de dióxido de carbono, para que inconscientemente respiremos menos durante as horas de descanso e na próxima vez que malharmos. Para liberar mais oxigênio, aumentar nossa resistência e melhorar todas as funções do nosso corpo.

"Tente estender a expiração ainda mais", diz Olsson enquanto puxa só um pouco de ar pelo nariz. "Expire o dobro do tempo para cada inspiração, três vezes." Por um momento, sinto que vou vomitar.

"Sim!", diz ele. "Ainda mais devagar, ainda mais!"

No fim da década de 1950, Buteyko deixou os hospitais de Moscou e seguiu para Akademgorodok,[10] uma cidade acadêmica formada por um conjunto de 35 instalações de blocos de concreto, localizadas no centro da Sibéria. A localização distante era proposital. Nos últimos anos, o governo soviético enviou dezenas de milhares dos melhores engenheiros espaciais, químicos, físicos e outros para viverem em segredo entre os laboratórios. O trabalho deles era desenvolver tecnologias de ponta destinadas a garantir o domínio da União Soviética. De muitas maneiras, era um Vale do Silício soviético, mas sem os coletes de lã, kombucha, sol, Teslas e liberdades civis.

Buteyko havia se mudado para lá a pedido da Academia de Ciências Médicas da União Soviética, o equivalente soviético aos Centros de Controle e Prevenção de Doenças. Depois de sua epifania na ala de tratamento de asma, examinou documentos de pesquisa e analisou centenas de pacientes. Ele havia se convencido de que respirar demais era o grande causador de várias doenças crônicas. Como Bohr e Henderson, Buteyko estava fascinado com o dióxido de carbono, e também acreditava que aumentar esse gás respirando menos poderia não apenas nos manter em forma e saudáveis. Também poderia nos curar.

Em Akademgorodok, ele decidiu realizar os experimentos respiratórios mais exaustivos que a ciência já havia tentado. Reuniu uma equipe de mais de duzentos pesquisadores e assistentes em um hospital da cidade, o Laboratório de Diagnóstico Funcional.[11] Os participantes entravam e se deitavam em uma maca espremida entre pilhas de máquinas.

Os flebotomistas ligavam os cateteres nas veias, enquanto outros pesquisadores prendiam mangueiras nas gargantas e eletrodos ao redor do coração e da cabeça. Enquanto os sujeitos inspiravam e expiravam, um computador primitivo registrava cem mil bits de dados por hora.

Doentes e saudáveis, jovens e idosos... Mais de mil deles iam ao laboratório de Buteyko. Os pacientes com asma, hipertensão e outras doenças respiravam da mesma forma: *demais*. Eles geralmente inspiravam e expiravam pela boca, puxando quinze litros ou mais de ar por minuto. Alguns respiravam tão alto que eram ouvidos a alguns metros de distância. As leituras mostraram que eles tinham bastante oxigênio no sangue, mas muito menos dióxido de carbono, cerca de 4%. Os batimentos cardíacos em repouso eram de até noventa batimentos por minuto.

Os pacientes mais saudáveis também respiravam da mesma forma: *menos*. Inspiravam e expiravam cerca de dez vezes por minuto, absorvendo um total de cinco a seis litros de ar. Seus pulsos em repouso variaram entre 48 e 55, e eles tinham cerca de 50% mais dióxido de carbono em sua respiração expirada.[12]

Buteyko desenvolveu um protocolo[13] baseado nos hábitos respiratórios desses pacientes mais saudáveis, que mais tarde chamaria de Eliminação Voluntária da Respiração Profunda. As técnicas eram muitas e variavam, mas o objetivo de cada uma delas era treinar os pacientes a respirar sempre o mais próximo possível de suas necessidades metabólicas, o que quase sempre significava *absorver menos ar*. Para Buteyko, não fazia tanta diferença quantas respirações fazemos por minuto, desde que não respirássemos mais do que seis litros por minuto em repouso.

Dentro de algumas sessões de prática dessas técnicas, os pacientes relataram formigamento e calor nas mãos e nos pés. Os batimentos cardíacos diminuíam e se estabilizavam. A hipertensão e as enxaquecas que debilitaram tantas dessas pessoas começaram a desaparecer. Aqueles que já tinham boa saúde se sentiam ainda melhores. Os atletas afirmaram ter tido grandes ganhos no desempenho.

Por volta dessa época, a alguns milhares de quilômetros a oeste, na cidade industrial de Zlín, na Tchecoslováquia, um corredor desajeitado de 1,98 metro chamado Emil Zátopek estava experimentando as próprias técnicas de restrição da respiração.

Zátopek nunca quis se tornar um corredor. Quando o gerente da fábrica de calçados onde ele trabalhava o inscreveu para uma corrida local, ele tentou recusar. Zátopek alegou que não estava apto, que não tinha interesse, que nunca tinha participado de uma competição. Mas ele competiu assim mesmo e... ficou em segundo lugar entre cem competidores. Zátopek viu um futuro melhor para si mesmo na corrida e começou a levar o esporte mais a sério. Quatro anos depois, quebrou os recordes nacionais tchecos nos dois mil, três mil e cinco mil metros.

Zátopek desenvolveu[14] os próprios métodos de treinamento para sair em vantagem. Ele correu o mais rápido que pôde prendendo a respiração, respirou e fez tudo de novo. Era uma versão extrema dos métodos de Buteyko, mas Zátopek não a chamou de Eliminação Voluntária da Respiração Profunda. Ninguém fez isso. Ficaria conhecido como treinamento de hipoventilação. *Hipo*, que vem do grego para "sub" (como em agulha hipodérmica), é o oposto de *hiper*, que significa "além". O conceito de treinamento para hipoventilação era respirar menos.

Ao longo dos anos, a abordagem de Zátopek foi amplamente zombada e ridicularizada,[15] mas ele ignorou os críticos. Nas Olimpíadas de 1952, o corredor ganhou ouro nos cinco mil e dez mil metros. Na esteira de seu sucesso, decidiu competir na maratona, um evento para o qual não havia treinado. E ele conquistou mais um ouro. Zátopek conquistaria dezoito recordes mundiais, quatro medalhas de ouro olímpicas e uma de prata em sua carreira. Mais tarde, seria nomeado[16] o "maior corredor de todos os tempos" pela revista *Runner's World*. "Ele faz tudo errado, exceto vencer", disse Larry Snyder, treinador de atletismo do estado de Ohio na época.

O treinamento para hipoventilação não se tornou exatamente popular depois de Zátopek. O rosto angustiado, os dentes rangendo e os olhos caídos, como Jesus em um quadro de Matthias Grünewald, tornaram-se sua marca registrada quando ele cruzava a linha de chegada, geralmente em primeiro lugar. Ele parecia um bagaço, e a maioria dos atletas não queria isso.

Então, décadas depois, nos anos 1970, um técnico americano de natação chamado James Counsilman redescobriu o treinamento de Zátopek. Counsilman ficou conhecido por suas técnicas de treinamento baseadas em "mágoa, dor e agonia",[17] e a hipoventilação se encaixava perfeitamente.

Nadadores competitivos costumam dar duas ou três braçadas antes de virar a cabeça para o lado e inspirar. Counsilman treinou sua equipe para prender a respiração por até nove braçadas. Ele acreditava que, com o tempo, os nadadores utilizariam o oxigênio com mais eficiência e nadariam mais rápido.[18] De certa forma, era a eliminação voluntária da respiração profunda de Buteyko e a hipoventilação de Zátopek, mas debaixo d'água. Counsilman a usou para treinar a equipe de natação masculina dos Estados Unidos para as Olimpíadas de Montreal.[19] Eles ganharam treze medalhas de ouro, catorze de prata e sete de bronze, e estabeleceram recordes mundiais em onze eventos. Foi o melhor desempenho de uma equipe olímpica de natação dos Estados Unidos na história.[20]

O treinamento para hipoventilação voltou a perder popularidade depois que vários estudos nas décadas de 1980 e 1990 argumentaram que tinha pouco ou nenhum impacto no desempenho e na resistência. O que quer que esses atletas estivessem ganhando, relataram os pesquisadores, devia ser baseado em um forte efeito placebo.

No início dos anos 2000, o dr. Xavier Woorons, um fisiologista francês da Paris 13 University, encontrou uma falha nesses estudos. Os cientistas críticos da técnica haviam medido tudo errado. Estavam observando atletas prendendo a respiração com os pulmões cheios, e todo esse ar extra nos pulmões dificultava aos atletas entrar em um profundo estado de hipoventilação.

Woorons repetiu os testes, mas dessa vez os sujeitos praticaram a técnica meio-cheia, que é como Buteyko treinou seus pacientes e provavelmente como Counsilman treinou seus nadadores. Respirar menos oferecia enormes benefícios. Se os atletas fizessem isso por várias semanas, seus músculos se adaptariam para tolerar mais acúmulo de lactato, o que permitia que seus corpos conseguissem mais energia durante estados de forte estresse anaeróbico e treinassem mais e mais. Outros relatos mostraram que o treinamento em hipoventilação proporcionou um aumento nos glóbulos vermelhos,[21] permitindo que os atletas transportassem mais oxigênio e produzissem mais energia a cada respiração. Respirar *bem menos*[22] fornecia os benefícios do treinamento em altitude, a 6.500 pés, mas poderia acontecer no nível do mar ou em qualquer outro lugar.

Ao longo dos anos, esse estilo de restrição da respiração recebeu muitos nomes — hipoventilação, treinamento hipóxico, técnica Buteyko e o inútil termo técnico "treinamento da hipóxia normobárica". Os resultados foram os mesmos: um aumento profundo no desempenho.* Não apenas para atletas de elite, mas para todos.

Apenas algumas semanas[23] do treinamento aumentaram significativamente a resistência, reduziram a "gordura no tronco", melhoraram a função cardiovascular e aumentaram a massa muscular em comparação com o exercício de respiração normal. Essa lista não termina.[24]

O argumento é que a hipoventilação funciona. Ajuda a treinar o corpo para fazer mais com menos. Mas isso não significa que seja agradável.

Olsson e eu emergimos da obscura tranquilidade do Golden Gate Park, parando para enfrentar o oceano Pacífico assolado pelo vento. Tínhamos corrido apenas alguns quilômetros, inspirando rápido e expirando longamente, contando cerca de sete respirações e tentando manter os pulmões cheios pela metade.[25] Quero acreditar que esse treinamento

---

* Mais recentemente, Sanya Richards-Ross, velocista jamaicano-americana, usou as técnicas de Buteyko e levou três medalhas de ouro olímpicas no revezamento 4×400 metros (em 2004, 2008 e 2012) e ouro nos quatrocentos metros, em 2012. Ela se classificou como a melhor corredora de quatrocentos metros do mundo por uma década. Tornaram-se lendárias as fotos de Richards-Ross com a boca fechada e um olhar plácido enquanto arrasava na competição, deixando todos de queixo caído.

pode estar me ajudando, pois ajudou Zátopek, nadadores de Counsilman, corredores de Wooron e todos os outros, mas os últimos minutos foram um desafio. Meia hora depois, estou começando a me ressentir das minhas escolhas de vida. O que me levou a buscar tópicos de pesquisa como mergulho livre, eliminação voluntária da respiração profunda e terapia de hipoventilação, os quais exigem que eu prenda a respiração e torture meus pulmões por tantas horas do dia?

"O segredo é encontrar um ritmo que funcione para você", continua Olsson. O ritmo definitivamente *não* está funcionando. Volto à minha prática mais manejável, inspirando por duas etapas e expirando por cinco, um padrão que os ciclistas competitivos usam. Isso não é confortável, mas é tolerável.

Corremos pelo asfalto rachado de um estacionamento à beira-mar, passando por alguns trailers enferrujados e pulando embalagens de preservativos e latas amassadas de cerveja antes de voltar para a rodovia. Minutos depois, estamos de volta à quietude do parque, trilhando um caminho de terra sob um bosque de árvores ao longo de uma lagoa escura cheia de patos.

É quando começo a sentir um calor intenso na parte de trás do pescoço e minha visão embaça. Ainda estou correndo, expirando respirações longas, mas parece que estou, ao mesmo tempo, pulando de cabeça em um líquido quente e espesso. Corro um pouco mais, respiro um pouco menos e sinto um calor escorrer pelos dedos das mãos e dos pés, pelos braços e pelas pernas. Parece ótimo. O calor sobe para o meu rosto e envolve o topo da minha cabeça.

Essa deve ser a "boa dor de cabeça" sobre a qual Olsson tinha falado, do aumento do dióxido de carbono e o deslocamento do oxigênio da hemoglobina para as células famintas, dos vasos do cérebro e do corpo em expansão, tão ingurgitados de sangue fresco que estão enviando sinais de dor ao meu sistema nervoso.

Quando parece que estou prestes a alcançar algum tipo de crescimento existencial, a pequena trilha se amplia e os búfalos entediados reaparecem, farfalhando atrás de uma cerca de arame. A metros de distância, vejo o Clube de Pesca Golden Gate. Meu carro está ao lado, e nós terminamos.

Não tivemos nenhuma grande epifania sobre a vida enquanto dirigíamos para casa. Não posso dizer que estou me sentindo eufórico, mas tudo bem. Minha pequena corrida provou que há muito a ganhar com essa abordagem do *menos*. Ao mesmo tempo, esse treinamento extremo só seria útil para aqueles dispostos a suportar horas de sofrimento suando e com o rosto vermelho.

A respiração saudável não deveria dar tanto trabalho. Buteyko sabia disso e raramente prescrevia métodos brutais a seus pacientes. Afinal, ele não estava interessado em treinar atletas de elite para ganhar medalhas de ouro. Ele queria salvar vidas. Queria ensinar técnicas para respirar *menos* que poderiam ser praticadas por todos, independentemente de seu estado de saúde, idade ou condicionamento físico.

Ao longo de sua carreira, Buteyko foi censurado por autoridades médicas. Ele foi fisicamente atacado e, a certa altura, teve seu laboratório destruído. Mas perseverou. Na década de 1980, publicou mais de cinquenta artigos científicos[26] e o Ministério da Saúde soviético reconheceu suas técnicas como eficazes. Só na Rússia, duzentas mil pessoas haviam aprendido seus métodos. Segundo várias fontes, Buteyko já foi convidado para ir à Inglaterra se encontrar com o príncipe Charles, que sofria de dificuldades respiratórias provocadas por alergias. Buteyko prestou serviço ao príncipe e ajudou a curar mais de 80% de seus pacientes que sofriam de hipertensão, artrite e outras doenças.

A eliminação voluntária da respiração profunda foi especialmente eficaz no tratamento de doenças respiratórias. E pareceu um tratamento milagroso para a asma.

Nas décadas desde que Buteyko começou a treinar pacientes para respirar menos, a asma se tornou uma epidemia global. Atualmente, quase 25 milhões de americanos[27] sofrem com isso, número que representa cerca de 8% da população. Isso significa que o número de pessoas com asma quadruplicou[28] desde a década de 1980. A doença é a principal causa de idas ao pronto-socorro, de hospitalizações e dias de aula perdidos para as crianças. E, embora seja considerada controlável, é incurável.

A asma é uma sensibilidade do sistema imunológico que provoca constrição e espasmos nas vias aéreas. Poluentes, poeira, infecções virais, ar frio[29] e muitos outros fatores podem levar a ataques. Mas a asma também pode ser provocada pelo excesso de respiração,[30] e é por isso que, durante o esforço físico, é tão comum uma condição chamada asma induzida por exercício,[31] que afeta cerca de 15% da população e até 40% dos atletas. Em repouso ou durante o exercício, os asmáticos como um todo tendem a respirar mais — às vezes muito mais — do que aqueles sem asma. Quando um ataque começa, as coisas vão de mal a pior. O ar fica preso nos pulmões e as passagens se contraem, o que dificulta a entrada e a saída de ar. Ou seja: mais respiração, mas também mais sensação de falta de ar, mais constrição, mais pânico e mais estresse.

O mercado anual mundial[32] de terapias para a asma é de vinte bilhões de dólares, e os medicamentos costumam funcionar tão bem que podem parecer quase uma cura. Mas esses medicamentos, em particular os esteroides orais, podem ter efeitos colaterais terríveis após vários anos, incluindo deterioração da função pulmonar, piora dos sintomas de asma,[33] cegueira e aumento do risco de morte. Milhões de pessoas com asma já sabem disso e estão enfrentando esses problemas. Muitos deles se treinaram para respirar menos e relataram melhorias dramáticas.

Por vários meses antes do experimento de Stanford, entrevistei praticantes de Buteyko e coletei suas histórias.

Um deles era David Wiebe,[34] um *luthier* de violoncelo e violino de 58 anos nascido em Woodstock, Nova York, sobre quem eu tinha lido no *The New York Times*. Wiebe sofria de asma grave desde os dez anos. Ele usava broncodilatadores até vinte vezes por dia, juntamente com esteroides, em um esforço para controlar a doença. Seu corpo se tornou tolerante às drogas, o que significava que Wiebe tinha que aumentar a dose. Após décadas de uso constante, os esteroides enfraqueceram sua visão, um problema chamado degeneração macular. Se continuasse a tomá-los, Wiebe ficaria cego. Se parasse de tomá-los, não seria capaz de respirar e poderia morrer de um ataque de asma.

Três meses depois de aprender a respirar *menos*, Wiebe não usava o inalador mais do que uma vez por dia. Ele parou completamente com os esteroides. Alegava sentir poucos sintomas de asma. Pela primeira vez em cinco décadas, conseguia respirar com calma. Até o pneumologista de Wiebe ficou impressionado, confirmando que houve uma melhora acentuada na asma dele e em sua saúde em geral.[35]

Havia outros casos parecidos. Como o diretor de informações da Universidade de Illinois em Urbana-Champaign, que sofreu de asma debilitante por toda a vida adulta. Como Wiebe, ele relatou poucos sintomas de asma algumas semanas depois de se treinar para respirar menos. “Sou um novo homem”, escreveu. Outro caso: uma mulher de setenta anos, com quem eu passei uma hora em um café, sofrera de asma paralisante nas últimas seis décadas. Ela mal conseguia andar alguns quarteirões sem sofrer um ataque. Depois de alguns meses respirando menos, passou a caminhar por horas todos os dias e estava organizando uma viagem para o México. “É um milagre”, disse ela. Havia o caso de uma mãe do Kentucky que enfrentou problemas respiratórios tão horrendos que cogitou se suicidar. Também havia casos de atletas olímpicos, como Ramon Andersson, Matthew Dunn e Sanya Richards-Ross,[36] que usavam métodos para respirar *menos*. Todos alegaram ter ganhado um impulso no desempenho e atenuaram os sintomas de problemas respiratórios simplesmente ao diminuir o volume de ar nos pulmões e aumentar o dióxido de carbono no corpo.

A validação científica mais convincente de que respirar menos pode ajudar no tratamento da asma ocorreu por meio da dra. Alicia Meuret, diretora do Centro de Pesquisa em Ansiedade e Depressão da Southern Methodist University em Dallas. Em 2014, Meuret e uma equipe de pesquisadores reuniram 120 portadores de asma selecionados aleatoriamente, mediram suas funções pulmonares, tamanho dos pulmões e gases no sangue e, em seguida, deram a eles um capnômetro portátil, que rastreou o dióxido de carbono na respiração expirada.

Durante quatro semanas, os asmáticos carregaram o dispositivo e praticaram exercícios para respirar menos a fim de manter os níveis de dióxido de carbono saudáveis, na faixa de 5,5%. Se os níveis diminuíssem, os pacientes respirariam menos até os níveis de dióxido de carbono voltarem a subir. Um mês depois, 80% dos asmáticos haviam aumentado o nível de dióxido de carbono em repouso e sofrido menos ataques de asma. Estavam com melhor função pulmonar e tinham dilatado as vias aéreas. Todos respiravam melhor.[37] Os sintomas da asma tinham desaparecido ou diminuído acentuadamente.

"Quando as pessoas hiperventilam, há algo muito estranho acontecendo",[38] escreveu Meuret. "Essencialmente, elas estão respirando muito ar. Mas a sensação é de falta de ar, asfixia, como se não estivessem recebendo ar suficiente. É quase como um erro biológico do sistema." Permitir que o corpo respire menos ar parecia corrigir esse erro do sistema.

Em 2003, aos oitenta anos, no final de sua carreira e da vida, Buteyko se tornaria um pouco místico. Ele mal dormia e afirmou que suas técnicas não só curavam doenças, mas também promoviam intuição e outras formas de percepção extrassensorial. Ele estava convencido de que doenças cardíacas, hemorroidas, gota, câncer e mais de cem outras doenças eram todas causadas pela deficiência de dióxido de carbono provocada pelo excesso de respiração. Ele até considerou que os ataques de asma não eram tanto um problema, um "mau funcionamento do sistema", mas uma ação compensatória. Aquela constrição das vias aéreas, chiado e falta de ar eram o reflexo natural do corpo para respirar cada vez mais devagar.

Por essas e outras razões, Buteyko e seus métodos foram amplamente descartados pela comunidade médica atual e considerados pseudociência. No entanto, algumas dezenas de pesquisadores, nas últimas décadas, tentaram obter algum tipo de validação científica real sobre os efeitos restauradores de respirar menos. Um estudo realizado no Hospital Mater, em Brisbane, na Austrália, concluiu que, quando adultos asmáticos seguiam os métodos de Buteyko e diminuíam a ingestão de ar em um terço, os sintomas de falta de ar diminuíam em 70% e a necessidade de medicamentos diminuía em cerca de 90%. Meia dúzia de outros ensaios clínicos[39] mostrou resultados semelhantes. Enquanto isso, o método Papworth, uma técnica desenvolvida em um hospital inglês na década de 1960 para respirar menos, também demonstrou reduzir em um terço os sintomas da asma.*

Ainda assim, ninguém parece saber exatamente *por que* respirar menos tem sido tão eficaz no tratamento da asma e de outras doenças respiratórias. Não se sabe exatamente como isso funciona. No entanto, existem várias teorias.

"É uma deficiência no organismo que causa sintomas", disse Ira Packman, plantonista e ex-médico especialista do Departamento de Seguros da Pensilvânia que superou sua asma debilitante ao respirar menos. "Substitua o elemento deficiente e o paciente melhora."

Packman explicou que o excesso de respiração pode ter outros efeitos mais profundos no corpo, além da função pulmonar e das vias aéreas contraídas. Quando respiramos demais, expelimos muito dióxido de carbono e o pH do sangue aumenta e se torna mais alcalino. Por outro lado, quando respiramos mais devagar e retemos mais dióxido de carbono, o pH diminui e o sangue se torna mais ácido. Quase todas as funções celulares do corpo ocorrem a um pH sanguíneo de 7,4, nosso ponto ideal entre alcalinos e ácidos.

Quando nos afastamos disso, o corpo fará o que puder para nos levar de volta para esse pH ideal. Os rins, por exemplo, responderão à respiração excessiva com um "buffer",** processo no qual um composto

---

* A principal queixa é que os estudos de Buteyko sobre a respiração eram breves, poucos e, segundo alguns críticos, feitos fora do rigoroso protocolo científico. Seja como for, em 2014, a Global Initiative for Asthma, uma colaboração entre a Organização Mundial da Saúde, o Instituto Nacional do Coração, Pulmão e Sangue e os Institutos Nacionais de Saúde, atribuiu a Buteyko uma classificação "A" (posteriormente revisada e reclassificado como "B") por apoiar evidências.

** Células também fazem buffer. Sempre que há uma diminuição na circulação ou oxigênio, as células produzem energia (ATP) anaerobicamente. Esse processo cria um "microambiente" mais ácido, no qual o oxigênio pode ser desassociado da hemoglobina mais facilmente. Nisso, a respiração excessiva crônica não criará "hipóxia" nos tecidos. Muitos seguidores de Buteyko se enganam. O dano real causado pelo excesso de respiração[40] provém da energia constante que o corpo tem que gastar para executar mais células anaerobicamente e amortecer constantemente as deficiências de dióxido de carbono.

alcalino chamado bicarbonato é liberado na urina. Com menos bicarbonato no sangue, o pH volta ao normal, mesmo se continuarmos a ofegar. É como se nada tivesse acontecido.

O problema com esse buffer é que ele serve como uma correção temporária. Semanas, meses ou anos[41] de respiração excessiva, e esse constante buffer do rim esgotará os minerais essenciais do corpo. Isso ocorre porque, à medida que o bicarbonato sai do corpo, ele leva magnésio, fósforo, potássio e muito mais. Sem reservas saudáveis desses minerais, nada funciona direito. O resultado? Mau funcionamento dos nervos, espasmo dos músculos lisos e células que não conseguem gerar energia com eficiência. Respirar se torna ainda mais difícil.[42] Essa é uma das razões pelas quais os asmáticos e outras pessoas com problemas respiratórios crônicos recebem a prescrição de suplementos, como magnésio, para evitar novos ataques.[43]

O buffer constante também enfraquece os ossos, que tentam compensar isso dissolvendo seus estoques minerais de volta à corrente sanguínea. (Sim, é possível causar osteoporose e aumentar o risco de fraturas ósseas.) Essa interminável quantidade de desequilíbrios e compensações, deficiências e tensão acabará esgotando o corpo.

Packman foi rápido em ressaltar que nem todos os pacientes com doenças respiratórias e outras pessoas doentes têm um problema de deficiência de dióxido de carbono. As com enfisema, por exemplo, podem ter níveis perigosamente altos de dióxido de carbono, já que têm muito ar velho preso dentro de si. Outras podem ter níveis de gases sanguíneos e de pH completamente normais. Para Packman, tais críticas fogem do assunto principal.

Todas essas pessoas têm um *problema respiratório.* Elas estão estressadas, inflamadas, congestionadas e lutam para levar o ar para dentro e para fora dos pulmões. A questão é: técnicas lentas, calmas, são muito eficazes para curar esses problemas respiratórios.

Durante os vários meses que antecederam o experimento de Stanford, visitei vários professores defensores de Buteyko, além de seguidores da técnica de respirar menos. Eles me contaram a mesma história, de terem sofrido com alguma doença respiratória crônica que nenhum medicamento, cirurgia ou terapia médica conseguia corrigir. De terem "se curado" com nada mais do que respirar menos. As técnicas que usavam variavam, mas todas circulavam em torno da mesma premissa: prolongar o tempo entre inspirações e expirações. Quanto menos se respira, mais se absorve o toque caloroso da eficiência respiratória... e mais longe um corpo pode ir.

Isso não deveria ser uma surpresa. A natureza funciona em ordens de magnitude. Mamíferos com os batimentos cardíacos mais baixos e em repouso vivem mais tempo. E não é por acaso que são consistentemente os mesmos mamíferos que respiram mais devagar. A única maneira de manter um ritmo cardíaco lento em repouso é com respirações lentas. Isso é verdade tanto para babuínos e bisões quanto para baleias-azuis e para nós.

"A vida do iogue não é medida pelo número de dias, mas pelo número de suas respirações",[44] escreveu BKS Iyengar, um professor de yoga indiano que passou anos na cama quando criança até aprender a praticar a yoga e respirar para recuperar a saúde. Ele morreu em 2014, aos 95 anos.

Eu ouvi Olsson dizer isso várias vezes durante nossos primeiros bate-papos pelo Skype e novamente durante o experimento de Stanford. Li sobre isso na pesquisa de Stough. Buteyko, católicos, budistas, hindus e sobreviventes do 11 de Setembro também estavam cientes disso. De várias maneiras, em momentos diferentes da história humana, todos esses pulmonautas descobriram a mesma coisa: a quantidade ideal de ar que devemos respirar por minuto é de 5,5 litros. O índice ideal de respiração é de cerca de 5,5 respirações por minuto. São inspirações de 5,5 segundos e expirações de 5,5 segundos. Essa é a respiração perfeita.

Asmáticos, pessoas com enfisema, atletas olímpicos e quase qualquer pessoa, em qualquer lugar, podem se beneficiar dessa respiração por alguns minutos por dia, por muito mais tempo, se possível: inspirar e expirar de uma maneira que alimente nosso corpo com a quantidade certa de ar, na hora certa, para executar nossas ações com capacidade máxima.

Para continuar respirando, *menos*.

CAPÍTULO SETE

MASTIGAR

É o décimo nono dia do experimento de Stanford. Mais uma vez, Olsson e eu estamos sentados lado a lado à mesa da sala de jantar, no meio do nosso laboratório em casa. O lugar está um chiqueiro. Paramos de nos importar. Estamos a poucas horas de tudo acabar.

Estou sentado com o mesmo termômetro e sensor de óxido nítrico na boca e o mesmo manguito de pressão arterial em volta do bíceps. Olsson usa a mesma máscara facial em volta da cabeça, o mesmo sensor de eletrocardiograma na orelha. Ele está com os mesmos chinelos também.

Fizemos essa rotina sessenta vezes nas últimas três semanas. Tudo teria sido insuportável se não fosse a energia crescente, a clareza mental e o bem-estar geral que sentimos, melhorias vastas e repentinas que ocorreram no minuto em que paramos de respirar pela boca.

Ontem à noite, Olsson roncou por três minutos enquanto eu cheguei a seis, uma queda de 4.000% em relação há dez dias. Nossa apneia do sono, que desapareceu na primeira noite de respiração nasal, continua inexistente. Minha pressão arterial hoje de manhã estava vinte pontos mais baixa que o seu ponto mais alto no início do experimento. Em média, caiu dez pontos. Meus níveis de dióxido de carbono aumentaram consistentemente e estavam se aproximando da marca de "super-resistência" compartilhada pelos seguidores mais saudáveis de Buteyko. Olsson também mostrou melhorias semelhantes. Fizemos tudo respirando pelo nariz, lentamente e menos, com a expiração completa.

"Acabou!", declara Olsson, com o mesmo sorriso no rosto. Ele caminha pelo corredor uma última vez e volta pela rua. E, uma última vez, fico sozinho na desordem, onde janto a mesma coisa de sempre.

A última ceia: uma tigela de macarrão, sobra de espinafre, alguns croutons encharcados. Sento-me à mesa da cozinha em frente à mesma pilha do *New York Times* de domingo, espalho um pouco de azeite e sal na tigela e dou uma garfada. Depois de mastigar algumas vezes, engulo.

Por mais aleatório que possa parecer, esse ato comum — alguns segundos de mastigação suave — foi o que me levou a escrever este livro. Foi o que me inspirou a transformar o simples hobby de investigar o que aconteceu comigo naquela casa vitoriana, há uma década, em uma busca em tempo integral para descobrir a arte e a ciência perdidas da respiração.

No início deste livro, comecei a explicar por que os humanos têm tanta dificuldade em respirar, como todo aquele amaciamento e cozimento dos alimentos acabaram levando à obstrução das vias aéreas. Mas as mudanças que ocorreram em nossa cabeça e em nossas vias aéreas há tantos anos foram apenas uma pequena parte de como chegamos aqui. Há uma história muito mais profunda em nossa origem, que é mais estranha e mais selvagem do que qualquer coisa que eu havia previsto quando comecei.

Assim, no fim do experimento de Stanford, parece apropriado começar de novo, retomando de onde paramos: no início da civilização humana.

Doze mil anos atrás,[1] os seres humanos no sudoeste da Ásia e no Crescente Fértil no Mediterrâneo Oriental pararam de caçar e colher raízes e vegetais silvestres, como haviam feito por centenas de milhares de anos. E começaram a cultivar sua comida. Essas foram as primeiras culturas agrícolas e, nessas comunidades primitivas, os seres humanos sofreram os primeiros casos generalizados de dentes tortos e bocas deformadas.[2]

Não foi terrível no começo. Enquanto uma cultura agrícola era atormentada por deformidades faciais e da boca, outra, a centenas de quilômetros de distância, parecia não sofrer. Os dentes tortos e todos os problemas respiratórios que os acompanham pareciam totalmente aleatórios.

Então, cerca de trezentos anos atrás, essas doenças se tornaram virais. De repente, grande parte da população mundial começou a sofrer. A boca encolheu, o rosto ficou mais achatado e os seios da face se entupiram.

As mudanças morfológicas que ocorreram na cabeça humana até aquele momento — a diminuição da laringe que entupia nossa garganta, a expansão do cérebro que alongava nosso rosto — eram desprezíveis em comparação a essa mudança repentina. Nossos ancestrais se adaptaram muito bem a essas mudanças graduais.

Mas as mudanças desencadeadas pela rápida industrialização de alimentos foram severamente prejudiciais. Em apenas algumas gerações com essa dieta, os humanos modernos se tornaram os piores respiradores na história dos *Homo*, os piores respiradores no reino animal.

Tive dificuldade em entender isso da primeira vez em que deparei com essa informação. Por que não fui informado sobre isso na escola? Por que tantos médicos, dentistas e pneumologistas do sono que entrevistei não conheciam essa história?

Porque, como eu descobri mais tarde, essa pesquisa não estava acontecendo nos corredores da medicina. Estava acontecendo em cemitérios antigos. Antropólogos me avisaram que, se eu realmente queria entender como uma mudança tão repentina e dramática poderia acontecer conosco, precisava sair dos laboratórios e entrar em campo. Eu precisava ver alguns dos pacientes zero do humano moderno obstruído, o ponto de virada quando nosso rosto alimentado pela agricultura se desfez em grande escala. Eu precisava colocar as mãos em alguns crânios.

Eu ainda não tinha sido apresentado a Marianna Evans, então não sabia que a coleção Morton existia. Por isso, liguei para alguns amigos. Um deles me contou que eu conseguiria um grande número de espécimes de cem anos se fosse para Paris e esperasse ao lado de um conjunto de latas de lixo ao longo da rue Bonaparte. Alguém estaria me esperando lá na terça, às sete da noite.

"Por aqui", disse a líder. A porta de aço enferrujada atrás de nós rangeu e guinchou, e o feixe de luz da rua ficou mais fino, até que não houvesse mais luz. Uma das guias acendeu uma lanterna de alta potência, enquanto as outras duas, que seguravam suas mochilas, desceram os primeiros degraus de pedra de uma escada em espiral que levava à verdadeira escuridão.

Os mortos estavam lá embaixo.[3] Seis milhões deles, espalhados em um labirinto de salões, barracas, catedrais, ossuários, rios negros e salas de jogos bilionárias. Havia o crânio de Charles Perrault, autor de *A Bela Adormecida* e de *Cinderela*. Um pouco mais para dentro estavam os fêmures de Antoine Lavoisier, o pai da química moderna, e as costelas de Jean-Paul Marat, o líder assassinado da Revolução Francesa e tema da pintura mais sombria de Jacques-Louis David. Todos esses crânios, todos esses ossos e milhões de outros, alguns datados de mil anos, estavam ali, acumulando poeira em silêncio debaixo do Jardim de Luxemburgo.

Liderando a expedição estava uma mulher de trinta e poucos anos com uma juba vermelha que pendia sobre uma jaqueta de camuflagem desbotada. Ela vinha seguida por outra mulher, que vestia um terninho vermelho, e por uma terceira em um casaco azul fluorescente. Elas usavam botas até os joelhos e mochilas estofadas e pareciam parte de mais um *remake* de *Caça-Fantasmas*. Eu não sabia o verdadeiro nome delas, e me pediram que não perguntasse. Elas preferiam permanecer anônimas.

Ao pé da escada havia um túnel feito de paredes de pedra calcária. À medida que avançávamos, as paredes ficavam um pouco mais apertadas, terminando em um formato hexagonal — estreito nos pés, largo nos ombros e estreito novamente no topo. O túnel havia sido construído dessa maneira para garantir eficiência, possibilitando que os antigos mineiros de calcário andassem em fila única no menor espaço possível. Mas o resultado curioso foi que os corredores tinham o formato de caixão. O que era adequado, já que havíamos entrado em um dos maiores cemitérios da Terra.[4]

Por mil anos, os parisienses enterraram seus mortos no centro da cidade, principalmente em um terreno que ficou conhecido como Cemitério dos Inocentes. Após centenas de anos de uso, o cemitério ficou superlotado e os mortos foram empilhados em armazéns uns sobre os outros. Esses armazéns também ficaram superlotados, até as paredes desabarem e corpos em decomposição se espalharem pelas ruas da cidade. Sem ter onde colocar os mortos, as autoridades parisienses instruíram os mineradores de calcário a despejá-los em vagões e levá-los para as pedreiras de Paris. Quando novas pedreiras de calcário foram escavadas para construir o Arco do Triunfo, o Louvre e outros grandes edifícios, mais corpos foram para o subsolo. Na virada do século XX, havia mais de 270 quilômetros de túneis de pedreiras cheios de milhões de esqueletos.

A cidade de Paris oferecia um passeio guiado pelas pedreiras chamado Catacumbas de Paris, mas isso cobria apenas uma pequena porção delas. Eu vim aqui para ver os outros 99%, onde não havia turistas, placas descritivas, cordas, luzes ou regras. Onde nada era proibido.

Um grupo chamado *cataphiles* tem explorado as regiões inferiores desse lugar desde que a entrada nas pedreiras se tornou ilegal, em 1955. Eles encontraram o caminho através de valetas, bueiros e portas secretas ao longo da rue Bonaparte. Alguns *cataphiles* haviam construído clubes particulares dentro das paredes de calcário; outros realizavam bailes subterrâneos semanais. Havia o boato de que um bilionário francês tinha construído um luxuoso apartamento lá embaixo e organizava festas particulares, em que os convidados faziam de tudo. Os *cataphiles* faziam novas descobertas o tempo todo.

Minha guia, a mulher de cabelos vermelhos, a quem chamarei de Red, passou quinze anos mapeando esses túneis sujos. Ela era fascinada pelas histórias e pelo legado histórico do lugar. Ela já havia me contado que descobrira um novo ossuário a uma hora de caminhada dali, no vão de uma caverna. Estava cheio de milhares de vítimas de uma epidemia de cólera que devastou Paris em 1832. Era a época da história ocidental em que bocas pequenas, dentes tortos e vias aéreas obstruídas se tornavam o normal em grande parte da Europa industrial. Aqueles eram os crânios que eu estava procurando.

Passamos por corredores, sobre poças de água estagnada, e rastejamos, como uma centopeia humana, por uma espécie de enorme buraco de roedor, até chegarmos a uma pilha de garrafas de vinho, embalagens de maços de cigarros e latas de cerveja amassadas. As paredes eram revestidas de décadas de grafite: as iniciais de dois amantes, pênis desenhados, um obrigatório *666*. Alguns metros à nossa frente, havia uma pilha do que parecia ser lenha.

Não era lenha nem madeira. Era um monte de fêmures, úmeros, esternos, costelas e fíbulas. Ossos, todos humanos. Este era o caminho para o ossuário secreto.

Por volta de 1500, a agricultura, que tinha se iniciado no sudoeste da Ásia e no Crescente Fértil, dez mil anos antes, dominava o mundo. A população humana cresceu para meio bilhão, cem vezes o que havia sido no início da agricultura. A vida, pelo menos para os moradores da cidade, era miserável: lixo se espalhava pelas ruas. O ar estava contaminado pela fumaça do carvão, rios e lagos próximos corriam com sangue, gordura, cabelos e resíduos de fábrica. Infecções, doenças e pragas eram uma ameaça constante.

Nessas sociedades, pela primeira vez na história, os seres humanos podiam passar a vida inteira comendo nada além de alimentos processados. Nada fresco, nada cru, nada natural. Milhões faziam isso. Nos séculos seguintes, a comida se tornaria cada vez mais refinada. Os avanços na moagem removeram o germe e o farelo do arroz, deixando apenas a semente branca rica em amido. Os moinhos de rolos (e, mais tarde, os moinhos a vapor) abriam o germe e o farelo do trigo, deixando apenas uma farinha branca e macia. Carnes, frutas e legumes foram enlatados e envasados. Todos esses métodos estenderam a vida útil dos alimentos e os tornaram mais acessíveis ao público. Mas também os tornaram moles e macios. O açúcar, que já foi um bem precioso dos ricos, tornou-se cada vez mais comum e barato.

Essa nova dieta altamente processada carecia de fibras e de todo o espectro de minerais, vitaminas, aminoácidos e outros nutrientes. Como resultado, as populações urbanas ficaram mais doentes e menores. Na década de 1730, antes do início da industrialização, o britânico médio tinha cerca de 1,70 metro.[5] Em um século, a população encolheu para menos de 1,65 metro.

O rosto humano começou a se "deteriorar" rapidamente também. Bocas encolheram e ossos faciais ficaram atrofiados. Os problemas dentários se tornaram uma praga. A incidência de dentes e mandíbulas tortos aumentou dez vezes na era industrial. Nossa boca ficou tão ruim e superlotada que se tornou comum remover os dentes.[6]

Mas esse não era um problema exclusivo das pessoas de rua e dos órfãos dickensianos. Não, as classes altas também sofriam. "Quanto melhor a escola, piores os dentes", observou um dentista vitoriano.[7] Com isso, os problemas respiratórios dispararam.

De volta às pedreiras, Red me levou pela estreita abertura do ossuário, em meio a pedras, ossos e garrafas quebradas. Ela me contou como a epidemia de cólera da década de 1830 matou perto de vinte mil pessoas. As autoridades não tinham onde colocar os mortos, então cavaram um grande buraco no cemitério de Montparnasse e os enterraram com cal virgem para decompor a carne. O ossuário era localizado no fundo desse buraco.

Mais dez minutos engatinhando e chegamos a ele, em uma sala cercada por pilhas de ossos e caveiras. Eu esperava que o lugar tivesse um clima de horror, mas não foi o que aconteceu. Em vez disso, entrando lá, cercado por restos de todas essas vidas antigas, havia apenas uma longa e pesada quietude, como o som de uma rocha caindo dentro de um poço depois que os ecos desaparecem.

Red e as *cataphiles* colocaram velas nos crânios e tiraram latas de cerveja e mantimentos das mochilas. Eu me virei e entrei no abismo, puxando o corpo ao longo do chão até que meu peito pareceu estar preso entre duas pedras enormes. A certa altura, considerei que se algum de nós de repente pudesse ficar preso, se quebrássemos uma perna, entrássemos em pânico ou esquecêssemos o caminho, havia um grande risco de nunca voltarmos. Nosso crânio se juntaria a milhões de outros que revestiam aquelas paredes, tornando-se castiçais para *cataphiles* do futuro.

Para a frente e para dentro, outro movimento e outro puxão, e eu estava em meio a centenas de outros crânios. Essas pessoas tinham morado na cidade e provavelmente consumiam os mesmos alimentos industriais e processados. Para mim, todos os crânios pareciam desarmônicos, curtos demais, as arcadas em forma de V atrofiadas de alguma maneira. Fiquei um tempo os inspecionando, sentindo-os, comparando-os.

É certo que eu era muito novato em inspecionar esqueletos, e talvez algumas das mandíbulas e outras peças fossem incompatíveis. No entanto, havia uma diferença bastante clara na forma e na simetria desses espécimes em comparação com as dezenas de caçadores-coletores e outras populações indígenas antigas que eu já tinha visto em livros e sites antes de chegar ali. Estes eram os pacientes zero da boca humana industrial moderna.

"*Voulez-vous manger quelque chose?*", perguntou Red, suas palavras ecoando nas paredes nuas. Eu me arrastei de volta para o vão e me juntei ao grupo. Elas estavam fumando, compartilhando goles de arak de um cantil e dividindo petiscos no brilho bruxuleante da luz de velas. Red pegou um pedaço de pão branco macio e uma fatia de queijo embrulhado em plástico e me entregou. Sob o olhar de todos aqueles crânios secos, dei uma mordida e mastiguei algumas vezes.

Os pesquisadores suspeitaram que os alimentos industrializados estavam encolhendo nossa boca e acabando com a nossa respiração desde que começamos a comer dessa maneira. Nos anos 1800, vários cientistas levantaram a hipótese de que esses problemas estavam ligados a deficiências de vitamina D.[8] Sem ela, os ossos do rosto, as vias aéreas e nosso corpo não poderiam se desenvolver. Outros achavam que a falta de vitamina C era a culpada. Na década de 1930, Weston Price, fundador do instituto de pesquisa da National Dental Association, decidiu que não era a falta de uma vitamina específica, mas de *todas elas*. Price se organizou para provar sua teoria. Mas, diferentemente de seus antecessores, ele não estava interessado nas causas de nossa boca encolhida e de nosso rosto deformado. Ele queria encontrar uma cura.

"Como sabemos que os selvagens tinham dentes excelentes e que os homens civilizados têm dentes terríveis, parece-me que fomos extraordinariamente estúpidos ao concentrar toda a nossa atenção na tarefa de descobrir por que todos os nossos dentes são tão ruins, sem nunca nos preocuparmos em saber por que os dentes dos selvagens são bons",[9] escreveu Earnest Hooton, antropólogo de Harvard que apoiou o trabalho do dr. Price.

Durante dez anos, a partir da década de 1930, Price comparou os dentes, as vias aéreas e a saúde geral das populações em todo o mundo. Ele examinou comunidades indígenas cujos membros ainda estavam comendo alimentos tradicionais, comparando-os com outros membros da mesma comunidade, às vezes da mesma família, que adotaram uma dieta industrializada moderna. Price viajou a uma dúzia de países, muitas vezes na companhia de seu sobrinho, um pesquisador e explorador de geografia nacional, e compilou mais de quinze mil fotografias impressas, quatro mil slides, milhares de registros dentários, amostras de saliva e alimentos, filmes e uma biblioteca de anotações detalhadas.

A história se repetia, aonde quer que ele fosse. As sociedades que substituíram sua dieta tradicional por alimentos modernos e processados sofriam com até dez vezes mais cáries, dentes tortos, vias aéreas obstruídas e problemas de saúde em geral. As dietas modernas eram idênticas: farinha branca, arroz branco, geleias, sucos adoçados, vegetais enlatados e carnes processadas. As dietas tradicionais eram todas diferentes.

No Alasca, Price encontrou comunidades[10] que comiam carne de foca, peixe, líquen e não muito além disso. Nas profundezas das ilhas da Melanésia, ele encontrou tribos cujas refeições eram compostas por abóbora, mamão, caranguejo-dos-coqueiros e, às vezes, carne humana. Ele voou rumo à África para estudar os nômades Maasai, que subsistiam principalmente com sangue de vaca, leite, algumas plantas e bife. Depois, viajou para a região central do Canadá e estudou tribos indígenas que sofriam com o inverno — segundo Price, a temperatura podia atingir setenta graus abaixo de zero — e cuja única comida eram animais selvagens.[11]

Algumas culturas não comiam nada além de carne, enquanto outras eram principalmente vegetarianas. Algumas se baseavam em queijo caseiro; outras não consumiam laticínios. Os dentes eram quase sempre perfeitos. A boca era excepcionalmente larga, com narinas também largas. Eles apresentavam poucas cáries, quando muito, e poucos problemas dentários. Price relatou que doenças respiratórias, como asma ou mesmo tuberculose, eram praticamente inexistentes.

Embora os alimentos nessas dietas variassem, todos continham as mesmas quantidades altas de vitaminas e minerais: de uma vez e meia a cinquenta vezes a das dietas modernas. Todos. Price ficou convencido de que a causa da nossa boca encolhida e das vias aéreas obstruídas era a deficiência não apenas de vitaminas D ou C, mas *de todas* as vitaminas essenciais. Ele descobriu que vitaminas e minerais funcionam em simbiose; precisam uns dos outros para serem eficazes. Isso explicava por que os suplementos podem ser inúteis se não estiverem agindo em conjunto com outros suplementos. Precisávamos de todos esses nutrientes para desenvolver ossos fortes, principalmente na boca e no rosto.

Em 1939, Price publicou *Nutrição e degeneração física*, um volume de quinhentas páginas reunindo o conhecimento que obtivera durante suas viagens. Era "uma obra-prima da pesquisa", de acordo com o *Jornal da Associação Médica Canadense*. Earnest Hooton a chamou de uma "pesquisa histórica". Mas outros odiaram e discordaram veementemente das conclusões de Price.

Não foram os fatos e números de Price, nem mesmo seus conselhos alimentares, que os fizeram estremecer. A maior parte do que ele descobriu sobre a dieta moderna já havia sido verificada por nutricionistas. Mas alguns reclamaram que Price exagerou,[12] que suas observações eram muito casuais e suas amostras eram muito pequenas.

Nada disso importava. Na década de 1940, a ideia de passar horas por dia preparando refeições de olhos de peixe e glândulas de alce, raízes cruas e sangue de vaca, caranguejos e rins de porco parecia desatualizada e pitoresca. Também era muito trabalhoso. Muitas pessoas se mudavam para as cidades com o intuito de fugir desses alimentos e do estilo de vida sujo que os acompanhava.

A questão é que Price também estava apenas parcialmente certo. Sim, as deficiências vitamínicas podem explicar por que tantas pessoas que comiam alimentos industrializados estavam doentes, ficando com cáries e com ossos fracos e finos. Mas não conseguiam explicar completamente o encolhimento repentino e extremo da boca nem o bloqueio das vias aéreas que assolaram as sociedades modernas. Apesar de nossos ancestrais consumirem um espectro completo de vitaminas e minerais todos os dias, suas bocas ainda ficariam pequenas demais, os dentes entortariam e as vias aéreas ficariam obstruídas. O que era verdade para nossos antepassados também era verdade para nós. O problema tinha menos a ver com o que estávamos comendo e mais com como estávamos comendo.

Mastigação.

Era o esforço constante da mastigação o que faltava em nossas dietas, não as vitaminas A, B, C ou D. Noventa e cinco por cento da dieta moderna e processada era macia. Até o que é considerado comida saudável hoje — smoothies, manteiga de nozes, aveia, abacate, pão integral, sopas de legumes —, tudo é macio.

Nossos ancestrais mastigavam durante horas por dia, todos os dias. Como mastigavam tanto, suas bocas, dentes, gargantas e rostos se tornaram largos, fortes e pronunciados. O alimento nas sociedades industrializadas era tão processado que quase não era necessário mastigar.

É por isso que muitos desses crânios que examinei no ossuário de Paris tinham rosto estreito e dentes tortos. É uma das razões pelas quais muitos de nós roncamos hoje e porque nossas vias aéreas estão entupidas. É o motivo pelo qual precisamos de sprays, pílulas ou perfuração cirúrgica apenas para respirar ar fresco.

o——o——o

As *cataphiles* recolheram suas garrafas e bitucas de cigarro do ossuário, e eu as segui de volta pelos vãos, atravessando os riachos fétidos, subindo escadas de pedra e saindo pela porta secreta da rue Bonaparte. Elas me apressaram ao passarmos pela delegacia e até o metrô, onde uma trilha de poeira óssea humana me seguiu da estação Victor Hugo de volta ao apartamento de um amigo.

Saí de Paris um pouco assombrado. Não pelas pilhas de ossos nesses labirintos subterrâneos, mas pela abrangência de nossa loucura. O que parecia ser progresso humano — toda essa moagem, distribuição em massa e preservação de alimentos — teve horríveis consequências.

Percebi que respirar devagar, menos, expirar profundamente, nada disso realmente importaria, a menos que pudéssemos respirar pelo nariz, passando pela garganta até os nossos pulmões. Mas nosso rosto macilento e nossa boca pequena se tornaram obstáculos nesse caminho óbvio.

Passei alguns dias sentindo pena da humanidade, depois parti em busca de soluções. Deviam existir procedimentos, manipulações ou exercícios que pudessem reverter os últimos séculos de danos causados por alimentos industrializados moles e mastigáveis. Tinha de haver algo que pudesse ajudar minhas vias aéreas obstruídas, meus problemas respiratórios e meu congestionamento.

Comecei visitando os consultórios médicos modernos, encontrando especialistas que olhavam para a ponta do nariz e trabalhavam a partir daí.

Durante nossa primeira reunião, o dr. Nayak, o cirurgião de nariz de Stanford, me disse que a maior parte do trabalho de desbloqueio nasal que ele faz envolve transformar "uma estrada de pista única em uma estrada de duas pistas". Se uma pia estiver entupida, encontraremos uma maneira de limpá-la com segurança e rapidez. Às vezes, usaremos o desentupidor para um pequeno entupimento. Se isso não funcionar, chamaremos um encanador. O nariz tende a funcionar da mesma maneira.

Sprays, enxágues e medicamentos para alergia podem ajudar a eliminar congestionamentos menores, mas, para obstruções crônicas mais graves, precisaremos de um cirurgião. Essa era uma analogia que eu ouvia muito.

Caso eu, ou qualquer outra pessoa, desenvolva uma obstrução nasal crônica leve a qualquer momento no futuro, Nayak primeiro recomenda uma abordagem de "desentupidor simples" na forma de um enxágue salino, às vezes com um spray de esteroide em baixa dose, um tratamento que custa quase nada e pode ser autoadministrado. Ele também prescreveu uma lavagem tópica enriquecida com esteroides em doses mais altas para pacientes no caminho da cirurgia nasal reconstrutiva, e descobriu que 5% a 10% dos pacientes não sentem mais a necessidade de tratamento adicional.

Se a obstrução se tornar infecções sinusais mais persistentes, Nayak pode oferecer um balão ao paciente. Nesse procedimento, ele insere um pequeno balão nos seios nasais e o infla cuidadosamente. A sinuplastia com balão,[13] como é comumente chamada, cria mais espaço para o muco e a infecção saírem e para o ar e o muco entrarem. Em um estudo de caso-controle não publicado, Nayak descobriu que, dos 28 pacientes selecionados com sinusite que passaram pelo procedimento, 23 não precisaram de outro tratamento.

Às vezes, as narinas são o problema, não os seios nasais. Narinas muito pequenas, ou que ficam congestionadas com muita facilidade durante uma inspiração, podem inibir o fluxo livre de ar e contribuir para problemas respiratórios. Esse problema é tão comum que os pesquisadores têm um nome oficial para ele: "colapso da válvula nasal". A medida oficial para esse problema é chamada de manobra de Cottle.[14] Envolve colocar um dedo indicador ao lado de uma ou ambas as narinas e puxar a bochecha para fora delicadamente, abrindo de leve as narinas. Se isso melhorar a respiração pelo nariz, há uma probabilidade de as narinas serem muito pequenas ou estreitas. Muitas pessoas com esse problema passam por uma cirurgia minimamente invasiva ou usam tiras adesivas ou cones dilatadores nasais.

Se essas abordagens mais simples falharem, outras entram em cena. Cerca de três quartos dos humanos modernos têm um desvio de septo[15] visível a olho nu, o que significa que o osso e a cartilagem que separam as vias aéreas direita e esquerda do nariz estão fora do centro. Junto com isso, 50% de nós têm cornetos com inflamação crônica;[16] o tecido erétil que reveste nossos seios nasais é inchado demais para respirarmos confortavelmente pelo nariz.

Ambos os problemas podem levar a dificuldades respiratórias crônicas e um risco maior de infecções. A cirurgia é altamente eficaz para endireitar ou reduzir essas estruturas, mas Nayak alertou que precisa ser feita com cuidado e de modo tradicional. Afinal, o nariz é um órgão maravilhoso e belo, cujas estruturas funcionam como um sistema muito controlado.

"A maioria das cirurgias nasais é bem-sucedida", disse-me Nayak. Os pacientes acordam, tiram as talas e ataduras. Não há mais congestionamento. Não há mais dores de cabeça. Não há mais respiração pela boca. Eles entram no caminho de uma nova vida, respirando melhor do que nunca.

Mas nem todos. Se os cirurgiões perfurarem ou removerem muito tecido, especialmente os cornetos, o nariz não vai conseguir filtrar, umidificar, limpar ou até mesmo sentir o ar inspirado. Para esse pequeno e infeliz grupo de pacientes, cada respiração entra muito rapidamente, uma condição hedionda chamada síndrome do nariz vazio.

Entrevistei várias pessoas com essa síndrome, procurando entender a situação. Conversei por meses com Peter, um técnico de laser que trabalhava na indústria aeronáutica em Seattle. Ele agendou uma cirurgia na esperança de esclarecer algumas obstruções menores e, contra sua permissão, removeram 75% de seus cornetos em dois procedimentos.[17] Dias depois do primeiro, ele sentiu uma sensação de asfixia. Não conseguia dormir. Os cirurgiões convenceram Peter de que não haviam retirado o suficiente, e voltaram a operá-lo. A segunda cirurgia piorou muito as coisas. Anos depois, cada respiração de Peter provocava uma dor no cérebro, como se fosse causada por uma bomba de ar. Os médicos disseram a Peter que nada estava errado. Eles prescreveram antidepressivos e sugeriram exercícios regulares. Em determinado momento, Peter cogitou o suicídio.[18]

Viajei milhares de quilômetros para encontrar outras pessoas com síndrome do nariz vazio, em busca de algum contexto sobre essa confusa e cruel condição. Descobri que a história de Peter não era um caso isolado. Havia milhares de pessoas por todo o mundo com realidades ainda piores. Elas também tinham vidas felizes e bem-sucedidas. Eram estudantes, executivos, mães com sinusite crônica que estavam cansadas de tomar antibióticos. Tiveram o nariz examinado e foram levados para cirurgia. Ao acordarem, boa parte de suas estruturas nasais havia sido removida, às vezes sem permissão. A cada respiração, se sentiam mais sem ar e ansiosos, e suas vias respiratórias estavam doloridas e secas. Muitos foram assegurados de que qualquer desconforto melhoraria com o tempo. Com frequência, piorava.

Centenas de pessoas com síndrome do nariz vazio contaram a mesma história[19]: reclamaram que sentiam estar se afogando no ar, que passavam noites sem dormir e tinham sintomas de depressão. Quanto mais respiravam, mais se sentiam sem ar. Seus médicos, familiares e amigos não conseguiam entender. Ter acesso a mais ar, mais depressa, só poderia ser uma vantagem, não? Mas sabemos agora que é o oposto.

Cinco por cento dos pacientes de Nayak nos últimos seis anos — quase duzentas pessoas de 25 estados e sete países — foram a Stanford para entender se e como a síndrome do nariz vazio os afeta e quais procedimentos podem ajudá-los a respirar normalmente de novo. Se passarem em um rigoroso teste de triagem, Nayak abrirá o nariz deles e *devolverá* os tecidos moles e as cartilagens que foram retirados.

Uma pesquisa mostra que até 20%[20] dos pacientes que tiveram os cornetos inferiores retirados correm o risco de sofrer algum grau de síndrome do nariz vazio, embora Nayak acredite que esses números estejam altos demais. O número de pacientes que se queixam de dificuldades respiratórias após procedimentos menores é certamente muito menor. No entanto, mesmo que representem 1%, as narinas vazias me assustaram o suficiente para explorar outras opções antes de entrar na faca para consertar minha obstrução na respiração.

Então fui um pouco mais fundo e desci um pouco mais... até a boca.

Apneia do sono e ronco, asma e TDAH... tudo isso está ligado à obstrução na boca.[21] Não há profissionais que passem mais tempo olhando para a boca do que os dentistas. Conversei com meia dúzia de especialistas em procedimentos para remover obstáculos. Aqui está o que eles me disseram.

Se você for ao espelho, abrir a boca e olhar para a parte de trás da garganta, verá uma borla carnuda pendurada em forma de morcego nos tecidos moles. Essa é a úvula. Nas bocas menos suscetíveis à obstrução das vias aéreas,[22] a úvula aparecerá alta e claramente visível de cima para baixo. Quanto mais profunda a úvula parece ficar na garganta, maior o risco de obstrução das vias aéreas. Nas bocas mais suscetíveis, a úvula pode não ser visível. Esse sistema de medição é chamado de escala de Friedman de posição da língua[23] e é usado para estimar rapidamente a capacidade respiratória.

Em seguida vem a língua. Se a língua se sobrepõe aos molares, ou apresenta recortes de dentes "escalonados" nas laterais, poderá entupir a garganta[24] quando você se deitar para dormir.

Mais abaixo está o pescoço. Pescoços mais grossos fecham as vias aéreas. Homens com circunferência do pescoço superior a 43 centímetros[25] e mulheres com pescoço superior a quarenta centímetros correm um risco significativamente maior de obstrução das vias aéreas. Quanto mais peso você ganha, maior o risco de sofrer de ronco e apneia do sono, embora o índice de massa corporal seja apenas um dos muitos fatores. Os praticantes de musculação frequentemente lidam com apneia do sono e problemas respiratórios crônicos. Em vez de camadas de gordura, eles têm músculos obstruindo as vias aéreas. Muitos corredores de longa distância e até bebês sofrem também.

Isso ocorre porque o bloqueio não começa com o pescoço, a úvula ou a língua. Começa com o tamanho da boca, que é variável. Noventa por cento da obstrução[26] das vias aéreas ocorrem ao redor da língua, do palato mole e dos tecidos ao redor da boca. Quanto menor a boca, maiores são os riscos de a língua, a úvula e os outros tecidos obstruírem o fluxo de ar.

Existem várias maneiras de melhorar a questão das obstruções das vias aéreas. O dr. Michael Gelb é um renomado dentista de Nova York, especializado no tratamento de ronco, apneia do sono, ansiedade e outros problemas relacionados à respiração. "Eu vejo uma mesma paciente todos os dias", contou-me quando o visitei em sua clínica, na Madison Avenue, em Nova York. Muitos dos pacientes de Gelb não se encaixam nos moldes tradicionais. Eles têm cerca de trinta anos e são bem-sucedidos. Não tiveram problemas de saúde na infância, mas experimentaram fadiga, problemas intestinais e dores de cabeça nos últimos dois anos. Seus ouvidos doem quando mastigam. Os médicos os diagnosticam e prescrevem antidepressivos, mas os medicamentos não funcionam. Então eles tentam uma máscara de pressão positiva contínua (CPAP, na sigla em inglês) nas vias aéreas, que força rajadas de ar pelas vias aéreas obstruídas até os pulmões.

Os CPAPs são um salva-vidas para quem sofre de apneia do sono moderada a grave. Esses dispositivos já ajudaram milhões de pessoas a finalmente ter uma boa noite de sono. Mas Gelb me explicou que seus pacientes têm dificuldade em usá-los. Além disso, muitos não têm apneia do sono diagnosticada; os dados dos estudos do sono mostram que eles respiram bem durante o sono. No entanto, essas pessoas ficam cada vez mais cansadas, esquecidas e doentes. Essas pessoas podem não registrar um problema de apneia do sono, mas todas tiveram um problema respiratório sério. "Quando as recebo, é como se lidasse com mortos-vivos", disse Gelb.

Gelb e seus colegas às vezes removem amígdalas e adenoides. Isso pode ser especialmente eficaz para crianças:[27] ficou comprovado que 50% das crianças com TDAH[28] não apresentam mais sintomas após remover as adenoides e as amígdalas. Mas esses efeitos também podem ser passageiros. Anos depois de remover as amígdalas, as crianças podem desenvolver obstruções nas vias aéreas e sofrer com todos os problemas que isso acarreta.[29] Isso ocorre porque a remoção da adenoide/amígdala, o CPAP e os outros procedimentos não fornecem uma solução satisfatória a longo prazo. Nenhum deles lida com o problema principal: uma boca pequena demais para o rosto.

Gelb também oferece tratamentos para corrigir a postura da cabeça e do pescoço, usando vários aparelhos para forçar a mandíbula a se afastar das vias aéreas. A maioria funciona. Ele me mostrou uma série de pacientes que pareceram praticamente renascer após o tratamento. Mas eu não era um morto-vivo. Ainda não, pelo menos. A obstrução das minhas vias aéreas era muito mais suave.

Para mim, e para a maioria da população, o melhor remédio é preventivo. De acordo com o dr. Gelb, isso envolve reverter a entropia nas vias aéreas para evitar apneia do sono, ansiedade e todos os problemas respiratórios crônicos à medida que envelhecemos. Envolve expandir a boca muito pequena.

Os primeiros aparelhos ortodônticos não tinham o objetivo de endireitar os dentes, mas de ampliar a boca e abrir as vias aéreas. Em meados do século XIX, várias crianças nasciam com fendas palatinas e arcadas estreitas em forma de V. Suas bocas eram tão pequenas que elas tinham dificuldade para comer, falar e respirar. Norman Kingsley,[30] dentista e escultor, queria ajudá-los. Assim, em 1859, ele construiu um dispositivo que forçou a mandíbula para a frente, criando espaço na parte posterior da boca para abrir a garganta. Funcionou bem o suficiente. Na década de 1900, um cirurgião francês chamado Pierre Robin[31] estava projetando a própria engenhoca.

Robin a chamou de "monobloco" e era um aparelho de plástico com um parafuso que forçava o palato superior a crescer para fora. Em apenas algumas semanas, a boca dos pacientes cresceu e a respiração deles foi significativamente melhorada.

O monobloco iniciou uma onda de outros dispositivos de expansão da boca que seriam usados para outro fim: endireitar os dentes tortos. Afinal, os dentes crescerão naturalmente retos se tiverem espaço suficiente. Os dispositivos de expansão deram à boca a largura pretendida, oferecendo um "campo maior" para os dentes. A expansão continuaria sendo uma prática padrão nos vinte anos seguintes, e continuaria sendo usada em toda a Europa por décadas.

Mas o processo de expansão da boca exigia perícia e manutenção, e os resultados variavam dependendo da habilidade do dentista. Também não ajudava o fato de que esses dispositivos eram terríveis e difíceis de usar. Poucos dentistas conseguiam descobrir como mover a mandíbula para a frente, o que ajudaria os pacientes com mordida cruzada, o problema mais comum na boca. Assim, começaram a procurar maneiras de mover a parte superior da boca para trás.

Na década de 1940, tornou-se prática padrão para os dentistas extrair dentes e depois guiar os dentes superiores restantes com capacetes, aparelhos e outros dispositivos ortodônticos. Menos dentes eram mais fáceis de manusear e ofereciam resultados mais consistentes. Na década de 1950, as extrações dentárias — duas, quatro e até seis por vez — e a ortodontia retrátil[32] eram rotineiras nos Estados Unidos.

Havia um problema evidente nessa abordagem: remover os dentes e empurrar os restantes para trás apenas tornava a boca muito pequena. Uma boca menor pode ser fácil para os dentistas cuidarem, mas também oferece menos espaço para respirar.

Alguns meses, ou anos, depois de terem a boca comprimida com aparelho e acessórios para a cabeça, alguns pacientes se queixavam de dificuldades respiratórias — como ronco, apneia do sono, febre do feno e asma. Quando mordiam, notavam um som de clique na parte de trás da mandíbula, ao longo da articulação temporomandibular. Alguns começaram a ficar diferentes, o rosto mais longo, mais plano e menos definido.

Esses pacientes podem ter representado apenas uma pequena porcentagem. Mas um número suficiente mostrou os mesmos problemas respiratórios, de mastigação e de crescimento facial descendente analisados no fim da década de 1950 pelo dr. John Mew,[33] um ex-piloto de biplano, motorista semiprofissional de Fórmula 1, cirurgião e dentista britânico.

Mew começou a medir o rosto e a boca de pacientes jovens que se submeteram a extrações[34] e os comparou com pacientes que receberam tratamento de expansão. Irmãos eram comparados com irmãos, até pares de gêmeos idênticos.[35] Repetidas vezes, as crianças que tinham os dentes removidos e se submetiam à ortodontia retrátil sofriam com o mesmo crescimento atrofiado da boca e da face. À medida que cresciam e o resto de seu corpo e da cabeça se desenvolviam, a boca era forçada a permanecer no mesmo tamanho. Essa incompatibilidade criou um problema no centro do rosto: os olhos desciam, as bochechas inchavam e o queixo se retraía. Quanto mais dentes eram extraídos desses pacientes, mais eles usavam aparelho e outros dispositivos e maior era a obstrução de suas vias aéreas.

Mew chamou o padrão de "uma infeliz sequela comum do tratamento ortodôntico fixo".

Em uma reviravolta estranha, Mew descobriu que os dispositivos inventados para reparar dentes tortos causados por bocas muito pequenas estavam tornando as bocas ainda menores. Como consequência, os pacientes respiravam pior.

Mew não estava sozinho. Vários outros dentistas[36] chegaram à mesma conclusão, e publicaram artigos científicos sobre o assunto. Mew conduzia os próprios estudos, fazendo centenas de medições e tirando fotos de antes e depois de seus pacientes. Ele até conduziu análises bioquímicas da estrutura celular dos lábios. Tudo para provar que a combinação de extrações e ortodontia retrátil dificultava o crescimento facial e a respiração. Mew atuaria como presidente do ramo dos condados do sul da British Dental Association e usaria sua influência para pedir aos administradores que realizassem uma investigação completa.

Ninguém fez nada; ninguém realmente se importava. Mew se tornaria um dos homens que mais dividiria opiniões na odontologia britânica, ridicularizado como um "charlatão", "golpista" e "vendedor de óleo de cobra".[37] Ele foi processado várias vezes para parar de praticar seu trabalho de expansão e acabaria perdendo a licença. Quando Mew se aproximou da décima década de vida, tudo levava a crer que ele seguiria a mesma trajetória de Stough, Price e tantos outros pulmonautas: morrer na obscuridade, enterrado com sua pesquisa.

Mas algo curioso aconteceu nos últimos anos. Centenas de ortodontistas e dentistas apoiaram a opinião de Mew, dizendo que sim, a ortodontia tradicional estava piorando a respiração em metade dos pacientes. O endosso mais forte veio em abril de 2018, quando a Stanford University Press publicou uma monografia de 216 páginas do famoso biólogo evolucionista Paul R. Ehrlich e da dra. Sandra Kahn,[38] ortodontista, detalhando centenas de referências científicas que apoiavam a pesquisa de Mew. Em pouco tempo, as teorias mais estranhas de Mew começaram a se tornar populares.

"Em dez anos, ninguém estará usando ortodontia tradicional", disse Gelb. "Vamos olhar o que fizemos e ficar horrorizados." Era o que Mew vinha dizendo no último meio século. A rebelião dentro da ortodontia acabou levando à formação de uma organização profissional chamada Academia de Terapia Miofuncional Orofacial.

Soube que esse grupo está muito mais interessado em resolver o problema de bocas de tamanho menor do que culpar aqueles que contribuíram para isso. O grupo argumenta que existem muitas variáveis e muitos culpados. Assim como eu, Mew e os outros descobriram que as ferramentas necessárias para remover a obstrução das vias aéreas, e para restaurar a função de uma boca muito pequena, foram criadas há muito tempo por cientistas observadores cuja pesquisa foi aceita como a padrão — e então, por um motivo ou outro, esquecidas.

Visitei John Mew duas semanas depois da minha expedição em Paris. Cheguei a uma estação de trem vazia em East Sussex e uma hora depois estava no banco do passageiro de uma minivan Renault. Mew estava ao volante, dirigindo duas vezes acima do limite de velocidade por uma estrada rural ladeada por árvores no elegante bairro de Broad Oak, cerca de noventa minutos a leste de Londres.

"Eu sofri resistência o tempo todo", disse ele, raspando a porta do lado do passageiro contra a vegetação de um bosque enquanto passávamos pela estrada de mão única. "Mas a ciência é clara, os fatos são claros, as evidências estão em toda parte. Realmente não há como eles continuarem impedindo-a."

Era uma tarde de domingo, e os únicos planos de Mew eram se encontrar comigo e receber seus filhos para o chá, mas ele usava um terno com uma camisa branca e uma gravata de sua escola preparatória, que ele frequentara 75 anos antes. Nós viramos em uma entrada de cascalho e passamos por uma pequena ponte, depois estacionamos à sombra de uma torre de pedra. Ouvi dizer que Mew morava em um "castelo" e esperava ver algo parecido com um, com concreto pintado e revestimento de vinil. Mas os detalhes de seu lar me pareceram surpreendentemente reais: desde o telhado coberto de musgo até o fosso de águas negras. Mew desligou o motor, pegou sua bengala e me levou por corredores escuros até uma cozinha de armários de madeira preta e panelas de cobre.

Por várias horas, ficamos sentados ao lado de uma lareira barulhenta, onde ouvi Mew contar como construiu aquele castelo, fazendo grande parte do trabalho sozinho ao longo de uma década, quando ele já tinha mais de setenta anos.[39] Eu também ouvi sobre os vários dispositivos de Mew para expandir bocas.

Sua invenção mais renomada foi o Biobloc, uma versão modificada do monobloco de Pierre Robin. Mew o usou em centenas de pacientes, e muitos ortodontistas ainda o usam. Um estudo realizado em 2006[40] com cinquenta crianças mostrou que o Biobloc expandia as vias aéreas até 30% ao longo de seis meses.

Fui lá porque estava interessado em expandir minha boca pequena e abrir minhas vias aéreas muito pequenas. Mas Mew me explicou que seu dispositivo funciona melhor em crianças de cinco a nove anos, cujos ossos e rosto ainda estão em desenvolvimento e são facilmente moldáveis. Não era para mim.

O filho de Mew, Mike, que também é dentista, entrou na conversa. Mike estava bronzeado, era alto e magro, com penetrantes olhos castanhos, e usava um jeans com suéter justo. Ele explicou que o primeiro passo para melhorar a obstrução das vias aéreas não era a ortodontia, mas envolvia a manutenção da "postura oral" correta. Qualquer um poderia fazer isso, e era grátis.

Significava apenas manter os lábios juntos, os dentes se tocando levemente, com a língua no céu da boca. Mantenha a cabeça perpendicular ao corpo e não torça o pescoço. Quando sentado ou em pé, a coluna deve formar um "J" perfeitamente reto até atingir a parte inferior das costas, onde naturalmente se curva para fora. Enquanto mantemos essa postura, devemos sempre respirar lentamente pelo nariz até o abdômen.

Nossos corpos e vias aéreas são projetados para funcionar melhor nessa postura, concordaram os dois Mew. Veja qualquer estátua grega, um desenho de Leonardo da Vinci ou um retrato antigo. Todos compartilham a forma em "J". Mas se olharmos em torno dos espaços públicos hoje, é óbvio que a maioria das pessoas tem ombros curvados para a frente, pescoço estendido para fora[41] e uma coluna vertebral em forma de "S". "Nós nos tornamos um bando de idiotas",[42] disse Mike. Ele então assumiu essa posição de "idiota", fez algumas respirações curtas, inchadas e de boca aberta, e olhou em volta, mudo. "E isso está nos matando!"

Muitos de nós adotamos essa postura de "S" não por preguiça, mas porque nossa língua não se encaixa corretamente em nossa boca muito pequena. Sem ter mais para onde ir, a língua se retrai em direção à garganta, causando uma leve asfixia. À noite, engasgamo-nos e tossimos, tentando empurrar o ar para dentro e para fora dessa via aérea obstruída. Isso, claro, é a apneia do sono, e um quarto dos americanos sofre com isso.

Durante o dia, tentamos inconscientemente abrir nossas vias aéreas obstruídas inclinando os ombros, esticando o pescoço para a frente e inclinando a cabeça para cima. "Pense em alguém que está inconsciente e prestes a receber reanimação cardiopulmonar (RCP)", disse Mike. A primeira coisa que um médico faz é inclinar a cabeça para trás a fim de abrir a garganta. Adotamos essa postura de RCP o tempo todo.

Nosso corpo odeia essa posição. O peso da cabeça inclinada estressa os músculos das costas, deixando-as doloridas; a torção no pescoço aumenta a pressão no tronco cerebral, desencadeando dores de cabeça e outros problemas neurológicos; o ângulo inclinado do nosso rosto estica a pele dos olhos, afina o lábio superior, puxa a carne para o osso nasal. Como "parecer um idiota" não é um termo lá muito científico,

Mike chama essa postura de "distrofia craniana".[43] Ele afirma que afeta cerca de 50% da população moderna, incluindo Mark Zuckerberg, fundador do Facebook.

Em janeiro de 2018, Mike publicou um vídeo no YouTube no qual alertava Zuckerberg de que ele morreria dez anos mais cedo se não corrigisse sua postura de distrofia craniana. A mensagem foi visualizada mais de nove mil vezes, até ser excluída.

Junto com a manutenção da postura oral correta, Mike recomendou uma série de exercícios de empurrar a língua, que, segundo ele, podem nos treinar para sair da "pose da morte" e facilitar a respiração. A língua é um músculo poderoso. Se sua força é direcionada para os dentes, ela pode desalinhá-los. Se estiver direcionada para o céu da boca, Mike acreditava que isso poderia ajudar a expandir o palato superior e abrir as vias aéreas.

O exercício, que as hordas de fãs de Mike nas redes sociais chamam de "mewing", foi adotado popularmente como "uma nova mania de saúde".[44] Depois de alguns meses, os seguidores de Mew alegaram que suas bocas foram expandidas, os maxilares ficaram mais definidos, os sintomas da apneia do sono diminuíram e a respiração ficou mais fácil. O vídeo instrutivo de Mike foi visto um milhão de vezes.[45]

É difícil explicar o "mewing" sem vê-lo, mas o essencial é empurrar a parte de trás da língua contra o céu da boca e mover o restante da língua para a frente, como uma onda, até que a ponta bata logo atrás dos dentes da frente. Eu tentei algumas vezes. Parecia estranho, como se eu estivesse segurando o vômito. Mike demonstrou isso para mim. Ele também parecia estar segurando o vômito.

Foi assim — mexendo a língua com outro homem adulto em um castelo, com poeira de ossos humanos ainda em minhas botas — que eu percebi que a busca para descobrir a arte perdida da respiração seria um desastre.

Mas segui em frente, passando pelos corredores de arcos até a noite sem lua, pensando em como aproveitaria muito mais essa prática se entendesse por que ela funcionava.

Foi assim que eu fui parar em uma cadeira de dentista a alguns quarteirões do Grand Central Terminal. O dr. Theodore Belfor estava debruçado sobre mim, vestindo uma camisa de mangas curtas, calça cinza e sapato social, com a careca brilhando sob as luzes durante o exame. Ele limpava um molde de uma arcada na pia e explicava que a evolução humana não se baseia mais na sobrevivência dos mais aptos,[46] uma repetição do que eu tinha ouvido Marianna Evans dizer. Ele também comentou que minha boca era desestruturada por causa disso.

Belfor era outro dentista com grandes ideias a respeito de como os humanos perdiam a capacidade de respirar. E, assim como Mew e Gelb, tinha grandes ideias a respeito de como consertar isso.

— Fique parado — pediu ele com um forte sotaque do Bronx enquanto levava as mãos à minha boca. — Arcada estreita, obstrução, mandíbula retraída... Você tem tudo. Bem típico.

Nos anos 1960, depois de se formar na New York University, no curso de Odontologia, Belfor foi para o Vietnã trabalhar como o único dentista e cirurgião odontologista para quatro mil soldados na 169ª Infantaria. Ele não se distraía e conseguiu improvisar, inventar e criar soluções para o que costumavam ser problemas desastrosos. "Eu aprendi a consertar rostos", comentou ele, rindo.

Ele voltou para Nova York e recebeu uma oferta para trabalhar com artistas performáticos. Aqueles cantores, atores e modelos precisavam de dentes retos, mas não podiam ser vistos com aparelhos de correção. Um colega mostrou a ele um dispositivo parecido com um monobloco. Depois de alguns meses usando o aparelho, cantores de ópera começaram a atingir notas mais altas e pessoas que roncavam alto passaram a dormir melhor pela primeira vez em anos. Todo mundo passou a ter dentes mais retos e dizia respirar melhor. Alguns, na faixa dos cinquenta e sessenta anos, notavam os ossos da boca e da face crescendo mais pronunciados e longos enquanto usavam os aparelhos.

Os resultados surpreenderam Belfor. Como todo mundo, ele tinha aprendido que a massa óssea (assim como o tamanho do pulmão) só diminuía depois dos trinta anos. As mulheres sofrem muito mais perda óssea do que os homens,[47] principalmente depois da menopausa. Quando uma mulher chega aos sessenta anos, ela já perdeu mais de um terço de sua massa óssea. E, ao chegar aos oitenta, terá a mesma massa óssea que tinha aos quinze. Comer bem e fazer exercícios físicos pode ajudar a diminuir a perda, mas nada pode impedi-la.

Isso fica mais aparente em nosso rosto.[48] Pele flácida, olhos fundos e com bolsas, faces mais caídas, tudo é resultado do osso desaparecendo e de a carne não ter para onde ir, só para baixo. Conforme o osso se afunda mais no crânio, os tecidos macios no fundo da garganta têm menos onde se segurar, por isso podem cair também, o que pode levar à obstrução das vias aéreas.[49] Essa perda óssea explica parcialmente por que o ronco e a apneia do sono costumam aumentar conforme envelhecemos.

Depois de décadas experimentando e reunindo estudos de caso, de ver a boca e o rosto de seus pacientes se tornarem mais jovens conforme envelheciam, Belfor decidiu que a ciência convencional de perda óssea era, nas palavras dele, "uma bobagem enorme".

"Contraia a mandíbula", pediu ele. Fiz isso e senti um incômodo em minha mandíbula que se estendeu até o crânio. O que eu estava sentindo era a força do masseter,[50] o músculo da mastigação localizado embaixo das orelhas. É o músculo mais forte no corpo em relação a seu peso, exercitando até noventa quilos de pressão nos dentes de trás.

Belfor então mandou que eu passasse as mãos pelo crânio até sentir a rede de espaços entre ossos, chamados suturas. As suturas se abrem ao longo de nossa vida. Essas aberturas permitem que o osso do crânio seja moldado e se expanda até o dobro do tamanho que tinha na infância até a fase adulta. Dentro dessas suturas, o corpo cria células-tronco, espaços amorfos que mudam de forma e se tornam tecido e ossos dependendo do que nossos corpos precisam. Células-tronco, que são usadas em todo o corpo, também são a argamassa que une as suturas e faz crescer novos ossos na boca e no rosto.

Diferentemente de outros ossos, o maxilar é feito de um osso membranoso altamente plástico. Ele pode se remodelar e se tornar mais denso quando você chega aos setenta anos,[51] e provavelmente depois. "Você, eu, quem quer que seja — podemos desenvolver nossos ossos em qualquer idade", explicou Belfor. "Nós só precisamos de células-tronco. E o modo com que produzimos e sinalizamos as células-tronco para formar mais ossos do maxilar no rosto é envolvendo o masseter — mastigando muitas vezes com os molares inferiores.

Mastigação. Quanto mais mastigamos, quanto mais células-tronco liberamos,[52] mais densidade e crescimento ósseo ganhamos, mais jovens pareceremos e mais aprimorada será a nossa respiração.

Começa na infância. O esforço da mastigação e da sucção, necessário para o ato de mamar, exercita o masseter e outros músculos faciais e estimula o crescimento de células-tronco, ossos mais fortes e vias aéreas mais pronunciadas. Até algumas centenas de anos, as mães amamentavam os bebês até dois a quatro anos,[53] às vezes até a adolescência. Quanto mais tempo as crianças pequenas passarem mastigando e sugando, mais desenvolvidos serão seu rosto e suas vias aéreas, e melhor será a respiração mais adiante na vida. Dezenas de estudos nas últimas duas décadas apoiam isso. Eles mostram menor incidência de dentes tortos, de ronco e apneia do sono em crianças pequenas que são amamentadas por mais tempo em comparação com as que tomam mamadeira.[54]

"Agora, deite-se e incline a cabeça para trás", disse Belfor, apontando a bandeja com o molde em direção a minha boca aberta. O molde que ele estava prestes a fazer foi colocado em mim com um homeoblock, um dispositivo de expansão que Belfor inventou nos anos 1990. É um objeto de acrílico cor-de-rosa em fios brilhantes de metal que não parece diferente de nenhum outro aparelho. Mas o homeoblock não foi feito para endireitar dentes. Assim como os primeiros dispositivos ortodônticos funcionais, criados por Norman Kingsley e Pierre Robin, seu propósito é expandir a boca e tornar a respiração mais fácil. Ao longo do caminho, estimula o estresse[55] da mastigação sempre que a pessoa mastiga, para que não tenha que passar de três a quatro horas mordendo ossos e casca de árvore como os nossos antepassados.

Os pacientes de Belfor — entre eles o dublê de corpo do Richard Gere, uma dona de casa de meia-idade de Phoenix, uma socialite de 79 anos de Nova York e centenas de outros — compartilharam resultados profundos. Belfor me mostrou suas tomografias de antes e depois quando fui ao consultório dele pela primeira vez. Eles tinham gargantas obstruídas nas fotos do antes; vias aéreas mais abertas e muito osso novo seis meses depois. Eram o equivalente dentário de Dorian Gray.

"Agora abra mais a boca e diga *aaaahhh*", disse Belfor.

A relação mastigação/vias aéreas, como tantas outras coisas ligadas à respiração, já era velha conhecida. Enquanto fui mergulhando em documentos científicos de um século sobre o assunto ao longo de vários meses, senti que estava preso em um Dia da Marmota da pesquisa respiratória. Diferentes cientistas, diferentes décadas; as mesmas conclusões, a mesma amnésia coletiva.

James Sim Wallace, um renomado médico e dentista escocês, publicou diversos livros a respeito dos efeitos deletérios dos alimentos moles em nossa boca e em nossa respiração. "Uma dieta mole logo no início da vida impede o desenvolvimento das fibras dos músculos da língua",[56] escreveu ele há mais de um século, "resultando em uma língua mais fraca que [não consegue] colocar a primeira dentição em uma estrutura adequada com arcadas totalmente desenvolvidas, o que levará a mais dentes permanentes tortos".

Os contemporâneos de Wallace começaram a tomar medidas da boca dos pacientes e a compará-las com crânios de antes da Revolução Industrial. O palato dos crânios antigos media cerca de seis centímetros.[57] Até o fim do século XIX, a boca havia encolhido para 5,23 centímetros. Ninguém questionou essas observações. "Que a mandíbula humana está se tornando cada vez menor é um fato universalmente reconhecido",[58] disse Wallace. Isso não impediu que essa pesquisa fosse ignorada pelo século seguinte.

Em 1974, no entanto, um antropólogo de 26 anos de cabelos desgrenhados chamou atenção no Museu Nacional de História Natural

Smithsonian. Seu nome era Robert Corruccini, e ele escreveria ou contribuiria com 250 trabalhos de pesquisa e uma dúzia de livros sobre o assunto. Corruccini viajou pelo mundo e examinou milhares de bocas e dietas, dos nativos americanos de Pima às populações urbanas de imigrantes chineses, desde trabalhadores rurais do Kentucky aos aborígines australianos. Ele até conduziu estudos com animais, alimentando um grupo de porcos[59] com uma dieta de ração seca e outros com ração idêntica amolecida com água. A mesma comida, as mesmas vitaminas; apenas a textura havia mudado.

Pessoas, porcos, tanto faz. Sempre que trocavam alimentos mais duros por alimentos macios, o rosto se estreitava, os dentes se aglomeravam, os maxilares perdiam o alinhamento. Problemas respiratórios geralmente ocorriam.

Cinquenta por cento da população humana moderna apresentaria essa "má-oclusão" na primeira geração de mudança para alimentos macios e processados; na segunda geração, 70%; na terceira, 85%.

Na quarta, olhe em volta. Somos nós agora. Cerca de 90% de nós têm alguma forma de má-oclusão.[60]

Corruccini apresentou seus dados inovadores em conferências odontológicas nos Estados Unidos, chamando os dentes tortos de "doença da civilização". Havia muito interesse no começo. "Uma recepção muito educada", disse ele. "Mas nada realmente mudou."

Hoje, o site oficial dos Institutos Nacionais de Saúde dos Estados Unidos atribui as causas de dentes tortos e outras deformações das vias aéreas "mais frequentemente à hereditariedade". Outras causas incluem sucção do polegar, lesão ou "tumores da boca e da mandíbula".

Não se menciona a mastigação. Nada é dito sobre alimentos.

Belfor reuniu a própria biblioteca de dados ao longo de duas décadas. Ele tinha estudos de caso, tabelas e gráficos mostrando como seus pacientes estavam recuperando os ossos e abrindo as vias aéreas. Mas ele também foi ignorado e muitas vezes ridicularizado. Depois de uma palestra na universidade onde estudou, vários colegas alegaram que ele havia falsificado seus dados e adulterado os raios X. "Não se pode desenvolver ossos depois dos trinta anos", repreenderam-no várias vezes.

Belfor e Corruccini ainda estão esperando o momento-chave, quando o que é tido como certo começa a mudar. Enquanto isso, eu mudei.

Exatamente um ano após a semana em que comecei a usar o aparelho de Belfor, visitei uma clínica particular de radiologia no centro de São Francisco e tive as vias aéreas, os seios paranasais e a boca examinados de novo. Belfor enviou os resultados para a AnalyzeDirect, na Clínica Mayo, para estudar o que havia acontecido com meu rosto e minhas vias aéreas.

Os resultados foram impressionantes. Ganhei 1,658 milímetro cúbico de osso novo nas bochechas e no olho direito, o volume equivalente a uma moeda de cinco *cents*. Eu também ganhei 118 milímetros cúbicos de osso ao longo do nariz e 178 milímetros ao longo da mandíbula superior. A posição da minha mandíbula ficou mais alinhada e equilibrada. Minhas vias aéreas aumentaram e ficaram mais firmes. O depósito de pus e granulação que se acumulava em meus seios maxilares, provavelmente resultado de obstrução crônica leve, desapareceu por completo.

Claro, demorou semanas para eu me acostumar a ter um pedaço de plástico na boca à noite. Saliva se acumulava, minha garganta se contraía e meus dentes doíam. Mas, como a maioria dos desconfortos da vida, ficou mais fácil e menos irritante conforme eu passava mais tempo fazendo isso.

Enquanto escrevo isso, por causa da mastigação e da ampliação do meu paladar, estou respirando com mais facilidade do que consigo me lembrar de já ter conseguido. Além daquela semana e meia em que obstruí meu nariz de propósito no experimento de Stanford, sofri apenas uma congestão nasal este ano, quando tive um resfriado. Mesmo com a boca e o rosto desalinhados, e estando na meia-idade, eu consegui fazer um progresso real.*

---

* Ninguém precisa de um homeoblock ou de um retentor para obter os benefícios de mastigação e construção óssea e expansão das vias aéreas. Alimentos duros e naturais e chiclete provavelmente funcionam com a mesma eficácia. Marianna Evans recomenda que seus pacientes masquem chiclete algumas horas por dia. Também segui esse conselho e, em alguns dias, mastigava um tipo extremamente duro de chiclete turco chamado Falim, que tinha sabores como carbonato e menta. O material tinha um gosto bastante rústico, mas oferecia um bom treino e produzia resultados.

"A natureza busca homeostase e equilíbrio", explicou Belfor por celular em uma de nossas dezenas de conversas desde que nos conhecemos. "Você estava desequilibrado. Basta olhar para as tomografias. A natureza o corrigiu adicionando uma quantidade enorme de osso ao rosto. E a prova está nas tomografias."

Foi isso que aprendi ao final dessa longa e muito estranha viagem pelas causas e curas da obstrução das vias aéreas: nosso nariz e nossa boca não são pré-determinados no nascimento, na infância ou mesmo na idade adulta. Podemos reverter o relógio em relação a grande parte dos danos causados nos últimos cem anos com força de vontade, uma postura adequada, mastigação dura e talvez um pouco de "mewing".

E com a obstrução fora do caminho, podemos, enfim, voltar a respirar.

PARTE TRÊS

RESPIRE+

CAPÍTULO OITO

MAIS, NO MOMENTO ADEQUADO

Na manhã seguinte à nossa "última" ceia, Olsson e eu entramos no meu carro e fomos até Stanford para uma inspeção final com o dr. Nayak. Somos examinados, cutucados, virados do avesso e nos enchem de perguntas pela última vez. Os mesmos testes que fizemos dez dias atrás e dez dias antes disso também. Os dados para os dois estágios do experimento, segundo nos informam, estarão disponíveis no fim do mês. Estamos livres para respirar e prontos para partir.

Para Olsson, significa voltar para a Suécia. Para mim, significa explorar ainda mais os limites da respiração.

As técnicas que mostrarei a partir deste ponto não se manterão no estilo lento e constante. *Não* estarão disponíveis para todo mundo, em qualquer lugar. Você não poderá tentá-las enquanto folheia este livro. Algumas pessoas levaram muito tempo para dominá-las, exigem esforço coordenado e podem ser desconfortáveis.

A medicina pulmonar tem muitos nomes assustadores para o que essas técnicas mais extremas podem fazer ao corpo e à mente: acidose respiratória, alcalose, hipocapnia, sobrecarga do sistema nervoso simpático e apneia extrema. Em circunstâncias normais, essas condições são consideradas prejudiciais e exigiriam cuidados médicos.

No entanto, algo mais acontece quando praticamos essas técnicas *voluntariamente*, quando empurramos nosso corpo para esses estados de forma consciente, por alguns minutos ou horas, todos os dias. Em alguns casos, podem transformar vidas completamente.

Chamo essas potentes técnicas de Respire+ (Breathing+, em inglês), porque se baseiam nas práticas que descrevi anteriormente neste livro e exigem uma atenção maior, oferecendo também mais resultados. Algumas técnicas envolvem respirar muito rápido por um longo tempo; outras requerem respiração muito lenta por mais tempo ainda. E algumas implicam não respirar por alguns minutos. Essas técnicas datam de milhares de anos, desapareceram e foram redescobertas em um momento diferente e em uma cultura diferente, renomeadas e reaplicadas.

Na melhor das hipóteses, Respire+ poderá oferecer uma visão mais profunda dos segredos da nossa função biológica mais básica. Na pior delas, respirar dessa maneira poderá provocar suores, náuseas e exaustão. Eu logo aprendi que tudo isso faz parte do processo. É o desafio respiratório necessário para se chegar ao outro lado.

Por mais improvável que pareça, a primeira técnica de Respire+ que explorarei surgiu nos campos de batalha da Guerra Civil.

Era 1862 e Jacob Mendez Da Costa havia acabado de chegar ao Turner's Lane Hospital, na Filadélfia. O Exército da União tinha sofrido uma derrota humilhante em Fredericksburg, Virgínia, onde 1.200 homens foram mortos e mais de nove mil ficaram feridos.[1] Os soldados estavam deitados nos corredores, machucados e sangrando em fileiras de catres, sem orelhas, dedos, braços e pernas.

Mesmo aqueles que não estiveram em combate estavam entrando em colapso. Muitos chegaram ao hospital reclamando de ansiedade e paranoia, dores de cabeça, diarreia, tontura e uma forte dor no peito. Suspiravam muito. Quando tentavam respirar, bufavam várias vezes. Sentiam que não podiam respirar. Não mostraram sinais de danos físicos; passaram semanas ou até meses se preparando para a batalha, mas nunca entraram em combate. *Nada aconteceu com eles.* No entanto, estavam incapacitados, mancando e se arrastando pelas paredes caiadas de branco do hospital, passando pelos leitos de amputados que gritavam e sofriam, tentando encontrar o caminho para os cuidados de Da Costa.

Da Costa era um homem de aparência triste, careca, com costeletas suíças e olhos portugueses cansados. Nasceu na ilha de São Tomás e passou anos estudando medicina na Europa com os melhores cirurgiões. Tornou-se um renomado especialista em doenças do coração e tratou dezenas de homens com diferentes patologias. Mas nunca tinha visto nada como os soldados em Turner's Lane.

Ele começou a realizar os exames levantando a camisa dos soldados e colocando o estetoscópio no peito deles. Os batimentos cardíacos deles estavam malucos, atingindo duzentos por minuto, mesmo em repouso. Alguns respiravam trinta ou mais vezes por minuto,[2] o dobro do ritmo normal.

Um típico paciente foi William C., agricultor de 21 anos que, após o alistamento, desenvolveu uma forte diarreia e um tom azulado nas mãos. Ele reclamava muito de falta de ar. Henry H. tinha sintomas idênticos e compartilhava a constituição magra de William C., com peito estreito e coluna curvada. Ele estava saudável no momento em que se alistou, mas, sem explicação, sua condição havia mudado. "O homem não parecia doente", escreveu Da Costa. Mas sua frequência cardíaca era "de ritmo irregular, algumas batidas se seguiam a outras em rápida sucessão".

Centenas de homens visitariam Da Costa nos anos seguintes com as mesmas queixas, que já haviam sido feitas anteriormente por outros soldados. Da Costa chamaria a doença de "síndrome do coração irritável".

A síndrome era intrigante porque surgia e depois desaparecia. Alguns dias, semanas ou meses de descanso e relaxamento, e os batimentos cardíacos melhoravam e os problemas digestivos diminuíam. Os homens também voltavam a respirar normalmente. A maioria até retornava à guerra. Os poucos que ainda sofriam seriam colocados na "tropa de inválidos" ou retornariam a suas casas para tratarem a síndrome pelo resto da vida.

Da Costa registrou uma grande quantidade de dados sobre esses homens e lançou um estudo clínico formal em 1871, que se tornaria um marco na história das doenças cardiovasculares.

Mas a síndrome do coração irritável não se limitou apenas à Guerra Civil. Os mesmos sintomas[3] apareceriam, meio século depois, em 20% dos soldados[4] que lutaram na Primeira Guerra Mundial, em um milhão de soldados na Segunda Guerra Mundial e em centenas de milhares mais no Vietnã e nas guerras do Iraque e do Afeganistão. Os médicos deram novos nomes para esses problemas nesse meio-tempo, acreditando que haviam descoberto um novo tipo de doença. Disseram aos soldados que eles sofreram choque, coração de soldado, síndrome pós-Vietnã e transtorno de estresse pós-traumático. Consideravam que fossem doenças psicológicas, distúrbios no cérebro provocados pela batalha. Os soldados frequentemente culpavam a exposição a produtos químicos ou vacinas, embora ninguém soubesse com certeza.

Da Costa tinha teorias próprias. No Turner's Lane Hospital, suspeitava estar lidando com, em suas palavras, "um distúrbio do sistema nervoso simpático".

É o mesmo distúrbio que estou sentindo agora.

É fim da manhã, e estou deitado em um tapete de yoga no gramado de um parque à beira da estrada, no sopé das montanhas de Sierra Nevada. Há uma mesa de piquenique cheia de técnicos de emergência médica almoçando à minha direita, um velho tomando cerveja escondido dentro de um saco pardo à minha esquerda. Acima de mim, o sol de outono é tão claro e brilhante que cega, mesmo semicerrando os olhos. Respiro profundamente, até o fundo do abdômen, e solto o ar. Venho fazendo isso há alguns minutos e posso sentir gotas de suor surgindo na minha testa e no meu rosto. Tenho mais meia hora pela frente.

"Mais vinte!", grita o homem em pé parado na minha frente. Mal consigo ouvi-lo através do enorme barulho de grandes caminhões que mudam de marcha na estrada atrás de nós. O nome dele é Chuck McGee III. É um cara grande, com um corte de cabelo tigela, óculos espelhados e bermuda de sarja que fica alguns centímetros acima das meias brancas e dos tênis sujos. Eu o contratei durante o dia para me ajudar a redefinir meu sistema nervoso simpático com a respiração excessiva.

Até agora está funcionando. Meu coração está batendo com muita força. Parece que há um animal solto em meu peito. Sinto-me ansioso e paranoico, suado e claustrofóbico.

Essa deve ser a sobrecarga simpática. Deve ser a síndrome do coração irritável.

Respirar é mais do que apenas um ato bioquímico ou físico. É mais do que apenas mover o diafragma para baixo e aspirar ar para alimentar células famintas e remover resíduos. As dezenas de bilhões de moléculas que trazemos para o nosso corpo a cada respiração também desempenham um papel mais sutil, mas igualmente importante. Influenciam quase todos os órgãos internos, informando quando ligar e desligar. Afetam a frequência cardíaca, a digestão, o humor, as atitudes... Respirar importa quando ficamos excitados ou nos sentimos enjoados. É um interruptor para uma vasta rede chamada sistema nervoso autônomo.

Existem duas seções nesse sistema, e elas servem para funções opostas. Cada uma é essencial para o nosso bem-estar.

A primeira seção, chamada sistema nervoso parassimpático, estimula o relaxamento e a restauração. O zumbido suave que você ouve durante uma longa massagem ou a sonolência que sente após uma grande refeição acontecem porque o sistema nervoso parassimpático envia sinais ao estômago para digerir e ao cérebro para bombear na corrente sanguínea hormônios de sensação boa, como serotonina e ocitocina. A estimulação parassimpática também abre as comportas dos nossos olhos e faz as lágrimas fluírem nos casamentos. Promove a salivação antes das refeições, afrouxa os intestinos para eliminar os dejetos e estimula os órgãos genitais antes do sexo.

Os pulmões são cobertos por nervos que se estendem em ambos os lados do sistema nervoso autônomo, e muitos dos nervos que se conectam ao sistema parassimpático estão localizados nos lobos inferiores. Por essa razão, as respirações longas e lentas são tão relaxantes.[5] À medida que as moléculas da respiração ficam mais profundas, ativam os nervos parassimpáticos, que enviam mais mensagens para os órgãos descansarem e digerirem. À medida que o ar sobe pelos pulmões durante a expiração, as moléculas estimulam uma resposta parassimpática ainda mais poderosa. Quanto mais fundo e suave respiramos, e quanto mais expiramos, mais lentamente o coração bate e mais calmos ficamos. As pessoas evoluíram para passar a maior parte das horas em vigília — e todas as nossas horas de sono — nesse estado de recuperação e relaxamento. Relaxar nos tornou mais humanos.

A segunda seção do sistema nervoso autônomo, o simpático, tem um papel oposto.[6] Envia sinais estimulantes para nossos órgãos, para que eles se preparem para a ação. Uma profusão de nervos nesse sistema está espalhada no topo dos pulmões. Quando respiramos rapidamente, as moléculas de ar ativam os nervos simpáticos. Funcionam como um serviço de emergência. Quanto mais mensagens o sistema receber, maior será a emergência.

Essa energia negativa que você sente quando alguém o corta no trânsito ou causa um prejuízo no trabalho é o sistema simpático que está aumentando. Nesses estados, o corpo redireciona o fluxo sanguíneo dos órgãos menos vitais, como o estômago e a bexiga, e o envia para os músculos e o cérebro. A frequência cardíaca aumenta,[7] a adrenalina entra em ação, os vasos sanguíneos se contraem, as pupilas se dilatam,[8] as palmas das mãos suam e a mente se aguça. Os estados simpáticos ajudam a aliviar a dor e evitam que o sangue escorra, caso venhamos a nos machucar. Eles nos deixam mais preparados para lutar melhor ou correr mais rápido quando somos confrontados com alguma situação de perigo.

Nosso corpo é feito para permanecer em estado de alerta simpático elevado[9] por breves momentos, e apenas ocasionalmente. Embora o estresse simpático leve só um segundo para ser ativado, desligá-lo e retornar a um estado de relaxamento e restauração pode levar uma hora ou mais.[10] É o que dificulta a digestão dos alimentos após um acidente e o motivo por que os homens têm problemas para obter ereções e mulheres geralmente não conseguem atingir orgasmos quando estão com raiva.*

---

* A excitação sexual é controlada pelo sistema parassimpático e geralmente é acompanhada ou pode ser induzida por respirações suaves e fáceis. Enquanto isso, os orgasmos são uma resposta simpática e geralmente vêm antes de uma respiração rápida, curta e aguda. Somos atraídos pelas pupilas grandes do nosso parceiro porque elas se dilatam durante o orgasmo, uma reação simpática.

Por todas essas razões, parece estranho e contraintuitivo se colocar por vontade própria em um estado prolongado de extremo estresse simpático e fazer isso todos os dias. Por que ficar tonto, ansioso e mole? No entanto, durante séculos, os antigos desenvolveram e praticaram técnicas de respiração que faziam exatamente isso.

O método de respiração indutora de estresse que me trouxe a este parque é chamado "Meditação do Fogo Interior" e tem sido praticado pelos budistas tibetanos e seus alunos nos últimos mil anos. Sua história começa por volta do século X d.C., quando um indiano de 28 anos chamado Naropa[11] ficou entediado com a vida doméstica. Ele se divorciou da esposa, fez as malas e caminhou para o nordeste até ser cercado por torres de pedra, pavilhões, templos e árvores de lótus-azuis. Esse lugar deslumbrante era a Universidade Budista Nalanda. Milhares de estudiosos de todo o Oriente se reuniam lá para estudar astronomia, astrologia e medicina holística. Alguns procuravam por iluminação.

Naropa se destacou em seus cursos, dominando lições do Sutra e técnicas secretas do Tantra, que haviam sido transmitidas de um mestre para outro ao longo dos milênios. Partiu para o Himalaia com o intuito de colocar em prática tudo o que tinha aprendido, morando dentro de uma caverna às margens do rio Bagmati, que hoje é conhecido como Katmandu, no Nepal. A caverna era fria. Naropa aproveitou o poder da respiração para não congelar até a morte. A prática ficou conhecida como Tummo, a palavra tibetana para "fogo interior".

O Tummo era perigoso. Se usado incorretamente, poderia provocar picos muito intensos de energia, que viriam a causar sérios danos mentais. Por esse motivo, foi reservado apenas para monges experientes e permaneceu no Himalaia, trancado nos mosteiros tibetanos por milhares de anos.

Avancemos para o início do século XX, quando uma anarquista belgo-francesa e ex-cantora de ópera estava subindo ao Tibete com fuligem no rosto, pelos de iaque entrelaçados no cabelo e uma faixa vermelha ao redor da cabeça. Ela se chama Alexandra David-Néel,[12] estava na casa dos quarenta anos e viajava sozinha pela Índia — algo inédito na época para uma mulher ocidental.

David-Néel passou a maior parte da vida explorando diferentes filosofias e religiões. Quando adolescente, saía com místicos, passava fome, se flagelava e seguia dietas praticadas por santos ascetas. Interessava-se por maçonaria, feminismo e amor livre. Mas foi o budismo que realmente a fascinou. Ela aprendeu sânscrito e partiu para uma peregrinação espiritual pela Índia e pelo Tibete, que durou catorze anos. Ao longo do caminho, entrou em uma caverna no alto do Himalaia, assim como Naropa. Foi lá que um homem santo tibetano lhe passou as instruções para o poder de superaquecimento do Tummo.

"[Tummo era] apenas uma maneira inventada pelos eremitas tibetanos de viver sem pôr em risco sua saúde no alto das colinas", escreveu David-Néel. "Não tem nada a ver com religião e, portanto, pode ser usado para fins comuns, sem falta de reverência." David-Néel confiava na técnica, praticando-a repetidas vezes para se manter feliz, saudável e aquecida, enquanto caminhava dezenove horas por dia em temperaturas congelantes sem comida ou água, em altitudes acima de cinco mil metros.

"Mais dois, vamos lá!", diz McGee. Não consigo vê-lo — meus olhos ainda estão semicerrados —, mas posso ouvi-lo, respirando meio ofegante ao meu lado, me incentivando. Inspiro fundo mais uma vez, depois rolo o ar até o peito e expiro, como uma onda. Venho fazendo isso nos últimos cinco minutos. Minhas mãos estão formigando e meus intestinos parecem se desenrolar aos poucos. Soltei um gemido involuntário.

"Sim!" McGee aplaude. "Expressão é o oposto de depressão! Vá em frente!"

Gemo um pouco mais alto, mexo o corpo e respiro mais um pouco. Por um momento, fico constrangido com os paramédicos e os bêbados de rosto corado nas proximidades, que sem dúvida estão assistindo ao espetáculo: dois caras de meia-idade hiperventilando e gemendo em um tapete de yoga roxo atóxico.

Essa autoexpressão é parte importante do Tummo, disse McGee antes de começarmos. O que me lembra de que o estresse que estou criando é diferente do estresse de, por exemplo, me atrasar para uma reunião importante. É um estresse consciente. McGee continua gritando: "Isso é algo que você está fazendo consigo mesmo, e não algo que está acontecendo com você!"

O estresse que os soldados de Da Costa experimentaram era inconsciente. Os homens haviam crescido em ambientes rurais, fora do barulho e da multidão da cidade. Quanto mais carnificina viam, mais suas respostas inconscientes e solidárias continuavam se formando sem meios de liberação. Em certo ponto, seus sistemas nervosos ficaram tão sobrecarregados que entraram em curto-circuito e depois em colapso.

Não quero um curto-circuito. Quero me condicionar para poder permanecer flexível às constantes pressões da vida moderna.

"Continue", diz McGee. "Solta tudo!"

Surfistas profissionais, lutadores de artes marciais mistas e fuzileiros de elite da Marinha norte-americana[13] usam a respiração no estilo Tummo para entrar na zona de concentração antes de uma competição ou missão especial. Também é muito útil para pessoas de meia-idade que sofrem de estresse, dores fortes, dores de grau baixo e metabolismo lento. Para eles, o Tummo pode ser uma terapia preventiva, uma maneira de recuperar o sistema nervoso e mantê-lo lá.

Os métodos mais simples e menos intensos de respirar devagar, menos, pelo nariz e longamente também podem dissipar o estresse e restaurar o equilíbrio. Essas técnicas podem mudar a vida de alguém, e eu vi dezenas de pessoas transformadas por elas. Mas os resultados podem demorar um pouco, especialmente para pessoas com doenças crônicas de longa data.

Às vezes, o corpo precisa de mais do que uma cutucada suave para se realinhar. Às vezes, precisa de um empurrão mais violento. E é o que Tummo faz.

Esse empurrão ainda deixa perplexos os poucos cientistas que prestam atenção a esses fenômenos. Eles se perguntam: como a respiração extrema consciente pode invadir o sistema nervoso autônomo?

O dr. Stephen Porges, cientista e professor de psiquiatria da Universidade da Carolina do Norte, estudou o sistema nervoso e sua resposta ao estresse nos últimos trinta anos. Seu foco principal é o nervo vago,[14] uma rede sinuosa dentro do sistema que se conecta a todos os principais órgãos internos. O nervo vago é a alavanca de força; é o que liga e desliga os órgãos em resposta ao estresse.

Quando o nível de estresse percebido é muito alto, o nervo vago diminui a frequência cardíaca, a circulação do sangue e as funções dos órgãos. Foi assim que nossos ancestrais répteis e mamíferos desenvolveram a habilidade de "fingir-se de morto" há centenas de milhões de anos, a fim de conservar energia e fugir do ataque de predadores. Répteis ainda usam essa habilidade, assim como muitos mamíferos. (Imagine o corpo mole de um rato nas mandíbulas de um gato doméstico.)

Nós também "nos fingimos de mortos", porque compartilhamos os mesmos mecanismos na parte primitiva do tronco cerebral. Chamamos isso de desmaio.[15] Nossa tendência a desmaiar é controlada pelo sistema vagal, especificamente quando somos muito sensíveis ao perigo percebido. Algumas pessoas são tão ansiosas e hipersensíveis que seus nervos vagos as fazem desmaiar por motivos banais, como ver uma aranha, ouvir más notícias ou ver sangue.

A maioria de nós não é tão sensível. É muito mais comum, especialmente no mundo moderno, nunca experimentar o estresse total e ameaças à vida, mas também nunca relaxamos totalmente. Passamos os dias meio adormecidos e as noites meio acordados, relaxados em uma zona cinzenta de meia ansiedade. Quando o fazemos, o nervo vago permanece meio estimulado.

Durante esses momentos, os órgãos de todo o corpo não serão "desligados", mas parcialmente sustentados em um estado de animação suspensa: o fluxo sanguíneo diminuirá e a comunicação entre os órgãos e o cérebro ficará instável, como uma conversa por uma linha telefônica com estática. Nossos corpos podem persistir assim por um tempo; eles podem nos manter vivos, mas não podem nos manter saudáveis.

Porges descobriu que os pacientes que sofriam das doenças estudadas por Da Costa, como formigamento nos dedos, diarreia crônica, aumento da frequência cardíaca, diabetes e disfunção erétil, costumavam ser tratados para cada um desses sintomas com foco em órgãos individuais. Mas não havia nada de errado com o estômago, o coração ou a genital deles. O que ocorria eram problemas de comunicação ao longo da rede vagal e autonômica, causados por estresse crônico. Para alguns pesquisadores, não é coincidência que oito dos dez cânceres mais comuns afetem órgãos que tiveram o fluxo sanguíneo normal interrompido[16] durante estados prolongados de estresse.

Reparar o sistema nervoso autônomo pode efetivamente curar ou diminuir esses sintomas.[17] Na última década, os cirurgiões implantaram em pacientes nódulos elétricos que funcionam como um nervo vagal artificial para reiniciar o fluxo sanguíneo e a comunicação entre os órgãos. O procedimento é chamado de estimulação do nervo vago e é muito eficaz para pacientes que sofrem de ansiedade, depressão e doenças autoimunes.

Mas Porges descobriu uma maneira menos invasiva[18] de estimular o nervo vago: a respiração.

A respiração é uma função autônoma que podemos controlar de forma consciente. Embora não possamos simplesmente decidir quando desacelerar ou acelerar nosso coração[19] ou nossa digestão, ou mover o sangue de um órgão para outro, podemos escolher como e quando respirar.[20] O desejo[21] de respirar lentamente abre a comunicação ao longo da rede vagal e nos relaxa em um estado parassimpático.

Respirar muito rápido e de propósito inverte a resposta vagal, empurrando-nos para um estado de estresse. Isso nos ensina a acessar conscientemente o sistema nervoso autônomo[22] e controlá-lo, a ativar o estresse pesado para que possamos desligá-lo e passar o resto de nossos dias e noites relaxando e restaurando, alimentando e criando.[23]

"Você não é o passageiro", McGee continua gritando comigo. "Você é o piloto!"

Isso deveria ser biologicamente impossível.[24] O sistema nervoso autônomo, em sua definição, deveria ser automático, ou seja, estar fora do nosso controle. E nos últimos cem anos, em média, essa crença se manteve. Em grande parte, na medicina, ela ainda é válida.

Quando Alexandra David-Néel finalmente voltou a Paris e escreveu sobre o Tummo e outras técnicas e meditações de respiração budista em seu livro de 1927, *My Journey to Lhasa*, poucos médicos e pesquisadores acreditaram nos relatos. Poucos podiam aceitar que só o ato de respirar poderia manter o corpo quente em temperaturas congelantes. Menos ainda acreditavam que poderia controlar a função imunológica e curar doenças.

No século XX, o interesse pelo Tummo aumentou e uma grande quantidade de antropólogos, pesquisadores e investigadores viajou para o Himalaia e voltou relatando feitos semelhantes aos narrados por David-Néel. Contaram histórias de monges vestindo apenas uma única camada de roupa durante o inverno, aquecendo-se em gelados mosteiros de pedra durante o dia e derretendo círculos na neve ao redor dos corpos nus durante a noite. Por fim, um pesquisador da Harvard Medical School chamado Herbert Benson pensou que talvez fosse hora de colocar o Tummo à prova.

Benson viajou para o Himalaia em 1981, recrutou três monges, conectou-os a sensores que mediam a temperatura nos dedos das mãos e dos pés e, em seguida, pediu que praticassem a respiração Tummo. Durante a prática, a temperatura nas extremidades dos monges subiu até menos oito graus Celsius[25] e permaneceu assim. Os resultados foram publicados no ano seguinte na conceituada revista científica *Nature*.[26]

Os vídeos e fotografias feitos durante os experimentos de Harvard mostravam homens baixos, com tecidos enrolados em cinturas flácidas, pele coberta por uma espessa camada de suor, olhos semicerrados e perdidos no horizonte longínquo. Os experimentos acrescentaram credibilidade ao que David-Néel e Naropa descreveram. No entanto, os monges de Benson pareciam ainda mais estranhos do que uma cantora de ópera anarquista ou um místico antigo. Parecia algo inacessível para ocidentais.

Isso mudaria no início dos anos 2000, quando um holandês chamado Wim Hof correu uma meia-maratona na neve, acima do Círculo Polar Ártico, sem camisa e descalço.[27] Ali estava um ocidental que tinha barba, cabelos ralos cor de chumbo e um rosto parecido com o de uma pintura de Bruegel. Em suma, parecia com qualquer outro homem de meia-idade do norte da Europa. Hof não havia crescido em uma caverna na Índia ou sofrido de tuberculose em um hospital de algum vilarejo. Trabalhou como carteiro e era pai de quatro filhos.

Anos antes, a esposa de Hof havia tirado a própria vida após anos de depressão. Ele procurou refúgio para a sua dor aprofundando a prática de yoga,[28] meditação e respiração. Desenterrou a técnica antiga do Tummo, aperfeiçoou-a, simplificou-a e a repaginou para consumo de massa. A partir daí, começou a promover suas técnicas em uma série de acrobacias temerárias que teriam passado rapidamente despercebidas se a mídia não estivesse presente para observá-las.

Hof mergulhou em uma banheira cheia de gelo por uma hora e 52 minutos e não sofreu hipotermia ou ulceração pelo frio. Correu uma maratona completa no deserto da Namíbia, a temperaturas que atingiam quarenta graus, sem beber um gole de água.

Ao longo de uma década, Hof quebrou 26 recordes mundiais, cada um mais surpreendente que o anterior. Esses feitos lhe renderam fama internacional, e seu rosto sorridente e coberto de gelo logo apareceu em dezenas de capas de revistas, em chamativos documentários e em alguns livros.

"Wim violou as regras estabelecidas nos livros médicos, de modo que os cientistas tiveram de prestar atenção redobrada na situação", disse Andrew Huberman,[29] professor de neurobiologia da Universidade de Stanford. Os cientistas ficaram muito atentos.

Em 2011, pesquisadores do Centro Médico da Universidade Radboud, na Holanda, levaram Hof para um laboratório e começaram a testá-lo, tentando descobrir como ele havia realizado seu feito. Em certo momento, injetaram no braço dele uma endotoxina, componente da *E. coli*. A exposição às bactérias geralmente induz a vômitos, dores de cabeça, febre e outros sintomas semelhantes aos da gripe. Hof recebeu o *E. coli* nas veias e logo depois respirou várias vezes usando as técnicas de respiração de Tummo, esperando que seu corpo lutasse contra aquilo. Não mostrou sinais de febre ou náusea. Alguns minutos depois, levantou-se da cadeira e pegou uma xícara de café.

Hof insistiu que não era especial, nem David-Néel ou os monges tibetanos eram. Qualquer um poderia fazer o que eles fizeram. Como Hof disse, nós precisávamos apenas "respirar, cacete!".

Ele provou seu argumento três anos depois, quando pesquisadores da Universidade Radboud usaram duas dúzias de voluntários saudáveis[30] e os dividiram aleatoriamente em dois grupos. Metade deles passou os dez dias seguintes aprendendo a versão de Hof para a técnica de Tummo enquanto se expunha ao frio, fazendo coisas como jogar futebol sem camisa na neve. O grupo controle não recebeu treinamento. Os dois grupos foram levados de volta ao laboratório. Cada um foi conectado a monitores e, em seguida, recebeu a injeção da endotoxina da *E. coli*.

O grupo treinado por Hof conseguiu controlar a frequência cardíaca, a temperatura e a resposta imune e estimular o sistema simpático. Mais tarde, descobriu-se que essa prática de respiração mais forte, juntamente com a exposição regular ao frio, liberava os hormônios de estresse adrenalina, cortisol e noradrenalina. A explosão de adrenalina deu aos respiradores mais energia e liberou uma bateria de células imunológicas[31] programadas para curar feridas, combater patógenos e infecções. O enorme aumento no nível de cortisol ajudou a diminuir as respostas imunes inflamatórias de curto prazo, enquanto um fluxo de noradrenalina redirecionava o fluxo sanguíneo da pele, do estômago e de órgãos reprodutivos para os músculos, o cérebro e outras áreas essenciais em situações estressantes.

Tummo aqueceu o corpo e abriu a farmácia do cérebro, enchendo a corrente sanguínea com opioides autoproduzidos,[32] dopamina e serotonina. Tudo isso com apenas algumas centenas de respirações rápidas e mais profundas.

"Mais um", diz McGee. "Então, libere tudo isso e espere."

Sigo as instruções e ouço quando o ar dentro dos meus pulmões de repente para e é substituído por puro silêncio, o tipo de silêncio que um paraquedista sente no momento em que o paraquedas se abre. Mas essa quietude está vindo de dentro. Enquanto prendo a respiração por mais tempo, sinto um calor reconfortante se espalhar pelo meu corpo e pelo meu rosto. Concentro-me em meu coração, e a vibração é como rock. Cada batida ressoa e parece o bumbo do começo de "Iron Man", do Black Sabbath.

"Faça o silêncio entre os batimentos cardíacos durar uma eternidade", diz McGee com a voz suave.

Depois de mais ou menos um minuto, McGee me instrui a respirar fundo sem expirar e segurar novamente por quinze segundos, movendo suavemente o ar ao redor do meu peito. Seguindo sua ordem, expiro e o ciclo recomeça. "Mais três rodadas", grita McGee. "Seja sua própria superpotência!"

Enquanto estou bufando de novo, direciono o foco para McGee, meu líder de torcida. Mais cedo, ele me contou como tinha sido diagnosticado com diabetes tipo 1 seis anos antes, aos 33 anos. Seu pâncreas falhou e não produzia mais insulina. Então, ele sofreu com dores crônicas nas costas, o que o deixava ansioso e muito deprimido. Sua pressão arterial disparou.

O médico de McGee aplicou injeções de insulina para ajudar a estabilizar o açúcar no sangue, enalapril para abaixar a pressão arterial e Valium para aliviar a dor. "Eu também estava tomando quatro ou cinco comprimidos de ibuprofeno todos os dias", disse ele. Mas nada ajudava. Ele só ficava mais doente.

McGee era como os 15% da população americana — mais de cinquenta milhões de pessoas[33] — que sofrem de um distúrbio autoimune. Em termos mais simples, essas doenças são o resultado de um sistema imunológico desonesto que começa a atacar tecidos saudáveis. As articulações ficam inflamadas, os músculos e as fibras nervosas desaparecem e as erupções cutâneas cobrem a pele. Essas doenças têm muitos nomes: artrite reumatoide, esclerose múltipla, doença de Hashimoto,[34] diabetes tipo 1.

Tratamentos farmacêuticos, como imunossupressores, funcionam para aliviar sintomas e manter o paciente mais confortável, mas não fazem nada para solucionar o mau funcionamento do corpo. Doenças autoimunes não têm cura conhecida. Até as causas são debatidas. Um crescente corpo de pesquisa mostrou que muitas estão ligadas à disfunção do sistema nervoso autônomo.

McGee descobriu sobre tratamentos alternativos quando um amigo o apresentou a Wim Hof, que tinha a alcunha de "Homem do Gelo" e havia se apresentado na Vice TV, um canal de notícias e cultura. Naquela noite, McGee tentou a técnica de respiração profunda de Hof. "Pela primeira vez em muito tempo, dormi em paz", contou ele. McGee se inscreveu no curso em vídeo de dez semanas de Hof e, em poucas semanas, viu seus níveis de insulina se normalizarem, a dor diminuir e a pressão arterial cair. Parou de tomar enalapril e reduziu a ingestão de insulina em cerca de 80%. Ainda tomava ibuprofeno, mas apenas uma ou duas pílulas por semana.

McGee estava viciado. Voou à Polônia para participar de um retiro de instrutores com Hof, onde ele e vários outros estudantes passaram duas semanas subindo montanhas nevadas e nadando em lagos congelantes. Respiravam muito. "Não parecia uma competição ou, sei lá, um treino extremo de ginástica", contou McGee. "Sabe esse papinho de 'Lute' ou 'O esforço vale a pena'? Isso é tudo besteira. É assim que você se machuca", explicou McGee. O objetivo era reequilibrar o corpo para que pudesse fazer aquilo para o qual é naturalmente adaptado.

Eu tinha ouvido várias dessas histórias.[35] Homens, principalmente na casa dos vinte anos, diagnosticados com artrite, psoríase ou depressão, e que semanas após praticarem a respiração profunda não apresentavam mais nenhum sintoma. Vinte mil pessoas na comunidade de Hof trocam dados de exames de sangue e outras métricas de suas transformações on-line. Os resultados anteriores e posteriores confirmaram suas alegações. Algumas dessas pessoas estavam reduzindo marcadores inflamatórios[36] (proteína C-reativa) em quarenta vezes em apenas algumas semanas.

"Os médicos alegam que isso é pseudociência, que não pode ser verdade", disse McGee. No entanto, ele e milhares de outros respiradores profundos continuaram mostrando melhorias significativas. Continuaram interrompendo o uso de medicamentos que tomavam havia anos. E continuaram se aquecendo e se curando.

"Você não pode patentear a respiração, isso faz parte da gente e não se pode culpar ninguém pela maneira como aprendeu", disse McGee. "Tudo o que se pode fazer é dar informações."

Aqui está a informação: para praticar o método respiratório de Wim Hof, comece encontrando um lugar calmo, deite-se de barriga para cima com um travesseiro embaixo da cabeça. Relaxe os ombros, o peito e as pernas. Respire profundamente pela boca do estômago e solte rapidamente. Continue respirando dessa maneira trinta vezes. Se possível, respire pelo nariz. Se o nariz estiver obstruído, tente os lábios franzidos. Cada respiração deve parecer uma onda, com a inspiração inflando o estômago e depois o peito. Você deve expirar todo o ar na mesma ordem.

Ao final de trinta respirações, expire até a conclusão natural, deixando cerca de um quarto do ar restante nos pulmões. Depois, segure essa respiração pelo maior tempo possível. Quando atingir seu limite, respire profundamente e mantenha por mais quinze segundos. Com muito cuidado, mova o ar fresco ao redor do peito e para os ombros, expire e inicie a respiração profunda de novo. Repita o padrão inteiro por três ou quatro ciclos, adicionando exposição ao frio (banho frio, banho de gelo etc.) algumas vezes por semana.

Esse vaivém — expirar completamente, depois parar, ficar muito frio e depois quente de novo — é a chave para a magia de Tummo. Força o corpo a um alto estresse em um minuto e a um estado de relaxamento extremo no seguinte. Os níveis de dióxido de carbono entram em colapso no sangue, e então se recuperam. Os tecidos sentem a falta do oxigênio e, em seguida, são inundados por ele. O corpo se torna mais adaptável e flexível e aprende que todas essas respostas fisiológicas podem estar sob controle. Pelo que McGee me disse, a respiração profunda e consciente permite que nos enverguemos sem quebrar.

De volta ao gramado do parque, não há mais raiva nem coração irritável. A jornada para o estresse simpático autoinfligido terminou. O mundo agora parece uma montagem feita pela Disney: o estalo de agulhas de pinheiro sob os pés de um esquilo, uma corrente de vento através dos galhos, o grito de um falcão distante, tudo transmitido em alta resolução.

Chegar aqui exigiu algum esforço e, se eu não estivesse deitado em uma esteira em um parque, respirar tão forte por tanto tempo poderia ser perigoso. McGee me disse isso várias vezes. Na verdade, ele avisa a todos os seus alunos para que nunca pratiquem Tummo enquanto dirigem, caminham ou em "qualquer ambiente em que você possa se machucar caso desmaie". E nunca pratique se tiver algum problema cardíaco ou estiver grávida.

Ninguém sabe ao certo como provocar esse estresse extremo pode afetar o sistema imunológico e nervoso em longo prazo. Alguns pulmonautas, como Anders Olsson e outros defensores de um ritmo mais lento e menor, argumentam que esse tipo de respiração excessiva forçada poderia, na verdade, ser mais prejudicial do que benéfica. "Ainda mais considerando a sociedade estressante em que vivemos", disse Olsson.

Não tenho tanta certeza. Alexandra David-Néel praticou[37] Tummo e outras formas antigas de respiração e meditação até a sua morte, em 1969, aos cem anos. Um de seus seguidores, um homem chamado Maurice Daubard,[38] ainda está vivo. Ele passou a adolescência acamado em um hospital com tuberculose, inflamação pulmonar crônica, entre outras doenças. Aos vinte anos, os médicos o desenganaram. Daubard decidiu se curar. Leu livros, treinou yoga e aprendeu o Tummo. Não apenas curou completamente seu corpo de qualquer doença, mas também ganhou uma força sobre-humana.

Em suas horas de folga como cabeleireiro, ele ficava apenas com a roupa de baixo e corria descalço pelas florestas nevadas. Décadas antes de Wim Hof, Daubard mergulhou até o pescoço no gelo e ficou ali, imóvel, por 55 minutos. Mais tarde, correu 240 quilômetros sob o sol escaldante do deserto do Saara. Aos 71 anos, percorreu o Himalaia de bicicleta a uma altitude de 16.500 pés.

Mas, para ele, sua maior façanha foi ajudar milhares de outras pessoas enfermas a aprender o poder de Tummo para se curarem, como ele havia feito.

"O ser humano não é apenas um organismo... Também é uma mente, cuja força, usada com sabedoria, permite que reparemos nossos corpos", escreveu Daubard. No momento da redação deste capítulo, Daubard tinha acabado de completar 89 anos. Ele ainda toca harpa, lê sem óculos e lidera retiros de Tummo nos Alpes italianos, acima de Aosta, onde os alunos se unem a ele usando apenas roupas de baixo e ficam sentados na neve por uma hora. Depois, caminham pelas montanhas seminus e finalizam com um mergulho em um lago alpino coberto de gelo.

"[Tummo] é para a reconstituição do sistema imunológico do homem", proclamou Daubard. "É um ótimo caminho para o futuro da saúde do homem."

Tummo não é a única técnica respiratória profunda que ressurgiu recentemente no Ocidente.

Vários anos atrás, quando estava no início da minha pesquisa, eu tinha ouvido falar de uma prática conhecida como Respiração Holotrópica, criada por um psiquiatra tcheco chamado Stanislav Grof.[39] O foco dessa respiração não era reiniciar o sistema nervoso autônomo ou curar o corpo; era reprogramar a mente. Estima-se que um milhão de pessoas a tenham experimentado, e hoje mais de mil facilitadores treinados realizam oficinas em todo o mundo.

Fiz uma visita a Grof, cuja casa ficava a apenas meia hora de distância ao norte de onde eu estava, no condado de Marin. Passei por uma rua arborizada, onde raízes de carvalho do tamanho de coxas humanas cobriam calçadas estreitas, e estacionei na entrada de uma casa moderna de meados do século passado. Peguei minha mochila e me aproximei da porta da frente.

Grof, vestido com uma camisa azul-escura, calça cáqui e tamancos, me cumprimentou. Levou-me até a sala, passando por figuras budistas, deuses hindus, máscaras indonésias e pilhas dos vinte livros que escreveu ao longo dos anos. Duas portas deslizantes de vidro ofereciam uma vista das colinas salpicadas de telhados de ladrilhos vermelhos em estilo espanhol. Nós nos sentamos a uma mesa de quintal feita de sequoia, e Grof me contou como tudo começou.

Era novembro de 1956,[40] e Grof era aluno da Academia de Ciências da Tchecoslováquia, em Praga. O departamento de psicologia da universidade havia recebido uma amostra de um novo medicamento da Sandoz, uma empresa farmacêutica suíça. Tinha sido desenvolvido originalmente para tratar dores menstruais e de cabeça, mas a Sandoz descobriu que os efeitos colaterais, que incluíam alucinações, eram muito graves para torná-lo comercializável. A empresa achou que os psiquiatras poderiam usá-lo para entender e se comunicar melhor com seus pacientes esquizofrênicos.

Grof se ofereceu para experimentar a medicação. Um assistente o amarrou a uma cadeira e injetou nele cem microgramas. "Vi a luz como nunca a tinha visto antes, e não conseguia acreditar que ela existia", lembrou Grof mais tarde. "Meu primeiro pensamento foi que eu estava olhando para Hiroshima. Então, me vi acima da clínica, de Praga, do planeta. A consciência não tinha limites, e eu estava além do planeta. Tinha uma consciência cósmica."

Grof foi uma das primeiras cobaias a testar o ácido lisérgico dietilamida-25, mais conhecido como LSD.

A experiência orientaria[41] a pesquisa de Grof na Academia de Ciências da Tchecoslováquia e, mais tarde, na Universidade Johns Hopkins, onde pesquisaria tratamentos de psicoterapia com pacientes. Em 1968, o governo dos Estados Unidos proibiu o uso do LSD,[42] então Grof e sua esposa, Christina, procuraram uma terapia com os mesmos efeitos alucinatórios e curativos que não os levariam à prisão. Foi quando descobriram a técnica de respiração pesada.

A técnica dos Grof era essencialmente Tummo elevado ao nível 11. Era necessário se deitar no chão de uma sala escura, com música alta, respirando o mais profunda e rapidamente possível por até três horas. Respirando até o ponto de exaustão, descobriram que poderiam colocar os pacientes em um estado de estresse no qual era possível acessar pensamentos subconscientes e inconscientes. Essencialmente, a terapia ajudou as pessoas a queimar um fusível na mente para que pudessem retornar a um estado de calma.

Os Grof chamavam isso de Respiração Holotrópica, do grego *holos*, que significa "inteiro", e *trepein*, que se traduz por "progredir em direção a algo". A Respiração Holotrópica derrubava a mente e a movia na direção da totalidade.

Levou um tempo. A Respiração Holotrópica frequentemente incluía uma jornada pela "noite escura da alma", na qual os pacientes experimentavam um "confronto doloroso" consigo mesmos. Às vezes, os pacientes vomitavam ou sofriam colapsos nervosos. Se passassem por tudo isso, poderiam surgir visões místicas, despertares espirituais, descobertas psicológicas, experiências extracorpóreas e, às vezes, o que Grof chamava de "uma pequena experiência de vida-morte-renascimento". Era tão poderoso que os pacientes relataram ter visto a vida inteira passar diante dos olhos. Logo a técnica ganhou popularidade entre os psiquiatras.

"Pegamos pessoas psicóticas, pessoas com quem ninguém mais queria lidar, pessoas para quem os medicamentos não estavam funcionando", disse o dr. James Eyerman, psiquiatra que praticava terapia em sua clínica havia trinta anos.

De 1989 a 2001, Eyerman conduziu mais de onze mil pacientes[43] no Saint Anthony Medical Center, em St. Louis, através da Respiração Holotrópica. Documentou as experiências de 482 pessoas bipolares, esquizofrênicas, entre outras, e descobriu que a terapia trazia benefícios significativos e duradouros. Um paciente de catorze anos que tentou cortar a própria garganta realizou a técnica de Respiração Holotrópica algumas vezes e partiu para um estado alterado de "pura consciência". Uma mulher de 31 anos viciada em drogas teve uma experiência extracorpórea e, posteriormente, ficou sóbria e passou a liderar um programa de narcóticos anônimos. Eyerman viu milhares de transformações semelhantes e não relatou reações adversas ou efeitos colaterais. "Esses pacientes poderiam ficar incontroláveis, mas funcionou bem para eles", contou. "Funcionou incrivelmente bem. E a equipe do hospital simplesmente não conseguia entender por quê."[44]

Alguns estudos menores se seguiram[45] e mostraram resultados positivos para pessoas com ansiedade, baixa autoestima, asma e "problemas interpessoais". Mas durante a maior parte de seus cinquenta anos de história, a Respiração Holotrópica foi muito pouco estudada, e os estudos existentes mensuram a experiência subjetiva, ou seja, como as pessoas dizem que se sentiram antes e depois.

Eu queria experimentar como era, então me inscrevi para uma sessão.

Em um dia fresco de outono, dirigi algumas horas ao norte da casa de Grof até um resort de fontes termais escondido sob a sombra de sequoias antigas. Havia tendas empoeiradas, homens barbudos com sapatos de bico fino, mulheres de tranças usando roupas de cor turquesa, granola caseira em jarros antigos. Era exatamente o tipo de cena que eu esperava. O que eu não esperava eram os advogados corporativos, arquitetos com camisas polo apertadas e homens musculosos com cabelo escovinha que também se encontravam por lá.

Uma dúzia de nós entrou na sala de atividades de um dormitório. Metade do grupo se deitou no chão e se preparou para respirar, enquanto a outra metade, os assistentes, os observava. Ofereci-me como assistente de um homem chamado Kerry, que usava óculos Armani e me pediu que não o tocasse durante a sessão, porque temia que qualquer contato pudesse queimar sua pele.

A música começou, uma mistura previsível de batidas techno com um som de viola, estilo alaúde, reverberante, e cantorias *maqam* árabes. O que aconteceu em seguida também era previsível. O pessoal da área de negócios respirava muito forte e se mexia nos tapetes, mas, na maioria das vezes, mantinha a calma e se recompunha. Enquanto isso, os curandeiros naturais do grupo iam à loucura.

Após apenas alguns minutos de respiração, um homem grande chamado Ben — que vivia afastado de tudo em uma cabana a alguns quilômetros da montanha — se sentou e olhou com admiração para as palmas das mãos, como se estivesse segurando uma pedra mágica. Mais algumas respirações e Ben começou a bufar e coçar a virilha. Rosnou, uivou como um lobo e andou pela sala de quatro. Os terapeutas que dirigiam a sessão se aproximaram de Ben e o jogaram no chão. Sentaram-se sobre ele até que retornasse à sua forma humana.

Atrás de Ben, uma mulher chamada Mary cutucou os olhos com os nós dos dedos e gritou por sua mãe. "Quero a minha mãe. *Eu te odeio, mamãe.* Quero a minha mãe. *Te odeio, mamãe*", dizia ela, soluçando e alternando uma voz diabólica e infantil. Foi até um canto e se enrodilhou como um cachorro maltratado. Continuou assim por duas horas.

Não pude deixar de notar que nem Mary nem Ben estavam respirando mais rápido ou mais profundamente do que qualquer outra pessoa. Na verdade, não estavam respirando mais rápido do que eu, que estava ali, sentado, assistindo à cena se desenrolar.

À tarde, o grupo trocou de papéis e foi a minha vez de caminhar pela noite escura da alma. Admito que fiquei bastante em dúvida nesse momento, mas dei tudo de mim, respirando com tanta força quanto pude pelo tempo que consegui. Senti-me muito quente e suado, depois senti o corpo muito frio e suado. Minhas pernas ficaram dormentes e meus dedos se crisparam incontrolavelmente em garras, um efeito colateral comum da contração muscular da hiperventilação chamado tetania. Minha mente divagou, e eu estava convencido de que havia entrado em um estado de sonho acordado, no qual sons, músicas e sensações ao meu redor se misturavam livremente com pensamentos e imagens do meu subconsciente.

Algum tempo depois, os sons abafados da bateria eletrônica, os estalos falsos de címbalos e as teclas do teclado voltaram à minha consciência, e acabou. O grupo foi convidado a se sentar à mesa e desenhar mandalas com giz de cera sobre o que haviam acabado de experimentar. Saí para o ar perfumado da noite e bebi uma cerveja quente sozinho no banco do passageiro do meu carro.

Por um lado, a Respiração Holotrópica foi transformadora para Ben e Mary, e para centenas de milhares de pessoas que a experimentaram. Por outro lado, obviamente havia alguma influência psicossomática acontecendo lá. Não pude deixar de me perguntar quanto de seus efeitos curativos eram o resultado do ambiente, do "estado mental e do cenário", e quanto poderia ser uma resposta física mensurável a respirar com tanta força por tanto tempo.

Grof acreditava que pelo menos algumas experiências visuais e introspectivas eram desencadeadas como resultado de haver menos oxigênio no cérebro.[46]

Durante o descanso, cerca de 750 mililitros de sangue[47] — o suficiente para encher uma garrafa de vinho — fluem pelo cérebro a cada minuto. O fluxo sanguíneo pode aumentar[48] um pouco durante o exercício, assim como em outras partes do corpo, mas geralmente permanece constante.

Isso muda quando respiramos com muita força. Sempre que o corpo for forçado a aspirar mais ar do que precisa, expiraremos muito dióxido de carbono, o que estreitará os vasos sanguíneos e diminuirá a circulação. Com apenas alguns minutos ou segundos de respiração excessiva o fluxo sanguíneo cerebral pode diminuir em 40%,[49] uma quantidade incrível.

As áreas mais afetadas[50] são o hipocampo, no cérebro, e os córtices frontal, occipital e parieto-occipital, que, juntos, são responsáveis por funções como processamento visual, informações sensoriais do corpo, memória, experiência do tempo e senso de identidade. Os distúrbios nessas áreas podem provocar alucinações poderosas, que incluem experiências extracorpóreas e sonhos acordados. Se continuarmos respirando um pouco mais rápido e mais fundo, mais sangue será drenado do cérebro e as alucinações visuais e auditivas ficarão mais profundas.

Além disso, o desequilíbrio do pH no sangue nessas condições envia sinais de sofrimento por todo o corpo,[51] especificamente ao sistema límbico, que controla as emoções, a excitação e outros instintos. A sustentação consciente desses sinais de estresse pode induzir o sistema límbico mais primitivo a pensar que o corpo está morrendo. E isso poderia explicar por que tantas pessoas experimentam sensações de morte e renascimento durante a Respiração Holotrópica. Por vontade própria, eles conduziram os respectivos corpos a um estado que percebem como potencialmente letal, e depois o embalam de volta pela respiração consciente.

Grof admitiu que os pesquisadores estavam muito longe de entender o quadro completo. E estava bem com isso. Sabia que a Respiração Holotrópica oferecia um forte empurrão que muitos pacientes precisavam e não recebiam de outras terapias. A respiração pesada fazia por eles o que mais ninguém poderia fazer.

CAPÍTULO NOVE

PRENDER

Em 1968, o dr. Arthur Kling deixou seu escritório na Faculdade de Medicina da Universidade de Illinois e pegou um voo para Cayo Santiago, uma ilha selvagem e despovoada na costa sudeste de Porto Rico. Pegou algumas gaiolas, capturou um grupo de macacos selvagens e depois os levou ao laboratório para realizar um experimento bizarro e cruel. Kling abriu o crânio dos macacos e removeu um pedaço do cérebro de cada lado. Deixou os macacos se recuperarem e depois os soltou de volta na selva.

Exceto por algumas cicatrizes na cabeça, os macacos pareciam normais, mas algo estava errado com o cérebro deles. Eles tiveram problemas para sobreviver em seus ambientes naturais. Alguns morreram de fome. Outros se afogaram. Alguns foram logo devorados por outros animais. Em duas semanas, todos os macacos de Kling estavam mortos.

Alguns anos depois, Kling[1] viajou para a Zâmbia, logo acima das cataratas Vitória, e repetiu o experimento. Sete horas depois de libertar os macacos alterados de volta à natureza, todos haviam desaparecido.

Os macacos morreram porque não conseguiam reconhecer quais animais eram presas e quais eram predadores. Não sentiram o perigo de entrar em um rio com corredeiras, pendurar-se em galhos frágeis ou se aproximar de um bando rival. Os animais não tinham noção de medo, porque Kling havia removido o medo do cérebro deles.

Especificamente, Kling cortou as amígdalas dos macacos, dois nós do tamanho de amêndoas no centro dos lobos temporais. As amígdalas ajudam macacos, seres humanos e outros vertebrados de alta ordem a se lembrarem, a tomarem decisões e processarem emoções. Acredita-se também que esses nós sejam o circuito de alarme do medo,[2] sinalizando ameaças e iniciando uma reação para lutar ou fugir. Sem as amígdalas, escreveu Kling, todos os macacos "pareciam ter perdido a capacidade de prever e evitar confrontos perigosos". Sem medo, a sobrevivência era impossível, ou, no mínimo, extremamente precária.

Nos Estados Unidos, uma garota que os psicólogos chamaram de S. M. nasceu nessa mesma época com uma rara condição genética chamada doença de Urbach-Wiethe. Essa condição causou mutações celulares e um acúmulo de matéria gordurosa em todo o seu corpo, dando à pele uma aparência irregular, inchada, e deixando sua voz rouca. Quando S. M. tinha dez anos, os depósitos haviam se espalhado em seu cérebro. Por razões que ninguém entende, a doença deixou a maioria das regiões ilesa, mas destruiu suas amígdalas.

S. M. tinha visão, tato, audição, paladar e pensamentos como os de qualquer outra pessoa. Tinha QI, memória e percepção normais. Mas quando entrou no fim da adolescência, sua sensação de medo diminuiu. Abordava estranhos, ficava a alguns centímetros do rosto deles e descrevia seus segredos sexuais mais íntimos, sem medo, vergonha ou rejeição. Ela saía de casa durante uma tempestade violenta para conversar com um vizinho, sem se preocupar em ser atingida por algo. Comia o que estivesse à mão e não se incomodava com estocar comida se os armários estivessem vazios. S. M. não tinha medo de ficar com fome.

Ela até perdeu a capacidade de reconhecer o medo no rosto das pessoas ao seu redor. S. M. podia facilmente perceber felicidade, confusão ou tristeza nos amigos e familiares, mas não fazia ideia quando alguém estava assustado ou se sentindo ameaçado. Preocupações, estresse e ansiedade se dissolveram junto com suas amígdalas.

Um dia, quando S. M. estava com quarenta anos, um homem em uma caminhonete parou e a convidou para sair. Ela entrou, o homem a levou a um celeiro abandonado, jogou-a no chão e arrancou suas roupas. De repente, um cachorro correu para o celeiro, e o homem temeu que pessoas pudessem vir logo atrás. Então, ele fechou as calças e fugiu. S. M. se levantou com calma e seguiu o homem de volta para o carro. Em seguida, pediu que fosse levada para casa.

O dr. Justin Feinstein conheceu S. M. em 2006, enquanto fazia doutorado em neuropsicologia clínica na Universidade de Iowa. Feinstein se especializou em ansiedades, especificamente em como superá-las. Sabia que o medo era a causa de todas as ansiedades: o medo de ganhar peso levava à anorexia; o medo das multidões levava à agorafobia; o medo de perder o controle levava a ataques de pânico. As ansiedades eram sensibilidades excessivas ao medo percebido, seja de aranhas, do sexo oposto, de espaços confinados, não importa. No nível neuronal, ansiedades e fobias eram causadas por amígdalas reativas.

Os pesquisadores passaram duas décadas estudando S. M., tentando entender sua condição e tentando assustá-la. Mostraram filmes de humanos comendo excrementos, a levaram para casas assombradas em parques temáticos e colocaram cobras rastejando em seus braços. Nada funcionou.

Determinado, Feinstein aprofundou os estudos e encontrou uma pesquisa em que indivíduos humanos tinham recebido uma única respiração de dióxido de carbono. Mesmo com uma pequena quantidade, os pacientes relataram sentimentos de asfixia, como se tivessem sido forçados a prender a respiração por vários minutos. Os níveis de oxigênio não haviam mudado, e os pacientes sabiam que não estavam em perigo, mas muitos ainda sofriam ataques de pânico debilitantes que duravam minutos. Não foi uma reação a um medo percebido ou a uma ameaça externa. Não era psicológico. O gás estava ativando fisicamente outro mecanismo no cérebro e no corpo deles.

Feinstein e um grupo de neurocirurgiões, psicólogos e assistentes de pesquisa montaram um experimento em um laboratório do hospital da Universidade de Iowa. Trouxeram S. M. e a sentaram em uma mesa, colocando uma máscara de inalação no rosto, conectada a uma bolsa de inalação que continha 35% de dióxido de carbono e o restante de ar do ambiente. Explicaram a S. M. que o dióxido de carbono não danificaria seu corpo, pois seus tecidos e cérebro teriam muito oxigênio. E que ela não estaria em perigo. Ao ouvir isso, S. M. tinha a aparência de sempre: entediada.

"Não esperávamos que nada acontecesse", disse-me Feinstein. "Ninguém esperava." Alguns momentos depois, Feinstein lançou a mistura de dióxido de carbono no bocal. S. M. inalou.

Imediatamente, seus olhos caídos se arregalaram. Os músculos de seus ombros ficaram tensos e sua respiração ficou difícil. Ela se agarrou à mesa. "Alguém me ajude!", gritou através do bocal. S. M. levantou um braço e acenou como se estivesse se afogando. "Eu não consigo!", gritou. "Não consigo respirar!" Um pesquisador arrancou a máscara, mas não ajudou. S. M. estremeceu com violência e ofegou. Um minuto depois, baixou os braços e voltou a respirar lenta e calmamente.

Um único sopro de dióxido de carbono fez a S. M. o que nenhuma cobra, filme de terror ou tempestade poderia fazer. Pela primeira vez em trinta anos ela sentiu medo, um ataque de pânico completo. Sua amígdala não voltara a crescer. O cérebro dela era o mesmo de sempre. Mas alguma chave inativa havia sido repentinamente acionada.

S. M. se recusou a inalar dióxido de carbono de novo. Anos depois, a menor lembrança disso a estressava. Então, Feinstein e seus pesquisadores confirmaram os resultados com dois gêmeos alemães que também sofriam da doença de Urbach-Wiethe. Os dois haviam perdido as amígdalas e não sentiam medo havia uma década. Uma única inalação de dióxido de carbono mudou o cenário rapidamente, quando ambos sofreram a mesma ansiedade debilitante, pânico e medo esmagador que S. M. havia sofrido.

Os livros estavam errados. As amígdalas não eram o único "circuito de alarme do medo". Existia outro circuito mais profundo em nosso corpo que talvez estivesse gerando um senso de perigo mais poderoso do que qualquer coisa que a amígdala sozinha poderia reunir. Isso não era compartilhado apenas por S. M., os gêmeos alemães e as poucas dezenas de pessoas com a doença de Urbach-Wiethe, mas por quase todos os seres vivos — todas as pessoas, animais, até insetos e bactérias.

Era o medo profundo e a ansiedade esmagadora que advêm da sensação de não poder respirar novamente.

Inspire um pouco de ar pelo nariz ou pela boca. Para este exercício, não importa. Agora segure. Em alguns momentos, você sentirá uma leve vontade de mais. À medida que a vontade aumenta, a mente dispara e os pulmões doem. Você ficará nervoso, paranoico e irritado. Começará a entrar em pânico. Todos os sentidos se concentrarão nesse sentimento terrível e sufocante, e seu único desejo será respirar de novo.

A necessidade incômoda de respirar é ativada a partir de um conjunto de neurônios[3] chamados quimiorreceptores centrais, localizados na base do tronco cerebral. Quando respiramos muito devagar e os níveis de dióxido de carbono aumentam, os quimiorreceptores centrais monitoram essas alterações e enviam sinais de alarme ao cérebro, dizendo aos nossos pulmões para respirarem mais rápido e mais profundamente. Quando respiramos rápido demais, esses quimiorreceptores direcionam o corpo de forma a respirar mais devagar para aumentar os níveis de dióxido de carbono. É assim que nosso corpo determina com que rapidez e frequência respiramos, não pela quantidade de oxigênio, mas pelo nível de dióxido de carbono.

A quimiorrecepção é uma das funções mais fundamentais da vida. Quando as primeiras formas de vida aeróbica evoluíram, há dois bilhões e meio de anos, tiveram de sentir o dióxido de carbono para evitá-lo. A quimiorrecepção que se desenvolveu passou das bactérias para uma forma de vida mais complexa. É o que estimula a sensação sufocante que você sentiu prendendo a respiração.

À medida que os seres humanos evoluíam, nossa quimiorrecepção se tornou mais plástica, o que significa que poderia se flexionar e mudar com os ambientes em transformação.[4] Essa capacidade de se adaptar a diferentes níveis de dióxido de carbono e oxigênio ajudou os humanos a colonizar altitudes de oitocentos pés abaixo e dezesseis mil pés acima do nível do mar.[5]

Hoje, a flexibilidade dos quimiorreceptores faz parte do que distingue os bons atletas dos melhores. É por isso que alguns alpinistas de elite[6] conseguem escalar o Everest sem oxigênio extra e alguns mergulhadores que praticam mergulho livre conseguem prender a respiração debaixo d'água por dez minutos. Todas essas pessoas treinaram seus quimiorreceptores para suportar flutuações extremas de dióxido de carbono sem pânico.

Os limites físicos são apenas metade disso. Nossa saúde mental também depende da flexibilidade dos quimiorreceptores. S. M. e os gêmeos alemães não sofreram um ataque de pânico e ansiedade debilitante por causa de uma doença mental. Sofreram por causa de uma linha de comunicação interrompida entre os quimiorreceptores e o restante do cérebro.

Isso pode parecer muito básico: é claro que estamos condicionados a entrar em pânico quando somos proibidos de respirar ou pensamos que estamos prestes a não poder fazê-lo. Mas a razão científica desse pânico — de que ele pode ser gerado por quimiorreceptores e pela *respiração* em vez de ameaças psicológicas externas processadas pelas amígdalas — é profunda.

Tudo isso sugere que, nos últimos cem anos, os psicólogos podem ter tratado de maneira errada os medos crônicos e todas as ansiedades que os acompanhavam. Os medos não eram apenas um problema mental. Não podiam ser tratados apenas levando os pacientes a pensar de maneira diferente. Medos e ansiedade também tinham uma manifestação física. Esses sentimentos podiam ser gerados fora das amígdalas, dentro de uma parte mais antiga do cérebro reptiliano.

Dezoito por cento dos americanos[7] sofrem de algum tipo de ansiedade ou pânico, e esses números aumentam a cada ano. Talvez o melhor passo para os tratar, e também a centenas de milhões de outras pessoas ao redor do mundo, seja condicionar primeiro os quimiorreceptores centrais e o restante do cérebro a se tornarem mais flexíveis aos níveis de dióxido de carbono. Ensinar às pessoas ansiosas a arte de prender a respiração.

Já no século I a.C., os habitantes do que hoje é a Índia descreveram um sistema de apneia consciente, que alegaram restabelecer a saúde e garantir vida longa. O Bhagavad Gita, um texto espiritual hindu escrito há cerca de dois mil anos, traduziu a prática de respiração do pranayama como "transe induzido pela interrupção de toda respiração". Alguns séculos depois, estudiosos chineses escreveram vários livros detalhando a arte de prender a respiração. Um texto, *A Book on Breath by the Master Great Nothing of Sung-Shan*, trazia este conselho:[8]

> Deite-se todos os dias, pacifique a mente, interrompa os pensamentos e bloqueie a respiração. Feche os punhos, inspire pelo nariz e expire pela boca. Não deixe a respiração ser audível. Que seja muito sutil e tranquila. Quando a respiração estiver cheia, interrompa-a. Esse bloqueio (da respiração) fará as solas dos pés transpirarem. Conte cem vezes "um e dois". Depois de bloquear a respiração ao máximo, expire sutilmente. Inspire um pouco mais e interrompa (a respiração) de novo. Se você sentir calor, expire com "Ho". Se sentir frio, solte o ar e expire com (o som) "Chui". Se puder respirar assim e contar até mil (ao interromper), não precisará de plantas nem de remédios.

Hoje, a respiração está associada quase inteiramente a doenças. "Não prenda a respiração", diz o ditado. É senso comum que negar ao nosso corpo um fluxo consistente de oxigênio é ruim. E, na maioria das vezes, esse é um bom conselho.

A apneia do sono é uma forma crônica e inconsciente de prender a respiração que é terrivelmente prejudicial,[9] como a maioria de nós já sabe, causando ou contribuindo para hipertensão, distúrbios neurológicos, doenças autoimunes e muito mais. Prender a respiração durante o tempo de vigília também é prejudicial e mais difundido.

Até 80% das pessoas que trabalham em escritórios (de acordo com uma estimativa) sofrem de atenção parcial contínua.[10] Checaremos nossos e-mails, escreveremos algo, verificaremos o antigo Twitter e faremos tudo de novo, sem realmente focar em apenas uma tarefa específica. Nesse estado de distração perpétua, a respiração se torna superficial e irregular. Às vezes, não respiramos por meio minuto ou mais. O problema é grave o suficiente para que os Institutos Nacionais de Saúde tenham convocado vários pesquisadores, entre eles o dr. David Anderson e a dra. Margaret Chesney, para estudar seus efeitos nas últimas décadas. Chesney me disse que o hábito, também conhecido como "apneia do e-mail", pode contribuir para as mesmas doenças que a apneia do sono.

Como a ciência moderna e as práticas antigas poderiam estar em tamanho desacordo?

Novamente, tudo se resume à vontade. Prender a respiração durante o sono e a atenção parcial constante são *inconscientes*, são coisas que acontecem com nosso corpo, mas estão fora do nosso controle.[11] A prática de prender a respiração feita pelos antigos e revivalistas é *consciente*. Essas são práticas que nós decidimos fazer.

Quando as fazemos corretamente, ouvi dizer que podem gerar maravilhas.

É uma abafada manhã de quarta-feira e estou sentado em um sofá velho no escritório de Justin Feinstein no Instituto Laureate de Pesquisa Cerebral, no centro de Tulsa, Oklahoma. À minha frente, há uma janela que dá para um céu cor de papelão e uma paisagem de folhas vermelhas e alaranjadas. Feinstein está sentado embaixo da janela, folheando uma pilha de artigos científicos sobre uma mesa grande que não tem nem um centímetro de espaço vazio. Ele está vestindo uma camisa desabotoada, com as mangas dobradas, chinelos e calças cáqui largas com manchas de giz de cera, graças a sua filha de três anos. Tem a aparência que você imaginaria de um neuropsicólogo: inteligente com um toque descolado.

Feinstein tinha acabado de receber uma bolsa de cinco anos dos Institutos Nacionais de Saúde para testar o uso de dióxido de carbono inalado em pacientes com transtornos de pânico e ansiedade. Depois de sua experiência em administrar o gás em S. M. e nos gêmeos alemães com a doença de Urbach-Wiethe, ele se convenceu de que o dióxido de carbono não só causava pânico e ansiedade, mas também ajudaria a curá-lo. Ele acreditava que respirar doses grandes de dióxido de carbono poderia provocar os mesmos benefícios físicos e psicológicos que as técnicas milenares para prender a respiração.

Mas sua terapia não exigia que os pacientes prendessem a respiração ou bloqueassem a garganta e contassem até cem com as mãos fechadas, como faziam os chineses antigos. Seus pacientes estavam ansiosos e inquietos demais para praticar uma técnica tão intensa. O dióxido de carbono faria tudo isso por eles. Eles entravam, pensavam no que queriam pensar, recebiam algumas inspirações do gás, faziam seus quimiorreceptores voltarem ao normal e seguiam seu caminho. Era a antiga arte de prender a respiração para pessoas ansiosas demais para prender a respiração.

Truques para prender a respiração, ou, como Feinstein os chamava, "terapias com dióxido de carbono", existem há milhares de anos. Os romanos antigos prescreviam a imersão em banhos termais (que continham altos níveis de dióxido de carbono, absorvidos pela pele) como cura para qualquer coisa, desde gota a feridas de guerra.[12] Séculos depois, os franceses da Belle Époque se reuniriam em fontes termais em Royat, nos Alpes franceses, para mergulhar em águas borbulhantes por dias seguidos.

"O estudo da composição química das quatro fontes minerais de Royat mostrará que temos vários agentes poderosos sob nosso comando, e que muito está disponível para o tratamento de várias doenças mórbidas, que resistem às aplicações farmacêuticas usuais que utilizamos no dia a dia", escreveu George Henry Brandt, médico britânico que visitou o lugar no fim da década de 1870.[13] Brandt estava falando sobre distúrbios da pele, como eczema e psoríase, além de doenças respiratórias como asma e bronquite, que "certamente foram quase curadas"[14] após algumas sessões.*

Os médicos de Royat acabariam engarrafando dióxido de carbono, administrando-o como um inalante. A terapia foi tão eficaz que chegou aos Estados Unidos no início dos anos 1900. Uma mistura de 5% de dióxido de carbono e o restante de oxigênio que ficou popular por causa de Yandell Henderson, fisiologista de Yale, foi usada com grande sucesso no tratamento de derrames, pneumonia, asma e asfixia em bebês recém-nascidos. Os bombeiros de Nova York, Chicago e outras grandes cidades instalaram tanques de dióxido de carbono em seus caminhões. O gás foi reconhecido por salvar muitas vidas.

Enquanto isso, misturas de 30% de dióxido de carbono e 70% de oxigênio viraram tratamento para ansiedade, epilepsia e até esquizofrenia. Com algumas inalações, pacientes que passaram meses ou anos em estado catatônico de repente melhoravam. Abriam os olhos, olhavam em volta e começavam a conversar calmamente com os médicos e outros pacientes.

"Foi uma sensação maravilhosa. Foi incrível. Eu me senti muito leve e não sabia onde estava", relatou um paciente. "Sabia que algo havia acontecido comigo, mas não tinha certeza do que era."

Os pacientes permaneceriam nesse estado coerente e lúcido por cerca de trinta minutos, até o dióxido de carbono desaparecer. Então, sem aviso, paravam no meio da frase e congelavam, olhando para o espaço ou,

---

* Desde os relatórios de Brandt, milhares de pesquisadores testaram os efeitos das terapias com dióxido de carbono na saúde cardiovascular, perda de peso e função imunológica. Uma pesquisa rápida para "terapia transdérmica de dióxido de carbono" no PubMed traz mais de 2.500 estudos. Descobri que a maioria desses estudos confirma o que os pesquisadores de Royat descobriram cem anos antes, e que os gregos descobriram milhares de anos antes deles: expor o corpo ao dióxido de carbono, seja na água, seja por meio de injeções ou inalação, aumenta a quantidade de oxigênio nos músculos, órgãos, cérebro etc.; dilata as artérias para aumentar o fluxo sanguíneo, ajuda a dissolver mais gordura e é um tratamento poderoso para dezenas de doenças. Para um extenso histórico de pesquisa sobre o dióxido de carbono e vários outros recursos, visite <www.mrjamesnestor.com/breath>.

às vezes, entrando em colapso. Os pacientes estavam doentes novamente. Permaneceriam assim até a próxima aplicação de dióxido de carbono.

E então, por razões que ninguém entende, na década de 1950, um século de pesquisa científica desapareceu.[15] Aqueles com doenças de pele[16] se voltaram para pílulas e cremes; aqueles com asma tratavam os sintomas com esteroides e broncodilatadores. Pacientes com transtornos mentais graves receberam sedativos.

Os remédios nunca curavam a esquizofrenia ou outras psicoses, mas também não provocavam experiências extracorpóreas ou sentimentos de euforia. Eles entorpeciam os pacientes e continuavam a entorpecê-los por semanas, meses e anos… desde que continuassem a tomá-los.

"O mais interessante para mim é que ninguém a refutou", diz Feinstein sobre a terapia com dióxido de carbono. "Os dados e a ciência ainda se mantêm."

Ele me conta como se deparou com alguns estudos obscuros de Joseph Wolpe, um renomado psiquiatra que redescobriu a terapia com dióxido de carbono como tratamento para a ansiedade e havia escrito um artigo influente nos anos 1980. Os pacientes de Wolpe compartilharam melhorias impressionantes e duradouras após apenas algumas doses inaladas. Anos depois, Donald Klein,[17] outro renomado psiquiatra e especialista em pânico e ansiedade, sugeriu que o gás poderia ajudar a redefinir os quimiorreceptores no cérebro, permitindo aos pacientes respirar normalmente para que pudessem pensar melhor. Desde então, poucos pesquisadores estudaram esses tratamentos. (Feinstein estima que existam cerca de cinco deles se dedicando a isso agora.) Feinstein continuou imaginando se os primeiros pesquisadores estavam certos, se esse gás antigo poderia ser um remédio para doenças modernas.

"Como psicólogo, penso nas minhas opções. Qual é o melhor tratamento para esses pacientes?", diz Feinstein.

Ele me explica que pílulas oferecem uma falsa promessa e pouco fazem para a maioria das pessoas. Transtornos de ansiedade e depressão

são as doenças mentais mais comuns nos Estados Unidos, e cerca de metade de nós sofrerá de uma ou de outra durante a vida.[18] Para ajudar a lidar com isso, 13% da população[19] com mais de doze anos usará antidepressivos, na maioria das vezes inibidores seletivos da recaptação de serotonina, também conhecidos como ISRS. Esses medicamentos salvam milhões de pessoas, especialmente as com depressão profunda e outras doenças graves. Contudo, menos da metade dos pacientes que os recebe obtém benefícios.* "Fico me perguntando", diz Feinstein, "se é o melhor que podemos fazer."

Feinstein havia explorado várias terapias não farmacêuticas. Ele passou uma década aprendendo e ensinando a meditação da atenção plena (*mindfulness*). Uma grande variedade de pesquisas científicas mostrou que a meditação pode alterar a estrutura e a função de áreas críticas do cérebro, ajudando a aliviar ansiedades e aumentando o foco e a compaixão. Pode fazer maravilhas, mas poucos de nós colheremos esses frutos, pois a maioria das pessoas que tenta meditar desistirá e ignorará a técnica. Para quem tem ansiedade crônica, as porcentagens são muito piores. "A meditação consciente, como geralmente é praticada, não é mais propícia ao novo mundo em que vivemos", explica Feinstein.

Outra opção é a terapia de exposição,[20] uma técnica que expõe os pacientes a seus medos para que se tornem mais receptivos a eles. É altamente eficaz, mas leva tempo e envolve longas sessões durante semanas ou meses. Encontrar psicólogos com esse tempo disponível e pacientes com os recursos necessários pode ser um desafio.

Todo mundo respira, mas hoje poucos respiram *bem*. Os que possuem as piores ansiedades são os que sofrem constantemente com os piores hábitos respiratórios.

---

* Um estudo britânico de 2019 publicado no periódico *The Lancet* concluiu que os sintomas depressivos eram 5% menores após seis semanas em um grupo tratado com um ISRS, o que não oferecia, nas palavras do autor, "nenhuma evidência convincente" de efeito. Após doze semanas, houve uma redução de 13%, um resultado que os pesquisadores descreveram como "fraco".[21]

Pessoas com anorexia, transtorno do pânico ou transtorno obsessivo-compulsivo[22] têm consistentemente baixos níveis de dióxido de carbono e um medo muito maior de prender a respiração.[23] Para evitar outro ataque, respiram demais e, por fim, tornam-se hipersensibilizados ao dióxido de carbono[24] e ao pânico se sentirem um aumento desse gás. Ficam ansiosos porque estão respirando demais e respiram demais porque estão ansiosos.

Feinstein encontrou alguns estudos recentes inspiradores de Alicia Meuret,[25] psicóloga da Universidade Metodista do Sul que ajudou seus pacientes a atenuar os ataques de asma, diminuindo a respiração para aumentar o dióxido de carbono. Essa técnica também funcionou para ataques de pânico.

Em um estudo controlado randomizado, ela e um grupo de pesquisadores deram capnômetros a vinte pacientes em pânico,[26] que registraram a quantidade de dióxido de carbono na respiração ao longo do dia. Meuret analisou os dados e descobriu que o pânico, assim como a asma, é geralmente precedido por um aumento no volume e na taxa de respiração e de uma diminuição no dióxido de carbono. Para impedir que o ataque ocorresse, os participantes respiraram mais devagar e menos, aumentando seu dióxido de carbono. Essa técnica simples e gratuita reverteu a tontura, a falta de ar e a sensação de asfixia. Poderia efetivamente curar um ataque de pânico antes que ele ocorresse. "'Respire fundo' não é uma instrução útil", escreveu Meuret. Prender a respiração é muito melhor.

Saímos do escritório de Feinstein e passeamos por um labirinto de elevadores e escadas até atravessarmos portas duplas à prova de som. É a toca de Feinstein. Pela porta à direita, ele e sua equipe realizam pesquisas sobre flutuação, uma terapia que envolve se deitar em uma piscina de água salgada em uma sala escura e silenciosa.[27] Pela porta à esquerda está o mais novo projeto de Feinstein: um laboratório de terapia com dióxido de carbono. É uma minúscula caixa sem janelas que parece ter sido o nicho do ar-condicionado central. Nós nos esprememos no espaço, como palhaços em um minicarro. Em uma mesa dobrável está o conjunto habitual de monitores, computadores, fios, eletrocardiograma, capnômetros, entre outras coisas com as quais me acostumei nos últimos anos. Mais ao canto, um cilindro amarelo surrado que parece um míssil russo da época da Guerra Fria. Feinstein me conta que o cilindro contém 75 libras de dióxido de carbono puro.

Nos últimos meses, como parte de sua pesquisa nos Institutos Nacionais de Saúde, Feinstein trouxe pacientes que sofrem de ansiedade e pânico para esse laboratório e deu a eles algumas doses de dióxido de carbono. Ele me explica que até agora os resultados foram promissores. Certamente, o gás provocou um ataque de pânico na maioria deles, mas tudo isso faz parte do processo de batismo de fogo. Após esse ataque inicial de desconforto, muitos pacientes relataram uma sensação de relaxamento por horas, até dias.

Decidi colocar meus quimiorreceptores em jogo. Inscrevi-me para ver o que algumas doses pesadas de dióxido de carbono fariam ao meu corpo e ao meu cérebro.

Feinstein coloca um pedaço de material espumoso branco com um sensor de metal nos meus dedos médio e anular. Esse dispositivo é um medidor de condutância galvânica da pele. Ele medirá pequenas quantidades de suor liberadas durante estados de estresse simpático. Na minha outra mão, um oxímetro de pulso registrará meus batimentos cardíacos e níveis de oxigênio.

A mistura que inalarei é de 35% de dióxido de carbono, e o restante é o ar ambiente — aproximadamente a mesma porcentagem de dióxido de carbono usada para testar esquizofrênicos, sem o oxigênio. Feinstein administrou uma dose igual a S. M., que entrou em pânico e odiou o experimento. Também testou em alguns pacientes no início, mas eles sofreram fortes ataques de pânico. Alguns ficaram tão assustados que se recusaram a receber outra dose, então Feinstein a reduziu para 15% — o suficiente para exercitar bem os quimiorreceptores, mas não o suficiente para que os pacientes desistam. Como não sofro de ataques de pânico ou ansiedade crônica, pelo menos ainda não, ele se ofereceu para aumentar minha dose para o nível de S. M. e ver o que acontece.

Ele explica com calma, pela terceira vez hoje, que qualquer asfixia que eu possa sentir depois de inalar o gás é apenas uma ilusão, que os meus níveis de oxigênio permanecerão inalterados e não correrei nenhum risco. Embora pretenda acalmar meus medos, os avisos constantes só me deixam mais ansioso.

"Você está bem?", pergunta Feinstein, apertando as tiras de velcro da máscara facial. Concordo com a cabeça, inspiro o doce e agradável ar ambiente algumas vezes e me afundo mais na cadeira. Começaremos a decolagem em dois minutos.

Enquanto Feinstein caminha até um computador e fuça os cabos, tubos e fios, permaneço sentado. Olho para minhas cutículas e fico pensativo. Minha mente viaja para o ano passado, quando visitei Anders Olsson em Estocolmo.

Foi logo após nossa entrevista na sala da recepção. Olsson me levou ao seu escritório, um casebre cheio de papelada de pesquisas, panfletos e máscaras. Encontrei um tanque de dióxido de carbono danificado entre os escombros. Olsson me explicou que ele e um grupo de pulmonautas independentes vinham realizando experimentos com dióxido de carbono nos últimos dois anos. Não estavam interessados nas megadoses usadas para tratar epilepsia e transtornos mentais. Olsson e sua equipe não estavam doentes. Eles queriam explorar os benefícios preventivos e de desempenho do gás, treinando seus quimiorreceptores para que pudessem levar seus corpos a novos níveis.

A mistura mais eficaz e segura que encontraram foi algumas inaladas de cerca de 7% de dióxido de carbono misturado ao ar ambiente. Esse foi o nível de "super-resistência"[28] encontrado por Buteyko na respiração expirada de atletas de elite. Respirar essa mistura não surtiu nenhum efeito alucinógeno ou indutor do pânico. Mal era perceptível, e ainda oferecia resultados potentes. Olsson compartilhou alguns relatos dos pulmonautas a esse respeito.[29]

Usuário nº 1: "Então, estou em Toronto e decidi andar de patins. Sou um ótimo patinador e já fiz esse percurso à beira da água nas margens do lago muitas vezes. Mas entenda o seguinte: não importava quanto eu me esforçasse, e praticamente fiz isso 110% do tempo, eu nem cheguei a ofegar!"

Usuário nº 2: "Fiz alguns tratamentos com dióxido de carbono três vezes ontem, cerca de quinze minutos cada. Hoje eu andei de canoa, depois fiz sexo com minha namorada... No fim, ela estava ofegante e cansada, e eu ainda estava com muito fôlego! Me senti como se fosse sobre-humano!"

Usuário nº 3: "Puta merda! Eu estava respirando... e comecei a me sentir assustadoramente incrível. Eufórico mesmo. Até o ponto em que a respiração parecia automática."

Olsson ligou o tanque e me ofereceu algumas inaladas. Senti um leve vazio, que logo foi seguido por uma leve dor de cabeça. Não me impressionei.

De volta a Tulsa, Feinstein está prestes a administrar em mim algo completamente diferente. É muitas vezes mais potente do que o que eu já tinha experimentado e milhares de vezes mais forte do que meus quimiorreceptores[30] estavam acostumados.

Feinstein se aproxima e aponta para o grande botão vermelho em cima da mesa. O botão troca a mangueira de ar do ambiente para o dióxido de carbono que está em uma bolsa de papel-alumínio pendurada na parede. É um dispositivo de precaução. Vou utilizá-lo em vez de um tanque, caso haja um mau funcionamento no sistema ou no meu cérebro. Se uma torneira permanecer aberta, ou eu começar a entrar em pânico, só poderei respirar o conteúdo dentro da bolsa, o que resulta em três grandes inaladas.

Ao lado do botão vermelho, há um mostrador de estresse. Ele registrará minha ansiedade percebida. Atualmente, está definida como 1, o nível mais baixo. Se eu começar a me sentir ansioso depois de inalar o gás, posso girar o mostrador até 20, marcando um estado extremo de pânico.

Nos próximos vinte minutos, precisarei tomar três grandes inalações de dióxido de carbono. Posso inalar todas as três, uma após a outra, se estiver me sentindo confortável. Se não estiver, posso esperar vários minutos entre as inaladas. A quantidade de tempo que os pacientes esperam fornece informações sobre a intensidade da experiência.

Amarrado e pronto, estou tentando me acalmar, assistindo à transmissão ao vivo dos meus sinais vitais no monitor do computador. Enquanto inspiro, minha frequência cardíaca aumenta e depois diminui a cada expiração, fazendo uma suave onda senoidal na tela. O oxigênio gira em torno de 98% e o dióxido de carbono expirado se mantém estável em 5,5%. Todos os sistemas estão prontos.

Parece que sou um piloto de caça em uma missão secreta, respirando como o Darth Vader através de uma máscara facial, com a mão em um botão de lançamento de mísseis. Não é o tipo de cena que já associei à terapia de saúde mental. Mas o objetivo de Feinstein não é mudar a maneira como um paciente se sente em um nível emocional, e sim redefinir a mecânica básica do cérebro primitivo.

Afinal, os quimiorreceptores não se importam se o dióxido de carbono na corrente sanguínea é gerado por estrangulamento, afogamento, pânico ou por um saco de papel-alumínio na parede de Tulsa. Eles acionam os mesmos alarmes. Experimentar um ataque desse tipo em um ambiente controlado ajuda a desmistificá-lo, ensinando aos pacientes como é um ataque antes que aconteça, a fim de evitá-lo. Isso nos dá um poder consciente sobre o que há muito tempo é considerado uma doença inconsciente, e mostra que muitos dos sintomas que estamos sofrendo podem ser causados e controlados pela respiração.

Mais uma inspiração lenta e profunda, um polegar para cima, fecho os olhos e tiro todo o ar dos pulmões. Aperto o botão vermelho e ouço a mangueira encaixar no saco de papel-alumínio, depois respiro profundamente.

O ar tem um gosto metálico. Escorre pela minha boca, causa um formigamento em minha língua e gengivas. A sensação é a de que estou bebendo suco de laranja em um copo de alumínio. O gás desce mais fundo na minha garganta, revestindo minhas entranhas com o que parece ser uma folha de papel-alumínio. Racha através dos bronquíolos, nos alvéolos e na corrente sanguínea. Eu me preparo para o impacto.

Um segundo. Dois segundos. Três. Nada. Não me sinto diferente do que me senti há alguns segundos ou minutos antes disso. Mantenho o botão de estresse em 1.

Feinstein disse que isso podia acontecer. Ele ministrou essa dose intensa a um praticante do método de Wim Hof meses antes, e o homem quase não sentiu nada. Depois de tanta respiração intensa e ofegante, Feinstein supôs que o sujeito já havia flexionado seus quimiorreceptores por completo. Enquanto isso, acabei de terminar dez dias de respiração forçada pela boca, seguidos por dez dias de respiração nasal forçada. Aumentei meus níveis de dióxido de carbono em repouso em 20%. Eu também provavelmente flexionei meus quimiorreceptores o máximo possível.

Em meio a esses pensamentos, sinto uma leve contração na garganta. É sutil. Inspiro o ar da sala e expiro. Isso requer algum esforço. O botão vermelho está desligado, não estou mais respirando a mistura de dióxido de carbono, mas parece que alguém enfiou uma meia na minha boca. Tento respirar fundo, mas a meia continua crescendo.

OK, agora há uma pulsação nas minhas têmporas. Abro os olhos para verificar meus níveis, mas a sala está embaçada. Alguns segundos depois, parece que estou vendo o mundo através de binóculos rachados e sujos. Não consigo respirar. Todos os meus sentidos parecem estar sendo arrancados do meu controle, aspirados.

Talvez decorram dez ou vinte segundos antes que a meia encolha, eu sinta um resfriamento na parte de trás do pescoço e o redemoinho de ansiedade inverta e flutue. A cor e a clareza da minha visão retornam. É como se a mão de alguém estivesse limpando a névoa de uma janela. Feinstein está a poucos metros de mim, observando. Tudo volta à vida. Posso respirar novamente.

Fico lá por alguns minutos suando, meio que rindo, meio que chorando. Estou tentando me preparar para mais duas inalações dessa horrível mistura de gás nos próximos quinze minutos. Qualquer tentativa de autoconvencimento é em vão: *esse engasgo é apenas uma ilusão; relaxe, durará apenas alguns minutos.*

Afinal, o medo que acabei de sentir — e que sentirei novamente com o próximo impacto — não será mental. É mecânico. E condicionar os quimiorreceptores a serem aumentados leva algumas sessões, razão pela qual os pacientes voltam a procurar Feinstein depois de alguns dias. Essa é, em essência, uma terapia de exposição. Quanto mais eu me expuser a esse gás, mais resiliente serei quando estiver sobrecarregado.

Assim, em nome da pesquisa e em prol da minha flexibilidade no futuro quimiorreceptor, aperto o botão vermelho e dou mais duas inaladas, uma após a outra.

Entro em pânico, várias vezes.

CAPÍTULO DEZ

RÁPIDO, DEVAGAR E NÃO RESPIRAR

Oitocentos mil passageiros descem a avenida Paulista todos os dias. As ruas estão sempre cheias de carros compactos e motos velhas, as calçadas são um rio apressado de homens usando camisas sociais coloridas, mulheres conversando intensamente no viva-voz de seus celulares e alunas vestindo camisetas que seus pais não gostariam de ver traduzidas para o português: *I Give Zero Fucks* [Estou pouco me fodendo], *PornFreak* [Louca por pornô] e *I Got Zero Chill in Me* [Eu não dou a mínima].

A cada poucos quarteirões, bancas de jornais vendem revistas como *Cosmopolitan* e *Playboy*, mas também manifestos de Nietzsche e Trotsky, coleções da poesia suja de Charles Bukowski e o volume 1 da falação de 1.056 páginas de Marcel Proust, *Em busca do tempo perdido*. Mais buzinas, guincho de rodas, alguém grita com outra pessoa, a luz do semáforo fica verde e todos nós atravessamos o vasto cruzamento. Ao fundo, uma sequência de edifícios espelhados.

Vim ao centro de São Paulo, no Brasil, para encontrar um renomado especialista em fundamentos da yoga, um homem chamado Luís Sérgio Álvares DeRose. A yoga que DeRose estuda e ensina é uma prática antiga, muito diferente da oferecida pelos estúdios da vizinhança. Foi desenvolvida antes da yoga ser chamada assim e antes de ser considerada um exercício aeróbico ou ter conotações espirituais. Em uma época em que era uma tecnologia de respiração e pensamento.

Vim encontrar DeRose porque, depois de toda essa pesquisa, e depois de tantos anos lendo livros e conversando com especialistas, ainda tenho dúvidas.

Primeiro, quero saber por que o corpo se aquece durante o Tummo e outras práticas de Respire+. A dose excessiva de hormônios do estresse[1] pode diminuir a dor do frio, mas não pode impedir os danos à pele, aos tecidos e ao resto do corpo. Ninguém sabe como Maurice Daubard, Wim Hof e seus seguidores conseguem ficar nus na neve por horas sem sofrer hipotermia ou congelamento.[2]

Ainda mais confuso é o que acontece com os monges das tradições Bön e budista, que praticam uma versão mais suave do Tummo, que estimula a resposta fisiológica oposta. Esses monges não praticam as técnicas do Tummo. Em vez disso, sentam-se de pernas cruzadas e respiram devagar e menos,[3] induzindo um estado de extremo relaxamento e calma, reduzindo suas taxas metabólicas até 64% — o menor número registrado em experimentos de laboratório. Os monges deveriam estar mortos, ou pelo menos sofrendo de extrema hipotermia. No entanto, nesse estado muito relaxado, são capazes de aumentar a temperatura do corpo em dois dígitos e permanecer fervilhantes em temperaturas abaixo de zero por horas.

Outra pergunta que me incomoda é como técnicas intensas de Respire+, como a Respiração Holotrópica, podem induzir tais efeitos surreais e alucinatórios. Após quinze minutos de respiração excessiva consciente, o cérebro começa a se equilibrar. Em vários estudos, parecia não haver privação de oxigênio associada a práticas de respiração excessiva após uma dose inicial. Todas as funções cognitivas deveriam ser normais, mas certamente não são.[4]

Pesquisadores nos Estados Unidos e na Europa passaram décadas colocando eletrodos e sondas em pessoas que tentavam entender o mecanismo oculto por trás dessas técnicas.[5] Mas ninguém encontrou esse mecanismo e ninguém consegue explicá-lo.

Então, decidi olhar para trás, explorar os textos antigos dos indianos, em busca de respostas. Todas as técnicas que estudei e pratiquei na última década, e todas as técnicas que descrevi até agora neste livro, da Respiração Coerente à Buteyko, das expirações de Stough até prender a respiração, apareceram pela primeira vez nesses textos milenares. Os estudiosos que os escreveram sabiam muito bem que respirar é mais do que apenas ingerir oxigênio, expulsar o dióxido de carbono e persuadir os sistemas nervosos. Nossa respiração também continha outra energia invisível, mais poderosa e impactante do que qualquer molécula conhecida pela ciência ocidental.

DeRose parece saber tudo sobre isso. Escreveu trinta livros sobre as formas mais antigas de yoga e respiração. Foi condecorado com todas as comendas imagináveis no Brasil. Ele é conselheiro emérito da Ordem dos Parlamentares, grande oficial da Ordem dos Nobres Cavaleiros de São Paulo, conselheiro da Academia Brasileira de Arte, Cultura e História... Ele tem dezenas de outros títulos, comendas geralmente reservadas para grandes estadistas. DeRose tem todas elas, até mesmo algo chamado grão-colar da Ordem do Mérito das Índias Orientais.

E agora, enquanto atravesso da avenida Paulista para a rua Bela Cintra, ele está a poucos quarteirões de distância.

Se você abrir um livro, site, artigo ou feed do Instagram sobre yoga, é provável que veja a palavra *prana*, que se traduz por "força vital" ou "energia vital". Prana é, basicamente, uma antiga teoria dos átomos. O concreto em sua garagem, as roupas em seu corpo e as pessoas fazendo barulho na cozinha... todos são feitos de átomos em turbilhão. É energia. É prana.

O conceito de prana foi documentado pela primeira vez por volta da mesma época na Índia e na China,[6] cerca de três mil anos atrás, e se tornou a base da medicina. Os chineses chamavam *ch'i* e se acreditava que o corpo continha canais que funcionavam como linhas de energia do prana[7] conectando órgãos e tecidos. Os japoneses tinham um nome próprio para prana, *ki*, assim como os gregos (*pneuma*), hebreus (*ruah*), iroqueses (*orenda*), e assim por diante.

Nomes diferentes, mesma premissa. Quanto mais prana algo tem, mais vivo ele é. Se esse fluxo de energia for bloqueado, o corpo se desligará e a doença permanecerá. Se perdermos prana a ponto de não conseguirmos sustentar as funções básicas do corpo, morreremos.

Ao longo dos milênios, essas culturas desenvolveram centenas, até *milhares*, de métodos para manter um fluxo constante de prana. Criaram a acupuntura para abrir canais de prana e posturas de yoga para despertar e distribuir a energia. Alimentos condimentados continham grandes doses de prana, que é uma das razões pelas quais as dietas tradicionais da Índia e da China costumam ser picantes.

Mas a técnica mais poderosa era inspirar prana. Isto é, *respirar*. As técnicas de respiração eram tão fundamentais para o prana que *ch'i*, *ruah* e outros termos antigos para energia são sinônimos de respiração. Quando respiramos, expandimos nossa força vital. Os chineses chamavam seu sistema de respiração consciente *qigong*: *qi*, que significa "respiração", e *gong*, que é "trabalho". Ou seja: trabalho de respiração.

Nos últimos séculos de avanços médicos, a ciência ocidental nunca observou o prana,[8] ou mesmo confirmou que ele existe.[9] Mas, em 1970, um grupo de físicos[10] mediu seus efeitos quando um homem chamado Swami Rama entrou na Clínica Menninger em Topeka, Kansas, o maior centro de treinamento psiquiátrico do país na época. Rama usava uma túnica branca esvoaçante, um colar de contas de japamala e sandálias. Seus cabelos caíam pelos ombros. Falava onze línguas, comia principalmente nozes, frutas, tomava suco de maçã e afirmava não ter nenhum bem material. "Com 1,82 metro de altura e muita energia para debate e persuasão, ele era uma figura formidável", escreveu um membro da equipe.

Aos três anos de idade,[11] Rama praticava yoga e técnicas de respiração em casa, no norte da Índia. Mais tarde, mudou-se para os mosteiros do Himalaia e estudou práticas secretas ao lado de Mahatma Gandhi, Sri Aurobindo e outros luminares orientais. Aos vinte anos, dirigiu-se para o Oeste com o intuito de frequentar Oxford e outras universidades e, em seguida, viajou ao redor do mundo para ensinar os métodos que aprendeu com os mestres.

Na primavera de 1970, Rama estava sentado em uma mesa de madeira em um escritório pequeno e sem fotos[12] na Clínica Menninger com um eletrocardiograma no coração e sensores de EEG na testa. O dr. Elmer Green estava de pé diante dele, inspecionando o equipamento em meio a garrafas de Coca-Cola. Ex-físico de armas da Marinha, Green chefiou o Programa de Controle de Voluntários, um laboratório dentro da clínica que investigou algo chamado "autorregulação psicofisiológica", ou o que seria conhecido como conexão mente/corpo. Green tinha ouvido falar das habilidades extraordinárias dos meditadores indianos e visto dados de uma experiência recente com Rama em um hospital da Administração de Veteranos em Minnesota.[13] Ele queria confirmar os resultados com os mais recentes instrumentos científicos. E queria observar o poder do prana por si mesmo.

Rama expirou, acalmou-se, baixou as grossas pálpebras e começou a respirar, controlando cuidadosamente o ar que entrava e saía de seu corpo. As linhas na leitura do EEG ficaram mais longas e suaves, das ondas beta hiperativas ao alfa calmante e meditativo e, depois, ao delta longo e baixo, as ondas cerebrais identificadas com o sono profundo. Rama permaneceu nesse estado de coma por meia hora, relaxado a ponto de começar a roncar suavemente. Quando "acordou", fez um resumo detalhado da conversa que ocorreu na sala enquanto exibia ondas cerebrais de sono profundo. No entanto, Rama não chamava isso de sono profundo, mas, sim, de "sono iogue", um estado em que a mente estava ativa enquanto o "cérebro dormia".

No experimento seguinte, Rama mudou o foco do cérebro para o coração. Ficou imóvel, respirou algumas vezes e, depois de receber um sinal, diminuiu a frequência cardíaca de 74 para 52 batimentos em menos de sessenta segundos. Mais tarde, aumentou a frequência cardíaca de sessenta para 82 batimentos em oito segundos. A certa altura, o batimento cardíaco de Rama chegou a zero e permaneceu assim por trinta segundos.[14] Green pensou que Rama havia parado completamente o coração, mas, após uma inspeção mais detalhada do eletrocardiograma, descobriu que ele tinha apenas ordenado que batesse a trezentas batidas por minuto.

O sangue não pode se mover através das câmaras quando o coração bate tão rápido. Por esse motivo, o fenômeno, chamado flutter atrial, geralmente resulta em uma parada cardíaca e morte. Mas Rama não parecia afetado. Alegava que podia manter esse estado por meia hora. Os resultados do experimento[15] foram relatados posteriormente no jornal *The New York Times.*

Rama passou a mudar o prana (ou o fluxo sanguíneo) para outras partes do corpo, jogando-o de um lado da mão para o outro a seu bel-prazer. Em quinze minutos,[16] conseguiu criar uma diferença de temperatura de onze graus entre o dedo mindinho e o polegar. As mãos de Rama não se mexeram em nenhum momento.

Oxigênio, dióxido de carbono, níveis de pH e hormônios do estresse não afetavam as habilidades de Rama. Tanto quanto se sabe, seus gases no sangue e no sistema nervoso estavam normais ao longo de cada um dos experimentos. Havia outra força estranha do prana em jogo, alguma energia mais sutil que Rama tinha aproveitado. Green e a equipe de Menninger sabiam que estava lá; mediram seus efeitos no corpo e no cérebro de Rama. Simplesmente não tinham como calculá-la com nenhuma de suas máquinas.

No início da década de 1970, Swami Rama havia se tornado uma superestrela da respiração, com suas sobrancelhas espessas e olhar penetrante na *Time*, *Playboy*, *Esquire* e, mais tarde, em programas de televisão diurnos,[17] como *Donahue.* Ninguém no mundo ocidental tinha visto nada como ele antes. Mas Rama não era tão especial assim.

Quarenta anos antes, uma cardiologista francesa chamada Thérèse Brosse[18] havia gravado um iogue fazendo a mesma coisa que Rama: parar o coração e fazê-lo voltar a bater segundo a sua vontade. Um pesquisador chamado M. A. Wenger, da Universidade da Califórnia, em Los Angeles, repetiu os testes e encontrou iogues que podiam controlar não apenas a força dos batimentos cardíacos, mas também o fluxo de suor na testa e a temperatura da ponta dos dedos. As habilidades "sobre-humanas" de Swami Rama não eram sobre-humanas. Eram uma prática comum há centenas de gerações de iogues indianos.

Rama revelou alguns de seus segredos do controle do prana em aulas e vídeos. Recomendou que os alunos começassem a harmonizar a respiração, removendo a pausa entre inspirações e expirações, para que cada respiração fosse uma única linha conectada sem fim. Quando essa prática parecia confortável, Rama os instruiu a alongar a respiração.

Uma vez por dia, deveriam se deitar, inspirar brevemente e expirar contando até seis. Enquanto progrediam, podiam inspirar contando até quatro e expirar até oito, com o objetivo de alcançar[19] uma expiração de meio minuto após seis meses de prática. Ao atingir essa contagem de trinta segundos, Rama prometeu a seus alunos: "Vocês não terão toxinas e estarão livres de doenças." Em um vídeo instrutivo, gentilmente acariciando o próprio braço, ele disse: "Seu corpo parecerá liso como seda."

Infundir o corpo com prana é simples: você apenas respira. Mas controlar essa energia e direcioná-la leva um tempo. Rama obviamente havia aprendido algo muito mais poderoso no Himalaia,[20] mas até onde pude ver em seus livros e dezenas de vídeos instrutivos, ele nunca o elaborou.

A melhor explicação possível que encontrei sobre o que poderia ser a "substância vital" do prana — e como ela funcionava — não vinha de um iogue, mas de um cientista húngaro que quase foi reprovado na escola quando criança, atirou no próprio braço para escapar do combate na Primeira Guerra Mundial e mais tarde ganhou um prêmio Nobel por um trabalho inovador sobre a vitamina C.

Seu nome era Albert Szent-Györgyi.[21] Na década de 1940, ele foi para os Estados Unidos, onde acabaria dirigindo a Fundação Nacional para a Pesquisa do Câncer, instituição em que passou anos investigando o papel da respiração celular. Foi lá, trabalhando em seu laboratório em Woods Hole, Massachusetts, que propôs uma explicação para a energia sutil que impulsiona toda a vida e tudo o mais no universo.

"Todos os organismos vivos são apenas folhas na mesma árvore da vida",[22] escreveu ele. "As várias funções das plantas e dos animais, e seus órgãos especializados, são manifestações da mesma matéria viva."

Szent-Györgyi queria entender o processo de respirar, mas não no sentido físico ou mental, ou mesmo no nível molecular. Ele queria saber como a respiração que realizamos em nosso corpo interage com nossos tecidos, órgãos e músculos em um nível subatômico. Queria saber também como a vida ganhava energia do ar.

Tudo o que existe ao nosso redor é composto de moléculas, que são compostas de átomos, que são compostos de bits subatômicos chamados prótons (que têm uma carga positiva), nêutrons (sem carga) e elétrons (carga negativa). Toda matéria é, em seu nível mais básico, energia. "Não podemos separar a vida da matéria viva", escreveu Szent-Györgyi. "Estudando a matéria viva e suas reações, estudamos a própria vida."

O que distingue objetos inanimados como rochas, por exemplo, de pássaros, abelhas e folhas é o nível de energia, ou a "excitabilidade" dos elétrons dentro dos átomos que compõem as moléculas na matéria. Quanto mais fácil e frequente for a transferência de elétrons entre as moléculas, mais "misturada" a matéria se tornará, mais *vivo* o ser será.[23]

Szent-Györgyi estudou as formas de vida mais antigas da Terra e deduziu que todas eram compostas de "receptores fracos de elétrons", o que significava que não podiam absorver ou liberar elétrons facilmente. Argumentava que essa matéria tinha menos energia, por isso havia menos chance de evoluir. Simplesmente ficava lá, se mexendo sem fazer muita coisa, por milhões e milhões de anos.[24]

Por fim, o oxigênio, subproduto dessa mistura, acumulou-se na atmosfera. O oxigênio era um forte absorvedor de elétrons. À medida que a nova mistura evoluiu para consumir oxigênio, atraiu e trocou muito mais elétrons do que a vida anaeróbica mais antiga. Com esse excedente de energia, o início da vida evoluiu relativa e rapidamente para plantas, insetos e tudo o mais. "O estado de vida é um estado misturado eletronicamente",[25] escreveu Szent-Györgyi. "A natureza é simples, mas sutil."[26]

Essa premissa pode ser aplicada à vida no planeta hoje. Quanto mais oxigênio a vida consumir, mais excitabilidade de elétrons ela ganha e mais animada se torna. Quando a matéria viva está agitada, e é capaz de absorver e transferir elétrons de maneira controlada, ela permanece saudável. Quando as células perdem a capacidade de descarregar e absorver elétrons, começam a se decompor.[27] "Tirar elétrons irreversivelmente significa matar", escreveu Szent-Györgyi. Essa quebra da excitabilidade elétrica é o que faz com que o metal enferruje e as folhas fiquem marrons e depois morram.

Os seres humanos "enferrujam" também. Como as células do nosso corpo perdem a capacidade de atrair oxigênio, escreveu Szent-Györgyi, os elétrons dentro delas diminuem a velocidade e param de se trocar livremente com outras células, resultando em um crescimento não regulamentado e anormal. Os tecidos começarão a "enferrujar" da mesma maneira que outros materiais. Mas não chamamos isso de "ferrugem do tecido". Nós chamamos de *câncer*. E isso ajuda a explicar por que os cânceres se desenvolvem e crescem em ambientes com pouco oxigênio.[28]

A melhor maneira de manter os tecidos do corpo saudáveis seria imitar as reações que evoluíram no início da vida aeróbica na Terra — especificamente, inundar nossos corpos com oxigênio, o "forte absorvedor de elétrons". Respirar devagar, menos e pelo nariz equilibra os níveis de gases respiratórios no corpo e envia a quantidade máxima de oxigênio para a quantidade máxima de tecidos, para que as nossas células tenham a quantidade máxima de reatividade de elétrons.

"Em todas as culturas, e em todas as tradições médicas anteriores à nossa, a cura era realizada movendo a energia",[29] explicou Szent-Györgyi. A energia em movimento dos elétrons permite que os seres vivos permaneçam vivos e saudáveis pelo maior tempo possível. Os nomes podem ter mudado — prana, *orenda*, *ch'i*, *ruah* —, mas o princípio da teoria é o mesmo. Szent-Györgyi aparentemente aceitou esse conselho. Ele morreu em 1986, aos 93 anos.

Depois de bater na porta, entrar e trocar alguns bons-dias, eu me sento no saguão da recepção do complexo de estúdios de DeRose. Lá tem piso de madeira e sofás confortáveis, paredes brancas e pôsteres emoldurados de mapas de todo o mundo. Uma placa no centro da sala diz: "Pare e respire."

Vários professores e alunos de DeRose estão descansando e tendo uma conversa animada em português no centro do saguão enquanto tomam chai em xícaras de cerâmica. Heduan Pinheiro está entre eles. Está vestindo uma camisa sem vincos e calça branca. Parece uma estrela de alguma série adolescente dos anos 1980. Ao norte daqui, Pinheiro cuida de dois estúdios dos métodos de DeRose, e gentilmente disponibilizou um tempo de sua ocupada agenda para ser meu guia e tradutor. Atravessamos a área da recepção e subimos uma escada escura para encontrar o homem que ele chama de "o Mestre".

O pequeno escritório é decorado com medalhas e espadas de prata, cada uma com os tipos de pirâmide maçônica que você vê no verso das notas de dólar e em prédios antigos. "Eles me dão essas coisas, não sei por quê!", diz DeRose, apertando minha mão com firmeza.

Ele tem uma aparência poderosa, barba branca bem-aparada e grandes olhos castanhos. As estantes atrás dele estão cheias de cópias[30] dos milhões de livros que vendeu sobre pranayama, carma e outros segredos da yoga antiga. Li alguns deles e não encontrei surpresas, nenhum método secreto de respiração que eu ainda não conhecesse e tenha tentado praticar nos últimos anos.

Isso também não foi surpreendente. A história da yoga e as primeiras técnicas de respiração estão estabelecidas há muito tempo. Mas agora, finalmente aqui, estou ansioso para comparar informações com DeRose. Fico animado para ver o que ele sabe sobre o prana e a arte e ciência perdidas da respiração que eu ainda não sei.

"Vamos começar?", pergunta ele.

Se você voltasse no tempo cerca de cinco mil anos para as fronteiras do que hoje é o Afeganistão, Paquistão e noroeste da Índia,[31] veria areia, montanhas rochosas, árvores empoeiradas, solo vermelho e planícies abertas, a mesma paisagem que agora cobre a maior parte do Oriente

Médio. Mas você também encontraria outra coisa: cinco milhões de pessoas vivendo em cidades com casas de tijolos à mostra, estradas meticulosamente construídas em padrões geométricos e crianças se divertindo com seus brinquedos de cobre, bronze e lata. Entre os becos sem saída, você veria piscinas públicas com água corrente e banheiros canalizados para sistemas de saneamento complexos. No mercado, encontraria comerciantes medindo mercadorias com pesos e réguas padronizadas, escultores esculpindo imagens em pedra e ceramistas fazendo potes e placas.

Essa civilização se chamava indo-sarasvati, em homenagem aos dois rios que corriam pelo vale. Os indo-sarasvati eram, geograficamente,[32] uma das maiores civilizações humanas antigas (cerca de 776.996 quilômetros quadrados) e uma das mais avançadas. Tanto quanto se sabe, o vale do Indo não tinha igrejas, templos nem espaços sagrados. As pessoas que moravam lá não produziam esculturas de santos nem iconografia. Não existiam palácios, castelos e edifícios governamentais imponentes. Talvez não houvesse crença em Deus.

Mas as pessoas de lá acreditavam no poder transformador da respiração. Um sinete desenterrado[33] da civilização na década de 1920 mostra um homem em uma pose inconfundível. Está sentado de forma ereta, com os braços estendidos e as mãos com os polegares acima dos joelhos. As pernas estão cruzadas, com as solas dos pés unidas e os dedos apontando para baixo. Sua barriga está cheia de ar, enquanto ele conscientemente inspira. Várias outras figuras desenterradas compartilham essa mesma postura. Esses artefatos são as primeiras posturas "iogues" documentadas na história da humanidade, o que faz sentido. O vale do Indo foi o berço da yoga.[34]

As coisas pareciam estar indo bem na região até cerca de 2000 a.C., quando ocorreu uma seca, fazendo com que grande parte da população se dispersasse. Então os arianos do noroeste se mudaram. Esses não eram os soldados de cabelos loiros e olhos azuis da tradição nazista,[35] mas os bárbaros de cabelos pretos do Irã. Os arianos pegaram a cultura indo-sarasvati, a codificaram, condensaram e reescreveram em sua língua nativa, o sânscrito.[36] É a partir dessas traduções em sânscrito que obtemos os Vedas, textos religiosos e místicos que contêm a documentação mais antiga conhecida da palavra "yoga". Em dois textos baseados nos ensinamentos védicos, o Brihadaranyaka e o Chandogya Upanishads,[37] estão as primeiras lições da respiração e do controle do prana.

Nos milhares de anos seguintes, esses métodos antigos de respiração se espalharam por Índia, China e além.[38] Por volta de 500 a.C.,[39] as técnicas seriam sintetizadas nos Yoga Sutras de Patanjali. Respirar lentamente, prender a respiração, expirações profundas[40] pelo diafragma e expirações extensas aparecem pela primeira vez nesse texto antigo. Uma interpretação ampla de uma passagem do Yoga Sutra 2.51 traz o seguinte:

> Quando uma onda chega, ela passa por cima de você e corre pela praia. Então, a onda recua, passa por você e volta ao oceano. É como a respiração, que expira, transita, inspira, transita e, em seguida, reinicia todo o processo.

Não há menção nos Yoga Sutras de movimento ou repetição entre cada processo. A palavra sânscrita *asana* originalmente significava "assento" e "postura". Referia-se ao ato de se sentar e ao material no qual você se senta. O que especificamente *não* significava era se levantar e se mover. A yoga mais antiga era a ciência de ficar parado e elaborar o prana através da respiração.

DeRose experimentou esse tipo de yoga antiga na década de 1970, quando estava viajando pela Índia tentando reunir as práticas mais antigas do vale do Indo. Assistira a uma aula no sopé do Himalaia, em Rishikesh, na Índia. O estúdio era muito básico, com piso de terra e cheio de moradores que procuravam se aquecer durante os dias frios.

As aulas eram casuais e a relação entre alunos e professores era respeitosa, porém leve. Os professores brincavam com os alunos durante os exercícios. "Esforcem-se!", gritavam os instrutores[41] em voz rouca e direta. "Você pode fazer melhor do que isso!" Não havia "ginástica, antiginástica, bioenergética, ocultismo, espiritismo, zen, dança, expressão corporal, macrobiótica, shiatsu", recordaria DeRose. Cada movimento era feito uma vez e mantido por um tempo incrivelmente longo. Essas longas posturas permitiam que os alunos se concentrassem na respiração. A aula era difícil, e, no final, DeRose ficou suado e dolorido.

"Nada parecido com a yoga de hoje", diz ele do outro lado da mesa. Ele me explica que somente no século XX[42] as posturas de yoga seriam combinadas e repetidas em um tipo de dança aeróbica chamada "fluxo vinyasa". É dessa forma que a yoga e outras técnicas hibridizadas são ensinadas agora em estúdios e salas de aula. A yoga antiga, e seu foco no prana, sentado e respirando, transformou-se em um tipo de exercício aeróbico.

Isso não quer dizer que a yoga moderna seja ruim. É simplesmente uma prática diferente daquela que se originou há cinco mil anos. Atualmente, estima-se que dois bilhões de pessoas[43] praticam essa forma moderna porque faz com que se sintam melhores, mais bonitos e mais flexíveis, de todas as formas como alongamentos e exercícios podem propiciar. Centenas de estudos confirmaram os benefícios de cura do fluxo de vinyasa e asanas, em pé e de vários outros jeitos.

Mas o que perdemos?[44]

DeRose passaria vinte anos voando do Brasil para a Índia, aprendendo sânscrito e desenterrando textos antigos de yoga "ano após ano, pelos séculos afora", escreveu ele. Encontrou a confirmação das práticas originais como "yôga" (pronunciado *iooooga*), que vêm da antiga linhagem Niríshwarasámkhya, uma prática e filosofia tão diferentes da versão moderna que DeRose acredita que merece ser mencionada por seu nome ancestral.

De acordo com DeRose, as práticas de yôga nunca foram projetadas para curar problemas. Foram criadas para pessoas saudáveis atingirem um potencial maior: dar-lhes o poder consciente de se aquecerem, expandir sua consciência, controlar o sistema nervoso, coração e viver uma vida mais longa e mais vibrante.

No fim de nossa longa reunião, contei a DeRose sobre minha experiência naquela casa vitoriana há dez anos, quando havia praticado uma técnica antiga de pranayama chamada Sudarshan Kriya. Explico a ele como uma versão mais suave dessa reação continuava acontecendo comigo e com milhões de outras pessoas sempre que usávamos a respiração iogue tradicional.

Versões de kriya existiam desde 400 a.C. e, segundo alguns relatos, foram usadas por todos, de Krishna a Jesus Cristo,[45] de São João a Patanjali. O kriya que experimentei foi desenvolvido na década de 1980 por um homem chamado Sri Sri Ravi Shankar e hoje é praticado por milhões de pessoas[46] em todo o mundo através da fundação Arte de Viver.[47] Ele faz muito do que o Tummo faz porque ambos foram projetados com as mesmas práticas antigas.*

Sudarshan Kriya também não era brincadeira. Foi preciso tempo, dedicação e força de vontade. O método central, chamado Respiração Purificadora, requer mais de quarenta minutos de respiração intensiva, desde respirações fortes e uma taxa de mais de cem respirações por minuto a vários minutos de respiração lenta até quase não respirar. E uma repetição de tudo isso.

Comentei com DeRose sobre a sudorese extrema, a completa perda da noção de tempo e a leveza que senti nos dias seguintes. Como passei a última década procurando uma explicação, conduzindo vários experimentos de laboratório, analisando meus gases sanguíneos e examinando meu cérebro.

* Embora Sudarshan e outros kriyas possam não ter sido criadas originalmente para ajudar pessoas doentes, as técnicas fazem isso. Mais de setenta estudos independentes conduzidos na Harvard Medical School, na Columbia College of Physicians and Surgeons e em outras instituições descobriram que Sudarshan Kriya era um tratamento altamente eficaz para uma série de doenças, desde estresse crônico a dores nas articulações e doenças autoimunes.

Ele se senta calmamente com as mãos unidas. Tinha ouvido várias histórias parecidas. Segundo ele, eu não encontrei nada nessas leituras ou medições científicas porque estava procurando no lugar errado.

É energia, é prana. O que acontecia era simples e comum. Eu tinha criado muito prana respirando com tanta força por tanto tempo, mas ainda não havia me adaptado a isso. Isso explicava tanto suor e a mudança de consciência. Sudarshan é derivado de duas palavras: *su*, que significa "bom", e *darshan*, "visão". No meu caso, tive uma visão muito boa.

Os iogues antigos passaram milhares de anos aprimorando as técnicas de pranayama, especificamente para controlar essa energia e distribuí-la por todo o corpo a fim de provocar suas "boas visões". Esse processo deve levar vários meses ou anos para ser dominado. Pessoas que utilizam essas técnicas e respiram melhor, como eu, podem tentar burlar esse processo e acelerá-lo. Mas vamos falhar. Alucinações, gemidos e sujar as calças: nada disso deveria acontecer. É um sinal de que passamos do limite.

A chave para Sudarshan Kriya, Tummo ou qualquer outra prática respiratória[48] enraizada na yoga antiga é aprender a ser paciente, manter a flexibilidade e absorver aos poucos o que a respiração tem a oferecer. Para DeRose, minha experiência inicial com Sudarshan Kriya pode ter sido um pouco chocante, mas também me convenceu do poder absoluto da respiração.

Afinal, foi o que me trouxe aqui.

Depois de mais algumas rodadas de perguntas e respostas com DeRose, é hora de ir. Ele precisa arrumar suas coisas e voltar para Nova York, onde seus colegas dirigem dois estúdios movimentados dos métodos DeRose em Tribeca e Greenwich Village. E eu preciso pegar um voo às cinco da tarde de volta para casa.

Trocamos alguns "obrigados", nos cumprimentamos e eu sigo Pinheiro, meu tradutor, passando pelas espadas brilhantes e as fitas vermelhas. Antes de partir, no entanto, Pinheiro se oferece para me ensinar algumas das antigas técnicas de respiração da yoga pelas quais DeRose é conhecido.

Caminhamos até o terceiro andar, tiramos os sapatos e entramos no estúdio. A sala não é diferente de qualquer outro estúdio de yoga que já vi. Há tapetes azuis no chão, espelhos na parede, estantes de livros e pôsteres em sânscrito. Pinheiro senta-se de pernas cruzadas de forma que seu corpo fica centralizado entre as janelas, lançando uma sombra de Buda no outro lado da sala. Sento-me em frente a ele. Um minuto depois, começamos a respirar.

Começamos com jiya pranayama, que envolve enrolar a língua na parte posterior da boca e prender a respiração. Passamos por algumas bhandas, um método de redirecionar e manter o prana dentro do corpo, contraindo os músculos da garganta, abdominais e de outras áreas. Então, me deito na frente dele, olhando para os azulejos brancos de isolamento acústico no teto. O exercício final que farei tem como objetivo construir o prana no corpo e concentrar a mente.

"Concentre-se em apenas um movimento fluido da inspiração para expiração", diz Pinheiro. Essas são as mesmas instruções que ouvi naquela sessão de Sudarshan Kriya, as mesmas instruções que aprendi anos depois com Anders Olsson e com o instrutor do método Wim Hof, Chuck McGee. Conheço esse processo agora. Conheço esse caminho.

Relaxo a garganta e respiro profundamente pela boca do estômago, depois expiro completamente. Inspiro de novo e repito.

"Todo o caminho para dentro e para fora", diz Pinheiro. "Continue! Continue respirando!"

Lá está, novamente. E aqui estou eu de novo. Aquele zumbido nos ouvidos. O ribombar pesado de metal batendo forte no meu peito. A estática quente fluindo para meus ombros e rosto. A onda vem e se ergue, depois recua de volta ao oceano.

Já senti tudo isso antes, tantas vezes. É a mesma coisa que os povos antigos do vale do Indo devem ter experimentado há cinco mil anos e os chineses antigos dois mil anos depois deles. Alexandra David-Néel se aqueceu com essa técnica em uma caverna no Himalaia e Swami Rama a concentrou nas mãos e no coração. Buteyko a redescobriu em uma ala para asmáticos do Primeiro Hospital de Moscou e Carl Stough a ensinou a veteranos agonizantes em um centro médico de Nova Jersey.

À medida que respiro um pouco mais rápido e vou um pouco mais fundo, os nomes de todas as técnicas que explorei nos últimos dez anos voltam rapidamente.

> Pranayama. Buteyko. Respiração Coerente. Hipoventilação. Coordenação Respiratória. Respiração Holotrópica. Adhama. Madhyama. Uttama. Kevala. Respiração Embrionária. Harmonização da Respiração. Tummo. Sudarshan Kriya.

Os nomes podem ter mudado ao longo dos anos, as técnicas podem ter sido reorganizadas e repaginadas em diferentes culturas e em diferentes épocas, por diferentes motivos, mas nunca foram perdidas. Estiveram dentro de nós esse tempo todo, apenas esperando para serem descobertas.

Elas nos dão os meios para estender nossos pulmões e endireitar nosso corpo, aumentar o fluxo sanguíneo, equilibrar nossa mente e nosso humor e excitar os elétrons em nossas moléculas. Para dormir melhor, correr mais rápido, nadar mais fundo, viver mais e evoluir.

Eles oferecem um mistério e a magia da vida que se desdobra um pouco mais a cada nova respiração.

EPÍLOGO

UM ÚLTIMO SUSPIRO

Nada naquele lugar havia mudado. O tapete persa rasgado. A janela descascada que chacoalha quando venta. O estrondo de caminhões a diesel se arrastando pela Page Street e os postes jogando luz amarela sobre nuvens de poeira. Alguns dos rostos também são os mesmos: há o cara mal-encarado, o sósia do Jerry Lewis e a mulher loira com sotaque do Leste Europeu. Encontro meu lugar de sempre no canto e me sento próximo à janela.

Faz dez anos desde que cheguei a esta sala e senti as possibilidades de respirar. Uma década de viagem, pesquisa e autoexperimentação. Em todo esse tempo, aprendi que os benefícios da respiração são muitos, às vezes insondáveis. Mas também são limitados.

Isso ficou claro há alguns meses. Eu estava em Portland, Oregon, e tinha acabado de terminar uma palestra baseada no conteúdo deste livro. Saí do palco e fui até o saguão para conversar com um amigo, quando uma mulher se aproximou. Seus olhos estavam arregalados e os dedos trêmulos. Ela me disse que sua mãe havia sofrido uma embolia pulmonar e precisava com urgência de uma técnica de respiração para remover coágulos sanguíneos de seus pulmões.

Algumas semanas depois, uma mulher sentada ao meu lado em um voo notou as fotografias de caveiras que eu analisava em meu laptop. Perguntou-me no que eu estava trabalhando. Depois que eu lhe contei, ela explicou como sua amiga estava sofrendo de um grave distúrbio alimentar, osteoporose e câncer. Nenhum tratamento havia funcionado. Perguntou-me também se eu poderia prescrever uma prática de respiração para melhorar a saúde da amiga.

O que expliquei a cada uma dessas pessoas, e o que gostaria de esclarecer agora, é que a respiração, como qualquer terapia ou medicamento, não pode fazer tudo. Respirar rápido, devagar, ou prender a respiração não pode fazer uma embolia desaparecer. Respirar pelo nariz com uma grande expiração não pode reverter o aparecimento de doenças genéticas neuromusculares. Nenhuma respiração pode curar o câncer no estágio 4. Esses graves problemas de saúde requerem atenção médica urgente.

Eu não estaria vivo sem antibióticos, imunizações e uma corrida de última hora ao consultório médico para eliminar uma infecção linfonodal. As tecnologias médicas desenvolvidas ao longo do século passado salvaram muitas vidas. E, por várias vezes, aumentaram a qualidade de vida em todo o mundo.

Mas a medicina moderna ainda tem suas limitações. "Estou lidando com os mortos-vivos", disse Michael Gelb, que passou trinta anos trabalhando como cirurgião-dentista e especialista em sono. Ele repetiu o que ouvi do dr. Don Storey, meu sogro, que trabalhou como pneumologista nos últimos quarenta anos. Muitos médicos em Harvard, Stanford e outras instituições me disseram a mesma coisa. Diziam que a medicina moderna era incrivelmente eficiente em cortar e costurar partes do corpo em emergências, mas muito deficiente no tratamento contra doenças sistêmicas leves e crônicas: asma, dores de cabeça, estresse e problemas autoimunes com que a maioria da população moderna precisa lidar.

Esses médicos explicaram, em muitas palavras e de tantas maneiras, que um homem de meia-idade se queixando de estresse no trabalho, síndrome de intestino irritável, depressão e um formigamento ocasional nos dedos não receberia a mesma atenção que um paciente com falência renal. Ele receberia um remédio para pressão arterial, um antidepressivo e seria encaminhado de volta para casa. O papel do médico na atualidade é o de apagar incêndios, não soprar a fumaça.

Ninguém ficou satisfeito com essa conclusão: os médicos ficaram frustrados por não terem tempo nem apoio para prevenir e tratar problemas crônicos mais leves, enquanto os pacientes aprendiam que seus casos não eram graves o suficiente para a atenção que buscavam.

Essa é uma das razões pelas quais acredito que tantas pessoas e tantos pesquisadores médicos procuraram a técnica da respiração.

Como todos os tratamentos orientais, as técnicas de respiração são mais adequadas para servir como manutenção preventiva, uma maneira de manter o equilíbrio do corpo para que problemas mais leves não se transformem em problemas de saúde mais sérios. Se perdermos esse equilíbrio de tempos em tempos, a respiração pode recuperá-lo.

"Mais de sessenta anos[1] de pesquisa em sistemas vivos me convenceram de que nosso corpo é mais perfeito do que sugere a lista interminável de doenças", escreveu o ganhador do Nobel Albert Szent-Györgyi. "Suas deficiências são menos pelas suas imperfeições inatas e mais por abusarmos deles."

Szent-Györgyi estava falando sobre doenças criadas por nós mesmos, o que o antropólogo Robert Corruccini chamou de "doenças da civilização". Nove em cada dez das principais doenças que matam,[2] como diabetes, doenças cardíacas e derrames, são causadas pelos alimentos que ingerimos, pela água que bebemos, pela casa em que vivemos e pelo escritório em que trabalhamos. São doenças criadas pela humanidade.

Embora alguns de nós possamos estar geneticamente predispostos a uma doença ou outra, isso não significa que estamos predestinados a tê-las. Os genes podem ser desativados[3] da mesma forma que podem ser ativados. O que os diverge são as entradas no ambiente. Melhorar a dieta, exercícios e remover toxinas e estressores de casa e do local de trabalho têm um efeito profundo e duradouro na prevenção e no tratamento da maioria das doenças crônicas modernas.

Respirar é um fator importante. Pelo que aprendi na década passada, os trinta quilos de ar[4] que passam pelos pulmões todos os dias e o 1,7 quilo de oxigênio que as nossas células consomem são tão importantes quanto o que comemos ou quanto nos exercitamos. A respiração é um pilar da saúde que nos falta.

"Se eu tivesse que limitar meus conselhos sobre uma vida mais saudável a apenas uma dica, seria: 'Aprenda a respirar melhor'",[5] escreveu Andrew Weil, um famoso médico.

Embora os pesquisadores ainda tenham muito a aprender sobre esse campo infinitamente amplo, há muito consenso no momento sobre o que é "respirar melhor".

Em poucas palavras, é isso que aprendemos.

FECHE A BOCA

Dois meses após o término do experimento em Stanford, o laboratório do dr. Jayakar Nayak enviou um e-mail para Anders Olsson e para mim com os resultados dos nossos vinte dias de estudo. A principal lição nós já sabíamos: respirar pela boca é terrível.

Após respirar 240 horas apenas pela boca, a catecolamina e os hormônios relacionados ao estresse aumentaram, sugerindo que nosso corpo estava sob pressão física e mental. Uma bactéria difteroide chamada *Corynebacterium* infestou meu nariz. Se eu continuasse respirando pela boca por mais alguns dias, o problema poderia ter piorado e se transformado em uma infecção sinusal completa. Durante todo o tempo, minha pressão arterial aumentou e a variabilidade da frequência cardíaca despencou. Os dados de Olsson se igualavam aos meus.

À noite, o fluxo constante de ar não pressurizado e não filtrado que entrava e saía de nossa boca escancarada colapsava o tecido mole da nossa garganta, a tal ponto que começamos a sentir uma persistente asfixia noturna. Nós roncamos. Alguns dias depois, começamos a sufocar, sofrendo de crises de apneia do sono. Se continuássemos a respirar pela boca, havia uma forte possibilidade de que ambos tivéssemos desenvolvido um ronco crônico e apneia obstrutiva do sono, juntamente com hipertensão e problemas metabólicos e cognitivos.

Nem todos os nossos resultados sofreram alterações. Os níveis de açúcar no sangue, por exemplo. A contagem de células no sangue e a taxa de cálcio ionizado permaneceram as mesmas, assim como a maioria dos outros indicadores sanguíneos.

Tivemos algumas surpresas. Meus níveis de lactato, uma medida da respiração anaeróbica, diminuíram com a respiração bucal, o que sugeria que eu estava usando mais energia aeróbica que queimando oxigênio. Era o oposto do que a maioria dos especialistas em fitness teria previsto. (O lactato de Olsson aumentou levemente.) Perdi cerca de dois quilos, provavelmente devido à perda da água que exalei. Mas confie em mim: essa dieta respiratória não é recomendada.

Cansaço insistente, irritação, desconforto e ansiedade. O hálito ruim e as constantes idas ao banheiro. O ambiente, as olheiras e as dores de estômago. Foi terrível.

O corpo humano evoluiu para poder respirar através de dois canais por uma razão: aumentar nossas chances de sobrevivência. Se o nariz estiver obstruído, a boca se tornará um sistema de reserva de ventilação. As respirações fortes que Stephen Curry deu antes de enterrar uma bola de basquete na cesta pareciam o arfar de uma criança doente, com febre, ou aquele que damos quando estamos rindo com amigos. Essa respiração bucal temporária não terá efeitos duradouros na saúde.

Respiração bucal crônica é diferente. O corpo não foi projetado para processar o ar puro por horas, dias ou noites. Não há nada de normal nisso.

RESPIRE PELO NARIZ

No dia em que Olsson e eu removemos os plugues e a fita, nossa pressão sanguínea caiu, os níveis de dióxido de carbono aumentaram e os batimentos cardíacos se normalizaram. O ronco diminuiu em nove vezes em relação à fase de respiração pela boca, de várias horas por noite para somente alguns minutos. Em dois dias, nenhum de nós estava roncando. A infecção bacteriana[6] no meu nariz desapareceu sem tratamento. Olsson e eu tínhamos nos curado apenas respirando pelo nariz.

Ann Kearney, doutora em fonoaudiologia do Centro de Estudos em Voz e Deglutição de Stanford, ficou tão impressionada com nossos dados e com sua própria transformação ao superar o congestionamento e a respiração bucal que está montando um estudo de dois anos com quinhentos indivíduos para pesquisar os efeitos da fita do sono no ronco e na apneia do sono.

Os benefícios da respiração nasal se estendiam além do meu sono. Aumentei o desempenho na bicicleta ergométrica em cerca de 10%. (Olsson teve ganhos mais modestos, cerca de 5%.) Esses resultados eram comparáveis com os ganhos relatados pelo especialista em treinamento esportivo John Douillard. Não consigo imaginar nenhum atleta que não quisesse 10% — ou mesmo 1% — de vantagem sobre outro competidor.

Em uma nota mais pessoal, aquelas primeiras respirações nasais após dez dias de obstrução foram tão radiantes e estimulantes que fiquei com os olhos marejados. Pensei nas minhas entrevistas com todos os portadores da síndrome do nariz vazio que foram chamados de loucos e aconselhados a parar de reclamar e respirar pela boca. Pensei em crianças que haviam sido informadas de que alergias e congestão crônica faziam parte da infância e também nos adultos que se convenceram de que se engasgar toda noite era uma parte natural do envelhecimento.

Senti a dor deles e tive a sorte de respirar melhor de uma nova maneira. É algo de que nunca me esquecerei e nunca repetirei.

EXPIRE

Carl Stough passou meio século aconselhando seus alunos a esvaziar todo o ar dos pulmões para que pudessem absorver mais. Treinou seus pacientes para expirar por mais tempo e, no processo, fazer o que havia sido considerado biologicamente impossível por muito tempo. Pessoas com enfisema registraram uma recuperação quase total de suas condições incuráveis, os cantores de ópera ganharam mais ressonância e tom em suas vozes, os asmáticos não sofreram mais ataques e os velocistas olímpicos ganharam medalhas de ouro.

Por mais básico que pareça, expirações completas raramente são praticadas. A maioria de nós usa apenas uma pequena fração da capacidade pulmonar total a cada respiração, exigindo que façamos mais e recebamos menos. Um dos primeiros passos na respiração saudável é estender essas respirações, mover o diafragma para cima e para baixo um pouco mais e tirar todo o ar do nosso corpo antes de inspirarmos mais.

"A diferença de respirar no padrão coordenado e em um padrão alterado é operar com eficiência máxima e apenas fazê-lo",[7] escreveu Stough na década de 1960. "Um motor não precisa estar em perfeitas condições para funcionar, mas oferece melhor desempenho se estiver."

MASTIGUE

Os milhões de esqueletos antigos nas pedreiras de Paris e as centenas de crânios na coleção Morton tinham três coisas em comum: enormes cavidades sinusais, mandíbulas fortes e dentes retos. Quase todos os humanos nascidos trezentos anos atrás compartilhavam essas características porque mastigavam muito.

Ao contrário de outros ossos do corpo, os ossos do rosto humano não param de crescer até os vinte anos. Eles podem se expandir e se remodelar aos setenta anos, e provavelmente depois disso. O que significa que podemos influenciar o tamanho e a forma de nossa boca melhorando nossa capacidade de respirar em praticamente qualquer idade.

Para fazer isso, não ouça o conselho de seguir a dieta que as nossas bisavós tinham. Muito do que elas comiam já estava macio e excessivamente processado. Sua dieta deve se basear em alimentos mais ásperos, crus e saudáveis, do tipo que nossas tataravós comiam.[8] Eram alimentos que exigiam uma ou duas horas por dia mastigando com grande dificuldade. Enquanto isso, lábios juntos, dentes tocando levemente e língua no céu da boca.

SE PUDER, RESPIRE MAIS

Desde que conheci Chuck McGee naquele parque de beira de estrada nas Sierras, tenho praticado Tummo com dezenas de outras pessoas em todo o mundo nas noites de segunda-feira. É quando McGee organiza uma sessão on-line aberta e gratuita para quem quer "se tornar o olho do furacão".

A respiração excessiva ganhou uma má reputação nas últimas décadas, e com razão. Alimentar o corpo com mais ar do que o necessário é prejudicial para os pulmões até o nível celular. Hoje, a maioria de nós respira mais do que deveria, sem perceber.

Permitir-se respirar em excesso por um tempo curto e intenso, porém, pode ser muito terapêutico. "É apenas através da interrupção que podemos voltar ao normal", disse McGee. São o que técnicas como Tummo, Sudarshan Kriya e pranayamas fazem. Estressam o corpo de propósito, tirando-o do seu ritmo normal, para que possa funcionar adequadamente durante as outras 23 horas. A respiração excessiva e consciente nos ensina a ser os pilotos do nosso sistema nervoso autônomo e do nosso corpo, e não apenas o passageiro.

PRENDA A RESPIRAÇÃO

Vários meses depois de experimentar a terapia com dióxido de carbono, eu estava em casa lendo o jornal de domingo, folheando os obituários, e vi que o dr. Donald Klein havia falecido. Klein foi o psiquiatra que passou anos estudando as ligações entre flexibilidade dos quimiorreceptores, dióxido de carbono e ansiedades. Tinha noventa anos. Foi a pesquisa de Klein que inspirou Justin Feinstein a seguir as experiências financiadas pelos Institutos Nacionais de Saúde em Tulsa.

Escrevi a Feinstein contando sobre a morte do dr. Klein. Ele ficou arrasado. Disse que estava planejando entrar em contato com Klein nas próximas semanas sobre o que poderia ser uma "descoberta revolucionária".

Acontece que as amígdalas, esses nozinhos nas laterais da cabeça que ajudam a nortear as percepções de medo e emoções, também controlam aspectos da nossa respiração. Pacientes com epilepsia que tiveram essas áreas do cérebro estimuladas com eletrodos imediatamente pararam de respirar. Os pacientes não tinham consciência disso e não pareciam sentir seus níveis de dióxido de carbono subindo muito tempo depois que a respiração parava.

A comunicação entre os quimiorreceptores e as amígdalas funciona em uma via de mão dupla: essas estruturas estão constantemente trocando informações e ajustando a respiração a cada segundo do dia. Se essa comunicação falhar, trará problemas.

Feinstein acredita que pessoas com ansiedade provavelmente sofrem de problemas de conexão entre essas áreas e podem, sem perceber, prender a respiração ao longo do dia. Somente quando o corpo fica sobrecarregado pelo dióxido de carbono é que seus quimiorreceptores entram em ação e acionam um sinal de emergência no cérebro para respirar. Os pacientes começariam a lutar para respirar. Eles entrariam em pânico.

Por fim, o corpo se adapta para evitar esses ataques inesperados, mantendo-se em estado de alerta ao respirar em excesso, um esforço para manter o dióxido de carbono o mais baixo possível.

"O que pacientes ansiosos podem estar enfrentando é uma reação completamente natural: estão reagindo a uma emergência no corpo", explicou Feinstein. "Pode ser que a ansiedade, em sua origem, não seja um problema psicológico."

Essa abordagem é muito teórica, alertou Feinstein, e precisa ser testada com rigor. É o que ele fará nos próximos anos. Mas, se for verdade, isso poderia explicar por que tantos medicamentos não funcionam para síndromes como pânico, ansiedade e outras condições baseadas no medo, e como funciona a terapia respiratória lenta e constante.

A FORMA COMO RESPIRAMOS IMPORTA

Conversei com Anders Olsson periodicamente desde que pagamos pelo experimento nasal de Stanford. Nossas conversas nunca são monótonas. "Tenho mais energia e foco do que nunca em minha vida!", contou ele, dias depois de comemorar seu quinquagésimo aniversário. Olsson é um pulmonauta no sentido mais puro: autodidata e movido por um sentimento de que estamos perdendo algo que está bem na nossa frente, uma verdade básica e essencial.

Em todas as minhas viagens a trabalho, há uma lição, uma equação, que acredito estar na raiz de toda a saúde, felicidade e longevidade. Estou um pouco envergonhado em dizer que demorei uma década para descobrir isso, e percebo quão insignificante pode parecer nesta página. Mas, para que não esqueçamos: a natureza é simples, mas sutil.

A respiração perfeita é esta: inspire por cerca de 5,5 segundos e expire por 5,5 segundos. São 5,5 respirações por minuto, totalizando 5,5 litros de ar.

Você pode praticar essa respiração perfeita por alguns minutos ou algumas horas. Não existe um pico de eficiência em seu corpo.

Olsson me explicou que está trabalhando em vários outros dispositivos para nos ajudar a respirar nesse ritmo: devagar e menos. Ele está finalizando a produção do seu medidor de respiração BreathIQ, um dispositivo portátil que mede óxido nítrico, dióxido de carbono, amônia e outros produtos químicos na respiração expirada. Existem outros dispositivos que imitam com perfeição os efeitos da respiração: um traje de dióxido de carbono, um chapéu e...

Enquanto isso, o Google acaba de lançar um aplicativo que aparece automaticamente quando as palavras "exercício respiratório" são pesquisadas. Ele treina os visitantes a inspirar e expirar a cada 5,5 segundos. Na rua da minha casa, há uma startup chamada Spire, que criou um dispositivo que rastreia a taxa de respiração e alerta os usuários toda vez que se torna muito rápida ou desarticulada. Na indústria fitness, máscaras de resistência e boquilhas estão na moda.

Antes que percebamos, respirar devagar, menos e pelo nariz com uma longa expiração será um grande negócio, como tantas outras coisas. Mas esteja ciente de que a abordagem simplificada é tão boa quanto qualquer outra. Não requer baterias, wi-fi, dispositivos para a cabeça ou smartphones. Não custa nada, leva pouco tempo e exige pouco esforço, e você pode colocar em prática onde quer que esteja e sempre que precisar. É uma função que os nossos ancestrais praticaram desde que saíram do lodo, há dois bilhões e meio de anos, uma tecnologia que nossa espécie aperfeiçoa apenas com os lábios, nariz e pulmões há centenas de milhares de anos.

Na maioria dos dias, trato isso como um alongamento, algo que faço depois de um longo tempo sentado ou estressado para voltar ao normal. Quando preciso de um impulso extra, volto para a antiga casa vitoriana em Haight-Ashbury, em São Francisco, e me sento ao lado da janela barulhenta com os outros respiradores do Sudarshan Kriya que conheço há dez anos.

A sala está lotada agora, vinte de nós estão sentados em círculo, alongando o pescoço e colocando cobertores de lã no colo. O instrutor passa a mão pelo interruptor, as luzes diminuem e longas sombras da rua se projetam pelo chão. Na escuridão, ele nos agradece por termos vindo, afasta sua franja, ajusta a velha caixa de som e pressiona o play. Respiramos pela primeira vez. Depois, pela segunda.

A onda vem, cobre tudo e sobe, depois retorna de volta ao oceano.

AGRADECIMENTOS

O corpo humano é um assunto complicado. E, nos últimos anos, aprendi que é muito mais complicado entender — e explicar em um livro — como esse corpo ingere, processa e extrai energia do ar e como esse ar afeta o cérebro, os ossos, o sangue, a bexiga e tudo o mais...

Sou profundamente grato aos pulmonautas medicinais que me cederam seu tempo, sua sabedoria, seu treinamento e suas retificações respiratórias ao longo dessa jornada selvagem e estranha. Obrigado, dr. Jayakar Nayak, do Centro de Cirurgia de Cabeça e Pescoço da Universidade de Stanford, por ter escapado de uma cirurgia cerebral de dez horas para colocar endoscópios no meu nariz e depois explicar as sutilezas de cílios, esfenoides e glândulas sebáceas enquanto comíamos saladas no Vino Enoteca. (E um grande obrigado às assistentes de laboratório de Nayak, Nicole Borchard e Sachi Dholakia, por gerenciar a loucura das mucosas.)

Obrigado, dra. Marianna Evans, por me instruir nas formas de desevolução e me conduzir pela Filadélfia em um carro tão bonito. Theodore Belfor e Scott Simonetti compartilharam inúmeras refeições ao longo dos meses para descrever as inúmeras maravilhas do estresse mastigatório, do óxido nítrico e dos vinhos italianos. O dr. Justin Feinstein, do Instituto Laureate de Pesquisa Cerebral, deu uma escapadela do trabalho no laboratório do Instituto Nacional de Saúde para me dar uma dura lição de ciência do cérebro, amígdalas e o poder de pânico do dióxido de carbono.

Pedi e peguei emprestado (com anotações, veja bem) muitos livros, entrevistas e artigos científicos elucidativos escritos por estes renegados especialistas da respiração: dr. Michael Gelb, dr. Mark Burhenne, dr. Steven Lin, dr. Kevin Boyd, dr. Ira Packman, dr. John Feiner, da Universidade da Califórnia, do Laboratório de Pesquisa de Hipóxia de São Francisco, dr. Steven Park, do Departamento de Otorrinolaringologia da Albert Einstein College of Medicine, dr. Amit Anand, da divisão de Pneumologia, Cuidados Críticos e Medicina do Sono no Centro Médico Beth Israel Deaconess, Ann Kearney, doutora em fonoaudiologia do Centro de Estudos em Voz e Deglutição de Stanford e, é claro, os generosos e falantes dr. John e dr. Mike Mew.

Uma equipe de pulmonautas independentes me recebeu em suas vidas e me mostrou as aplicações transformadoras da respiração para pessoas reais que vivem no mundo real. Obrigado a Chuck McGee III, no Iced Viking Breathworks; Lynn Martin, no MDH Breathing Coordination; Sasha Yakovleva, no Breathing Center; Luís Sérgio Álvares DeRose, John Conway Chisenhall e Heduan Pinheiro, do método DeRose; Zach Fletcher, no MindBodyClimb; e Tad Panther.

Un grand merci ao misterioso e inominável clã de *cataphiles* por me levar às profundezas do cemitério do Montparnasse e manchar meus jeans com pó de osso humano de mil anos. Agradeço também a Mark Goettling, da Bodimetrics, pelo conjunto de dispositivos de monitoramento de sono e fitness, e a Elizabeth Asch por oferecer seu luxuoso apartamento parisiense por um mês inteiro.

Escrever um desajeitado *tack så jävla mycket* parece uma gratidão mínima ao meu parceiro de crime nasal, Anders Olsson, um pulmonauta tão dedicado ao seu ofício que abandonou a glória do *midsommar* sueco para passar um mês na úmida São Francisco com silicone no nariz, um oxímetro preso ao dedo e fita adesiva nos lábios. Obrigado, Anders. Mas, da próxima vez, podemos apenas tapar nossos ouvidos?

Minhas primeiras tentativas de não deixar pedra sobre pedra na arte e na ciência perdidas da respiração me deixaram com uma pilha de escombros de palavras. Como a maioria dos livros, este demorou um pouco e, com muita frequência, parecia um trabalho de Sísifo.

Courtney Young, minha virtuosa editora da Riverhead, hábil e muitas vezes hilária, resumiu um pântano de 270 mil palavras de verborragia sesquipedal até este tijolo mais digerível que você tem nas mãos. A copiloto/agente literária Danielle Svetcov, da Levine Greenberg Rostan Literary Agency, não apenas retornou imediatamente minhas chamadas chorosas — inéditas nessa linha de trabalho, acredite —, como também trabalhou lado a lado comigo para esculpir, aprimorar e polir os verbos à sua maneira cruel e fabulosa. (O apoio constante de Svetcov é inestimável, ou, no mínimo, vale muito mais do que 15%.) Alex Heard, mais uma vez, estremeceu enquanto riscava e revisava inúmeros rascunhos de capítulos, tendo que traduzir as citações em letras cursivas quase legíveis. (Desculpe por arruinar tantos fins de semana, Alex.) Daniel Crewe, da Penguin Books UK, ofereceu sábias palavras de conselho e incentivo desde o início.

Devo favores em nível de máfia aos leitores que forneceram opiniões muito úteis sobre as primeiras versões deste tomo. Obrigado ao irritado e escrupuloso Adam Fisher, a Caroline Paul e suas exclamações, ao poético Matthew Zapruder, ao cuidadoso Michael Shryzpeck, ao inflexível Richard Lowe, ao flexível Ron Penna e ao coração frio de Jason Dearen. Podem ligar para mim se precisarem desovar um corpo do porta-malas.

Minha assistente de pesquisa e extraordinária examinadora de fatos, Patrycja Przełucka, que vasculhou centenas de artigos científicos com títulos terríveis como "A correlação entre eritropoiese e trombopoiese como um índice para doação de sangue autóloga pré-operatória" e "Oxigenação induzida pela respiração treinada inverte agudamente disfunções cardiovasculares autonômicas em pacientes com diabetes tipo 2 e doença renal" — e então teve que sofrer batendo esses dados, dígito por dígito, nas versões finais. Obrigado, Patrycja, por sua meticulosidade e gramática espetaculares.

Por fim, *e em primeiro lugar*, para minha adorável esposa, Katie Storey, que aspira um suprimento constante de ar fresco, com cheiro de eucalipto, em meu pequeno escritório e na frenética vida. *Vi ĉiam spiras freŝan aeron, varma hundo.*

Respire foi escrito entre pilhas de livros de arte da era Weimar na Biblioteca do Instituto de Mecânica, em São Francisco, na Biblioteca Americana em Paris e na mesa da cozinha de uma casinha com portas vermelhas ao lado do antigo cemitério católico em Volcano, Califórnia, com população de 103 habitantes.

APÊNDICE

MÉTODOS DE RESPIRAÇÃO

Os tutoriais em vídeo e áudio dessas técnicas estão disponíveis em mrjamesnestor.com/breath.

CAPÍTULO 3. RESPIRAÇÃO NASAL ALTERNADA (*NADI SHODHANA*)

Essa técnica padrão de pranayama melhora a função pulmonar e diminui a frequência cardíaca, a pressão arterial e o estresse simpático. É uma técnica eficaz para ser empregada antes de uma reunião, de um evento ou do sono.

- (Opcional) Posicionamento da mão: coloque o polegar da mão direita sobre a narina direita e o dedo anelar da mesma mão na narina esquerda. O dedo indicador e o dedo médio devem descansar entre as sobrancelhas.
- Feche a narina direita com o polegar e inspire lentamente pela narina esquerda.
- No ápice da respiração, faça uma breve pausa, mantendo as duas narinas fechadas. Depois, levante o polegar para expirar pela narina direita.

- Na conclusão natural da expiração, mantenha as duas narinas fechadas por um momento. Em seguida, inspire pela narina direita.
- Continue respirando alternadamente pelas narinas por cinco a dez ciclos.

CAPÍTULO 4. COORDENAÇÃO RESPIRATÓRIA

Essa técnica ajuda a envolver mais movimentos do diafragma e aumentar a eficiência respiratória. Nunca deve ser forçada. Cada respiração deve ser suave e enriquecedora.

- Sente-se para que a coluna fique reta e o queixo, perpendicular ao corpo.
- Respire suavemente pelo nariz. No ápice da respiração, comece a contar em voz alta de forma suave de um a dez, repetidamente.
- Ao chegar à conclusão natural da expiração, continue contando, mas faça isso em um sussurro, deixando a voz sair com suavidade. Continue até que apenas os lábios estejam se movendo e os pulmões pareçam completamente vazios.
- Respire outra vez, uma respiração grande e suave. Depois, repita.
- Continue por dez a trinta ciclos ou mais.

Quando estiver se sentindo confortável ao praticar essa técnica enquanto está sentado, tente-a durante uma caminhada, corrida ou outro exercício leve. Para aulas e treinamento individual, visite www.breathingcoordination.ch/training.

CAPÍTULO 5. RESPIRAÇÃO (COERENTE) RESSONANTE

Uma prática que coloca o coração, os pulmões e a circulação em estado de calma e coerência, no qual os sistemas do corpo estão trabalhando com eficiência máxima. É a técnica mais essencial e mais básica.

- Sente-se com as costas retas, relaxe os ombros e a barriga e expire.
- Inspire suavemente por 5,5 segundos, expandindo a barriga à medida que o ar enche o fundo dos pulmões.
- Sem pausar, expire suavemente por 5,5 segundos, murchando a barriga enquanto os pulmões se esvaziam. Cada respiração deve parecer um círculo.
- Repita pelo menos dez vezes ou mais, se possível.

Vários aplicativos oferecem temporizadores e guias visuais. Meus favoritos são *Paced Breathing* e *My Cardiac Coherence*, ambos gratuitos. Tento praticar essa técnica sempre que possível.

RESPIRAÇÃO DE BUTEYKO

O objetivo das técnicas de Buteyko é treinar o corpo a respirar de acordo com suas necessidades metabólicas. Para a maioria de nós, isso significa respirar menos. Buteyko tinha um arsenal de métodos, e quase todos se baseavam em prolongar o tempo entre inspirações e expirações — ou prender a respiração. Aqui estão alguns dos mais simples.

Pausa de controle

Uma ferramenta de diagnóstico para avaliar a saúde respiratória geral e o progresso da respiração.

- Pegue um relógio com o ponteiro dos segundos ou um celular com cronômetro.
- Sente-se com as costas retas.
- Aperte as duas narinas fechadas com o polegar e o indicador de uma das mãos e expire suavemente pela boca até a conclusão natural.
- Ligue o cronômetro e prenda a respiração.
- Quando sentir o primeiro desejo forte de respirar, observe o tempo e inspire suavemente.

É importante que a primeira inspiração após a pausa seja controlada e relaxada. Se for difícil, ou deixá-lo ofegante, significa que você prendeu a respiração por tempo demais. Aguarde alguns minutos e tente de novo. A pausa de controle deve ser medida apenas quando você estiver relaxado e respirando normalmente, nunca após exercícios extenuantes ou durante estados de estresse. E, como todas as técnicas de restrição da respiração, nunca tente fazer isso enquanto estiver dirigindo, debaixo d'água ou em qualquer outra condição em que possa se machucar caso fique tonto.

Pequenas retenções da respiração

Um componente-chave da respiração Buteyko é respirar menos o tempo todo. É o que essa técnica treina o corpo a fazer. Milhares de praticantes de Buteyko e vários pesquisadores médicos juram que, ao aplicar essa técnica, evitam ataques de asma e ansiedade.

- Expire suavemente e segure a respiração pela metade do tempo da pausa de controle. (Por exemplo, se a pausa

de controle for de quarenta segundos, a pequena retenção será de vinte).
- Repita de cem a quinhentas vezes por dia.

Configurar temporizadores ao longo do dia, a cada quinze minutos ou mais, pode ser um lembrete útil.

Canções nasais

O óxido nítrico é uma molécula superpotente que amplia os capilares, aumenta a oxigenação e relaxa os músculos lisos. Esse "cantarolar" aumenta em quinze vezes a liberação de óxido nítrico nas passagens nasais. Este é o método mais eficaz e simples para aumentar esse gás essencial.

- Respire normalmente pelo nariz e murmure qualquer música ou som.
- Pratique pelo menos cinco minutos por dia ou mais, se possível.

Talvez você se sinta ridículo ou constrangido, e você corre o risco de irritar as pessoas próximas, mas os efeitos podem ser potentes.

Caminhada/corrida

Exercícios de hipoventilação menos extremos (diferentes do sofrimento que vivenciei no Golden Gate Park) oferecem muitos dos benefícios do treinamento em altitude. São fáceis e podem ser praticados em qualquer lugar.

- Caminhe ou corra por um minuto ou mais enquanto respira normalmente pelo nariz.

- Expire e aperte o nariz, fechando-o e mantendo o ritmo.
- Quando sentir uma grande necessidade de ar, destampe o nariz e respire com muita suavidade, cerca da metade do que parece normal por dez a quinze segundos.
- Retorne à respiração regular por trinta segundos.
- Repita por cerca de dez ciclos.

Descongestionar o nariz

- Sente-se com as costas retas e expire suavemente, depois aperte as duas narinas.
- Tente manter a mente afastada da retenção de ar, balance a cabeça para cima e para baixo, ou de um lado para outro, faça uma caminhada rápida ou pule e corra.
- Quando sentir uma vontade muito grande de sorver ar, respire bem devagar e com força pelo nariz. (Se o nariz ainda estiver congestionado, respire suavemente pela boca com os lábios contraídos.)
- Continue essa respiração calma e controlada por pelo menos trinta segundos a um minuto.
- Repita todas essas etapas seis vezes.

O livro *The Oxygen Advantage*, de Patrick McKeown, oferece instruções detalhadas e programas de treinamento para respirar menos. A instrução personalizada no método de Buteyko está disponível em www.consciousbreathing. com, www.breathingcenter.com, www.buteykoclinic.com e com outros instrutores certificados da Buteyko.

CAPÍTULO 7. MASTIGAR

Mastigar com força renova a estrutura óssea do rosto e abre as vias aéreas. Para a maioria de nós, no entanto, não é possível (ou preferível) dedicar a quantidade de tempo e o esforço necessários para obter tais benefícios. Vários dispositivos e produtos podem preencher essa lacuna.

Chiclete

Qualquer chiclete pode fortalecer a mandíbula e estimular o crescimento de células-tronco, mas as variedades de texturas mais duras oferecem um exercício mais eficaz.

- O chiclete da Falim, uma marca turca, é tão resistente quanto o couro dos sapatos e cada pedaço dele dura cerca de uma hora. Eu achei o de hortelã, com menos açúcar, o mais saboroso. (Outros sabores, como carbonatado, menta e demais variedades cheias de açúcar tendem a ser mais macios e mais calóricos.)
- A *mastic gum*, que vem da resina do arbusto perene *Pistacia lentiscus*, é cultivada nas ilhas gregas há milhares de anos. Várias marcas estão disponíveis em lojas on-line. O material pode ter um gosto desagradável, mas oferece um treino rigoroso para a mandíbula.

Dispositivos orais

Enquanto eu escrevia este livro, Ted Belfor e seu colega Scott Simonetti receberam a aprovação da Food and Drug Administration (FDA) para um dispositivo chamado dispositivo oral preventivo (POD, na sigla em inglês), um pequeno retentor que se encaixa na linha inferior dos dentes e simula o estresse mastigatório. Para mais informações, veja www.discoverthepod.com e www.drtheodorebelfore.com.

Expansão palatal

Existem dezenas de dispositivos que expandem o palato e abrem as vias aéreas, cada um com vantagens e desvantagens. Comece entrando em contato com um profissional odontológico especializado em ortodontia funcional.

A dra. Marianna Evans, da Infinity Dental Specialists (em www.infinitydentalspecialists.com/), na Costa Leste dos Estados Unidos, e o dr. William Hang (https://facefocused.com</15009><15015>), da Face Focused, na Costa Oeste, estão entre as clínicas mais conhecidas e respeitadas dos Estados Unidos e são bons lugares para começar. Do outro lado do oceano, os britânicos podem entrar em contato com a clínica do dr. Mike Mew, em https://orthodontichealth.co.uk.

CAPÍTULO 8. TUMMO

Existem duas formas de Tummo — uma que estimula o sistema nervoso simpático e outra que desperta uma resposta parassimpática. Ambas funcionam, mas a primeira, popularizada por Wim Hof, é muito mais acessível.

Vale ressaltar que essa técnica nunca deve ser praticada perto da água, enquanto estiver dirigindo ou andando, ou em qualquer outra circunstância em que você possa se machucar caso desmaie. Consulte seu médico se estiver grávida ou tiver problema cardíaco.

- Encontre um lugar tranquilo e se deite de costas com um travesseiro embaixo da cabeça. Relaxe os ombros, o peito e as pernas.

- Respire profundamente e rápido, trinta vezes, até a boca do estômago, e solte o ar. Se possível, respire pelo nariz. Se ele estiver obstruído, tente os lábios franzidos. O movimento de cada inspiração deve parecer uma onda, preenchendo o estômago e subindo suavemente pelos pulmões. A expiração segue o mesmo movimento, primeiro esvaziando o estômago, depois o peito, à medida que o ar flui pelo nariz ou pelos lábios.
- Ao final de trinta respirações, expire até a "conclusão natural", deixando cerca de um quarto do ar nos pulmões. Prenda a respiração o máximo possível de tempo.
- Depois de atingir seu limite absoluto de respiração, respire profundamente e segure o ar por mais quinze segundos. Muito gentilmente, mova essa nova respiração pelo peito e os ombros, expire e inicie a respiração pesada novamente.
- Repita o padrão inteiro por pelo menos três vezes.

Tummo requer alguma prática, e aprendê-lo com instruções escritas pode ser difícil e confuso. Chuck McGee, instrutor do método Wim Hof, oferece sessões on-line gratuitas toda segunda-feira às nove da noite, horário do Pacífico. Inscreva-se em www.meetup.com/Wim-Hof-Method-Bay-Area ou faça login através da plataforma Zoom: https://tinyurl.com/y4qwl3pm. McGee também oferece instruções personalizadas em todo o norte da Califórnia: www.wimhofmethod.com/instructors/chuckMcgee-iii.

Instruções para a versão relaxante da meditação Tummo podem ser encontradas em www.thewayofmeditation.com.au/revealing-the-secretsoftibetan-inner-fire-meditation.

CAPÍTULOS 9-10. SUDARSHAN KRIYA

Essa é a técnica mais poderosa que aprendi e com a qual mais me envolvi, além de ser também a mais difícil de realizar. Sudarshan Kriya consiste em quatro fases: cânticos *Om*, restrição da respiração, respiração estimulada (inspirando por quatro segundos, mantendo por quatro segundos, expirando por seis e depois mantendo por dois) e, finalmente, quarenta minutos de respiração muito pesada.

Alguns tutoriais do YouTube estão disponíveis, mas, para realizar os movimentos corretos, é recomendável uma instrução mais detalhada. A Arte de Viver oferece oficinas de fim de semana para orientar novos alunos durante a prática. Veja mais em www.artofliving.org/br-pt.

A seguir estão várias práticas de respiração que, por um motivo ou outro, não foram inseridas no texto principal deste livro. Eu as pratico regularmente, assim como milhões de outras pessoas. Cada uma é útil e poderosa à sua maneira.

Respiração de yoga (três partes)

Uma técnica padrão para qualquer estudante aspirante de pranayama.

FASE I

- Sente-se em uma cadeira ou de pernas cruzadas no chão e relaxe os ombros.
- Coloque uma das mãos sobre o umbigo e respire lentamente enchendo a barriga. Você deve sentir a barriga se expandir a cada inspiração e desinflar a cada expiração. Pratique isso algumas vezes.
- Em seguida, mova a mão alguns centímetros para cobrir a parte inferior da caixa torácica. Concentre a respiração no local da mão, expandindo as costelas a cada

inspiração, recolhendo-as a cada expiração. Pratique isso por cerca de três a cinco respirações.

- Mova a mão para logo abaixo da clavícula. Respire profundamente nessa área e imagine o peito se expandindo e contraindo a cada expiração. Faça isso por algumas respirações.

FASE II

- Conecte todos esses movimentos em uma respiração, inspirando no estômago, caixa torácica inferior e depois no peito.
- Expire na direção oposta, primeiro esvaziando o peito, depois a caixa torácica e o estômago. Sinta-se livre para usar uma das mãos e sentir cada área ao inspirar e expirar.
- Continue essa mesma sequência por cerca de doze vezes.
- Esses movimentos parecerão muito estranhos no começo, mas depois de algumas respirações ficarão mais fáceis.

Respiração da caixa

Os fuzileiros de elite usam essa técnica para manter a calma e se concentrar em situações tensas. É simples.

- Inspire contando até quatro: segure quatro, expire quatro e segure quatro. Repita.

Expirações mais longas provocarão uma resposta parassimpática mais forte. Uma variação da respiração da caixa para relaxar mais profundamente o corpo que é especialmente eficaz antes de dormir é a seguinte:

- Inspire e conte até quatro: segure quatro, expire seis e segure dois. Repita.

Tente pelo menos seis vezes ou mais, se necessário.

Prender a respiração caminhando

Anders Olsson usa essa técnica para aumentar o dióxido de carbono e, assim, melhorar a circulação em seu corpo. Não é muito divertido, mas Olsson me assegurou de que os benefícios são muitos.

- Vá a um parque, praia ou qualquer outro lugar onde o chão seja macio.
- Solte todo o ar e depois caminhe devagar, contando cada passo.
- Quando sentir uma forte necessidade de respirar, pare de contar e respire calmamente pelo nariz enquanto caminha. Respire normalmente por pelo menos um minuto e repita a sequência.

Quanto mais você pratica essa técnica, maior a contagem. O recorde de Olsson é de 130 passos. O meu é cerca de um terço disso.

Respiração 4-7-8

Essa técnica, famosa por causa do dr. Andrew Weil, coloca o corpo em estado de profundo relaxamento. Eu a uso em voos longos para pegar no sono mais rápido.

- Respire fundo e expire pela boca com um som de *chuui*.

- Feche a boca e inspire silenciosamente pelo nariz para uma contagem mental até quatro.
- Prenda contando até sete.
- Expire completamente pela boca, com um som de *chuui*, até a contagem de oito.
- Repita esse ciclo por pelo menos quatro respirações.

Weil oferece um tutorial passo a passo no YouTube, que foi visto mais de cinco milhões de vezes: www.youtube.com/watch?v=gz4G31LGyog.

NOTAS

Para uma bibliografia completa, com notas atualizadas e ampliadas, visite mrjamesnestor.com/breath.

1 *Primordial Breath: An Ancient Chinese Way of Prolonging Life through Breath Control*, vol. 1, *Seven Treatises from the Taoist Canon, the Tao Tsang, on the Esoteric Practice of Embryonic Breathing* (Original Books, 1987, trad. Jane Huang e Michael Wurmbrand, 1ª ed., p.3).

Introdução

1 Escrevi sobre o mergulho livre e a conexão humana com o mar no meu primeiro livro, *Deep* (Nova York: Houghton Mifflin Harcourt, 2014).

2 *The Primordial Breath: An Ancient Chinese Way of Prolonging Life through Breath Control*, vol. 1, *Seven Treatises from the Taoist Canon, the Tao Tsang, on the Esoteric Practice of Embryonic Breathing* (Original Books, 1987, trad. Jane Huang e Michael Wurmbrand, 1ª ed.); Christophe André, "Proper Breathing Brings Better Health", 15 de janeiro de 2019; Bryan Gandevia, "The Breath of Life: An Essay on the Earliest History of Respiration: Part II". *Australian Journal of Physiotherapy* 16, nº 2 (junho de 1970): 57-69.

3 *The Primordial Breath*, p. 8.

4 Na edição de dezembro de 1998 de *The New Republic*, o editor do *New England Journal of Medicine* argumentou que a saúde determina como respiramos, e a maneira como respiramos não afeta o estado de saúde. Na introdução ao livro de Teresa Hale, *Breathing Free: The Revolutionary 5-Day Program to Heal Asthma, Emphysema, Bronchitis, and Other Respiratory Ailments* (Nova York: Harmony, 1999), o dr. Leo Galland, membro do Colégio Americano

de Nutrição e do Colégio Americano de Médicos, descreveu como a maneira de respirar afeta diretamente a saúde. O relato de Galland foi um dos vários que descobri na pesquisa inicial deste livro e nas conversas subsequentes com professores, médicos e outras pessoas da área médica.

Capítulo um: Os seres que pior respiram no reino animal

1 Karina Camillo Carrascoza et al., "Consequences of Bottle-Feeding to the Oral Facial Development of Initially Breastfed Children". *Jornal de Pediatria* 82, nº 5 (setembro-outubro de 2006): 395-7.

2 Uma revisão retrospectiva de mais de 7.300 adultos associou um risco 2% maior de apneia obstrutiva do sono quando todos os dentes são perdidos. Se cinco a oito dentes fossem removidos, esse percentual aumentaria para 25%; nove a 31 dentes apresentaram um aumento de 36%. Os pacientes que tiveram todos os dentes removidos sofreram um risco 60% maior de desenvolver apneia do sono. Anne E. Sanders et al., "Tooth Loss and Obstructive Sleep Apnea Signs and Symptoms in the US Population". *Sleep Breath* 20, nº 3 (setembro de 2016): 1095-102. Estudos relacionados: Derya Germeakan et al., "Uvulo-Glossopharyngeal Dimensions in Non-Extraction, Extraction with Minimum Anchorage, and Extraction with Maximum Anchorage". *European Journal of Orthodontics* 33, nº 5 (outubro de 2011): 515-20; Yu Chen et al., "Effect of Large Incisor Retraction on Upper Airway Morphology in Adult Bimaxillary Protrusion Patients: Three-Dimensional Multislice Computed Tomography Registration Evaluation". *The Angle Orthodontist* 82, nº 6 (novembro de 2012): 964-70.

3 Simon Worrall, "The Air You Breathe Is Full of Surprises". *National Geographic*, 13 de agosto de 2012, disponível em: <www.nationalgeographic.com/news/2017/08/air-gas-caesar-last-breath-sam-kean>.

4 As estimativas de respiração bucal são imprecisas e variam de 5% a 75%. Dois estudos independentes no Brasil mostraram que mais de 50% das crianças respiram pela boca, mas essa condição pode ser ainda mais comum. Valdenice Aparecida de Menezes et al., "Prevalence and Factors Related to Mouth Breathing in School Children at the Santo Amaro Project — Recife, 2005". *Revista Brasileira de Otorrinolaringologia* 72, nº 3 (maio a junho de 2006): 394-8; Rubens Rafael Abreu et al., "Prevalence of Mouth Breathing among Children". *Jornal de Pediatria* 84, nº 5 (setembro-outubro de 2008): 467-70; Michael Stewart et al., "Epidemiology and Burden of Nasal Congestion", *International Journal of General Medicine* 3 (2010): 37-45; David W. Hsu e Jeffrey D. Suh, "Anatomy and Physiology of Nasal Obstruction". *Clínicas Otorrinolaringológicas da América do Norte* 51, nº 5 (outubro de 2018): 853-65.

5 "Symptoms: Nasal Congestion", Mayo Clinic, disponível em: <www.mayoclinic.org/symptoms/nasal-congestion/basics/definition/sym-20050644>.

6 Michael Friedman (org), *Sleep Apnea and Snoring: Surgical and Non-surgical Therapy*. (Filadélfia: Saunders/Elsevier, 2009, 1ª ed., p. 6).

7 Keith Cooper, "Looking for LUCA, the Last Universal Common Ancestor", *Astrobiology at NASA: Life in the Universe*, 17 de março de 2017, disponível em: <https://astrobiology.nasa.gov/news/looking-forluca-the-last-universal-common-ancestor/>.

8 "New Evidence for the Oldest Oxygen-Breathing Life on Land". *ScienceDaily*, 21 de outubro de 2011, disponível em: <www.sciencedaily.com/releases/2011/10/111019181210.htm>.

9 S. E. Gould, "The Origin of Breathing: How Bacteria Learnt to Use Oxygen". *Scientific American*, 29 de julho de 2012, disponível em: <https://blogs.scientificamerican.com/lab-rat/the-originofbreathing-how-bacteria-learnttouse-oxygen>.

10 Nem todos os crânios tinham dentes. Mas Evans e Boyd perceberam que os dentes eram retos pela forma da mandíbula e pelas cavidades dentárias.

11 Lieberman define a desevolução como "o ciclo de retorno deletério que ocorre ao longo de várias gerações quando não tratamos as causas de uma doença incompatível, mas passamos adiante quaisquer fatores ambientais que causem a doença, mantendo a doença prevalente e às vezes piorando-a". Uma "doença de incompatibilidade" começa "quando adoecemos ou nos machucamos devido a uma incompatibilidade evolutiva que resulta da adaptação inadequada a uma mudança no ambiente do corpo". Você pode ler mais sobre desevolução no livro de Lieberman: *The Story of the Human Body: Evolution, Health, and Disease* (Nova York: Pantheon, 2013). A citação é da p. 176. Veja também Jeff Wheelwright, "From Diabetes to Athlete's Foot, Our Bodies Are Maladapted for Modern Life", *Discover*, 2 de abril de 2015, disponível em: <http://discovermagazine.com/2015/may/16-days-of-dysevolution>.

12 Briana Pobiner, "The First Butchers", *Sapiens*, 23 de fevereiro de 2016, disponível em: <www.sapiens.org/biology/homo-sapiens-and-tool-making/>.

13 Daniel E. Lieberman, *The Evolution of the Human Head* (Cambridge, MA: Belknap Press, de Harvard University Press, 2011, pp. 255-81).

14 Por exemplo, os animais podem usar apenas 50% a 60% dos nutrientes de um ovo cru, porém mais de 90% de um ovo cozido. O mesmo acontece com muitas plantas cozidas, legumes e carnes. Steven Lin, *The Dental Diet: The Surprising Link between Your Teeth, Real Food* (Carlsbad, Califórnia: Hay House, 2018, p. 35).

15 Provavelmente muito antes. Em Koobi Fora, no Quênia, os pesquisadores encontraram evidências de uma fogueira intencional feita há 1,6 milhão de anos. Amber Dance, "Quest for Clues to Humanity's First Fires", *Scientific American,* 19 de junho de 2017, disponível em: <www.scientificamerican.com/article/questforclues-to-humans-first-fire>; Kenneth Miller, "Archaeologists Find Earliest Evidence of Humans Cooking with Fire, *Discover,* 17 de dezembro de 2013, disponível em: <http://discovermagazine.com/2013/may/09-archaeologists-findearliest-evidence-of-humans-cooking-with-fire>.

16 Quanto cérebro ganhamos com um intestino menor? Ninguém sabe ao certo, mas é significativo. Uma visão geral está disponível em Leslie C. Aiello, "Brains and Guts in Human Evolution: The Expensive Tissue Hypothesis", março de 1997, disponível em: <www.scielo.br/scielo.php?script=sci_arttext& pid=S0100-84551997000100023>.

17 Richard Wrangham, antropólogo biológico da Universidade de Harvard, estudou dietas antigas de hominídeos. Leia mais de várias perspectivas: Rachel Moeller, "Cooking Up Bigger Brains". *Scientific American,* 1º de janeiro de 2008, disponível em: <www.scientificamerican.com/article/cooking-up-bigger-brains>.

18 "Did Cooking Give Humans an Evolutionary Edge?". *NPR,* 28 de agosto de 2009, disponível em: <www.npr.org/templates/story/story.php?storyId=112334465>.

19 Colin Barras, "The Evolution of the Nose: Why Is the Human Hooter So Big?", *New Scientist,* 24 de março de 2016, disponível em: <www.newscientist.com/article/2082274-theevolution-of-the-nose-why-is-thehuman-hooter-so-big/>; "Mosaic Evolution of Anatomical Foundations of Speech", Seção de Sistemática e Filogenia, Instituto de Pesquisa de Primatas, Universidade de Kyoto, Nishimura Lab, disponível em: <www.pri.kyoto-u.ac.jp/shinka/keitou/nishimura-HP/tn_res-e.html>.

20 "A área da superfície da cavidade nasal é cerca da metade do que a escala sugere, e o volume é apenas cerca de 10% da previsão... De fato, o volume da cavidade nasal humana é quase 90% menor que o esperado." David Zwickler, "Physical and Geometric Constraints Shape the Labyrinth-like Nasal Cavity", *Proceedings of the National Academy of Sciences,* 26 de janeiro de 2018.

21 Colin Barras, "Ice Age Fashion Showdown: Neanderthal Capes Versus Human Hoodies". *New Scientist,* 8 de agosto de 2016, disponível em: <www.newscientist.com/article/2100322iceagefashionshowdownneanderthalcapes-versushuman-hoodies/>.

22 "Homo Naledi", Museu Nacional de História Natural Smithsonian, disponível em: <http://humanorigins.si.edu/evidence/human-fossils/species/homo-naledi>.

23 Ben Panko, "How Climate Helped Shape Your Nose", <Smithsonian.com>, 16 de março de 2017, disponível em: <www.smithsonianmag.com/sciencenature/howclimatechanged-shape-your-nose-180962567>.

24 Joan Raymond, "The Shape of a Nose", *Scientific American*, 1º de setembro de 2011, disponível em: <www.scientificamerican.com/article/the-shape-of-a-nose>.

25 Se a fala foi o fator determinante ou um subproduto da sorte, por um motivo ou outro, a laringe do *Homo sapiens* desceu. Asif A. Ghazanfar e Drew Rendall, "Evolution of Human Vocal Production", *Current Biology* 18, nº 11 (2008): R457- 60, disponível em: <www.cell.com/current-biology/pdf/S0960-9822(08)003710.pdf>; Kathleen Masterson, "From Grunting to Gabbing: Why Humans Can Talk", *NPR*, 11 de agosto de 2010, disponível em: <www.npr.org/templates/story/sto ry.php?storyId=129083762>.

26 Como essa laringe reduzida beneficiou os humanos primitivos no desenvolvimento de uma linguagem falada complexa é muito debatido. Ninguém sabe ao certo, mas, como descobri, os antropólogos estão mais do que dispostos a apresentar opiniões. Ghazanfar e Rendall, "Evolution"; Lieberman, *Story of the Human Body*, 171-2.

27 Engasgar-se com comida é a quarta principal causa de mortes acidentais nos Estados Unidos. "Pagamos um preço alto por falar mais claramente", escreveu Daniel Lieberman, em *Story of the Human Body*, p. 144.

28 Terry Young et al., Grupo de Pesquisa Respiratória e do Sono da Universidade de Wisconsin, "Nasal Obstruction as a Risk Factor for Sleep Disordered Breathing". *Journal of Allergy and Clinical Immunology* 99, nº 2 (fevereiro de 1997): S757-62; Mahmoud I. Awad e Ashutosh Kacker, "Nasal Obstruction Considerations in Sleep Apnea". *Otolaryngologic Clinics of North America* 51, nº 5 (outubro de 2018): 1003-9.

Capítulo dois: Respiração pela boca

1 Esta entrada do blog inclui uma explicação completa com 43 referências científicas: "The Nose Knows: A Case for Nasal Breathing During High Intensity Exercise". Site de Adam Cap, disponível em: <https://adamcap.com/2013/11/29/the-nose-knows/>.

2 Mais explicações de Douillard sobre a importância da respiração nasal nos exercícios: "Ayurvedic Fitness", John Douillard, P. Tonthenet, 3 de janeiro de 2007, disponível em: <www.ptonthenet.com/articles/Ayurvedic-Fitness-2783>.

3 Uma explicação boa e simples sobre as energias anaeróbica e aeróbica: Andrea Boldt, "What is the Difference Between Lactic Acid & Lactate?", disponível

em: <www.livestrong.com/article/470283-what-is-the-difference-between-lactic-acid-lactate/>.

4 Stephen M. Roth, "Why Does Lactic Acid Build Up in Muscles? And Why Does It Cause Soreness?", *Scientific American*, 23 de janeiro de 2006, disponível em: <www.scientificamerican.com/article/why-does-lactic-acid-buil/>.

5 A exaustão anaeróbica e a acidose láctica associada nem sempre são desencadeadas por exercícios extenuantes. Também podem ocorrer por doença hepática, alcoolismo, trauma grave ou outras condições que privam o corpo do oxigênio necessário para funcionar aerobicamente. Lana Barhum, "What to Know About Lactic Acidosis", *Medical News Today*, disponível em: <www.medicalnewstoday.com/articles/320863.php>.

6 As fibras musculares humanas são uma mistura entrelaçada de fibras aeróbicas e anaeróbicas, enquanto outros animais, como galinhas, têm sistemas musculares inteiros que são aeróbicos ou anaeróbicos. A carne escura de um frango cozido é escura porque esses músculos foram usados para fornecer energia aeróbica e estão cheios de sangue oxigenado. A carne branca é anaeróbica, e por isso falta nela esses pigmentos vermelhos. Phillip Maffetone, *The Maffetone Method: The Holistic, Low-Stress, No-Pain Way to Exceptional Fitness* (Camden, ME: Ragged Mountain Press/McGraw-Hill, 1999, p. 21).

7 O dr. Valter Longo, diretor do Instituto de Longevidade da Escola de Gerontologia da Universidade do Sul da Califórnia-Davis, oferece algumas perspectivas interessantes aqui: <www.bluezones.com/2018/01/whatexercise-best-happy-healthy-life>.

8 Eva Bianconi et al., "An Estimation of the Number of Cells in the Human Body". *Annals of Human Biology* 40, nº 6 (novembro de 2013): 463-71.

9 Os números reais calculam dois ATPs por molécula de glicose para energia anaeróbica e 38 ATPs por molécula de glicose para energia aeróbica. Por esse motivo, de acordo com a maioria dos livros, a energia aeróbica aumenta dezenove vezes a energia anaeróbica. Mas o que a maioria dos livros didáticos não explica são ineficiências e desperdícios no processo ATP, que geralmente sugam cerca de oito ATPs. Uma estimativa mais conservadora, então, é que a respiração aeróbica produz algo mais próximo de 230 a 32 ATPs, ou cerca de dezesseis vezes a energia produzida de forma anaeróbica. Peter R. Rich, "The Molecular Machinery of Keilin's Respiratory Chain". *Biochemical Society Transactions* 31, nº 6 (dezembro de 2003): 1095-105.

10 Sendo claro, Maffetone nunca foi contra a prática ocasional de exercícios anaeróbicos. Remo, levantamento de pesos e corrida podem ter um efeito profundo na força e na resistência. Mas, para serem eficazes, esses exercícios precisavam ser mantidos no contexto de um treinamento maior e não poderiam ser priorizados em relação ao treinamento aeróbico. O treinamento intervalado

e de alta intensidade só funciona porque programas bem projetados são criados para passar a maioria do tempo em períodos de exercícios aeróbicos mais lentos e suaves. O autor e instrutor de fitness Brian MacKenzie argumenta que a chave para altos níveis de desempenho em ginástica é combinar exercícios aeróbicos e anaeróbicos de maneira eficaz. *The Maffetone Method*, 56; Brian MacKenzie com Glen Cordoza, *Power Speed Endurance: A Skill-Based Approach to Endurance Training* (Las Vegas: Victory Belt, 2012, posição do Kindle 462-70); Alexandra Patillo, "You're Probably Doing Cardio All Wrong: 2 Experts Reveal How to Train Smarter", *Inverse*, 7 de agosto de 2019, disponível em: <www.inverse.com/article/58370-truth-about-cardio?refresh=39>.

11 Portadores de doença cardíaca ou outros problemas médicos devem subtrair dez da equação de Maffetone. Caso tenha asma ou alergia, ou não tenha se exercitado antes, subtraia cinco. Para atletas competitivos que treinam há mais de dois anos, adicione cinco. Isso representa cerca de 80% da capacidade máxima para um homem da minha idade. Os estados anaeróbicos costumam atingir 80%, ou o estágio em que fica difícil falar frases completas. "Know Your Target Heart Rates for Exercise, Losing Weight and Health", Heart.org, disponível em: <www.heart.org/en/healthy-living/fitness/fitness-basics/target-heart-rate>; Wendy Bumgardner, "Know Your Target Heart Rates for Exercise, Losing Weight and Health", VeryWellFit, 30 de agosto de 2019, disponível em: <www.verywellfit.com/anaerobic-zone-3436576>.

12 Dois mil anos atrás, um cirurgião chinês chamado Hua Tuo prescreveu apenas exercícios moderados a seus pacientes, avisando: "O corpo precisa de exercícios, mas não a ponto de exaustão, pois o exercício expulsa o ar ruim do sistema, promove a livre circulação do sangue e previne doenças." Segundo Maffetone, o estado de exercício mais eficiente no qual obtemos mais benefícios foi em torno ou abaixo de 60% da capacidade máxima. O Instituto Cooper, uma fundação de pesquisa que há cinquenta anos estuda vínculos entre atividades físicas e doenças crônicas, descobriu que o exercício a 50% leva a ganhos maciços no condicionamento aeróbico, melhora a pressão arterial, previne doenças e muito mais. Vários outros estudos nas últimas décadas confirmam isso. Enquanto isso, o excesso de exercício acima de 60%, em direção a essa zona anaeróbica, tem demonstrado induzir a um estado de estresse, aumento de cortisol, adrenalina e estresse oxidativo. Charles M. Tipton, "The History of 'Exercise Is Medicine' in Ancient Civilizations". *Advances in Physiology Education,* junho de 2014, pp. 109-17; Helen Thompson, "Walk, Don't Run", *Texas Monthly*, junho de 1995, disponível em: <www.texasmonthly.com/articles/walk-dont-run>; Douillard, *Body, Mind, and Sport*, p. 205; Chris E. Cooper et al., "Exercise, Free Radicals and Oxidative Stress", *Biochemical Society Transactions* 30, parte 2 (maio de 2002): 280-5.

13 Peter A. Shapiro, "Effects of Nasal Obstruction on Facial Development". *Journal of Allergy and Clinical Immunology* 81, nº 5, parte 2 (maio de 1988): 968; Egil P. Harvold et al., "Primate Experiments on Oral Sensation and Dental Malocclusions", *American Journal of Orthodontics & Dentofacial Orthopaedics* 63, nº 5 (maio de 1973): 494-508; Egil P. Harvold et al., "Primate Experiments on Oral Respiration", *American Journal of Orthodontics* 79, nº 4 (abril de 1981): 359-72; Britta S. Tomer e E.P. Harvold, "Experiments on Mandibular Growth Direction", *American Journal of Orthodontics* 82, nº 2 (agosto de 1982): 114-19; Michael L. Gelb, "Airway Centric TMJ Philosophy". *Journal of the California Dental Association* 42, nº 8 (agosto de 2014): 551-62; Karin Vargervik et al., "Morphologic Response to Changes in Neuromuscular Patterns Experimentally Induced by Altered Modes of Respiration", *American Journal of Orthodontics* 85, nº 2 (fevereiro de 1984): 115-24.

14 Yu-Shu Huang e Christian Guilleminault, "Pediatric Obstructive Sleep Apnea and the Critical Role of Oral-Facial Growth: Evidences", *Frontiers in Neurology* 3, nº 184 (2012), disponível em: <www.frontiersin.org/articles/10.3389/fneur.2012.00184/full>; Anderson Capistrano et al., "Facial Morphology and Obstructive Sleep Apnea", *Dental Press Journal of Orthodontics* 20, nº 6 (novembro e dezembro de 2015): 60-7.

15 Alguns dos melhores estudos: Cristina Grippaudo et al., "Association between Oral Habits, Mouth Breathing and Malocclusion", *Acta Otorhinolaryngologica Italica* 36, nº 5 (outubro de 2016): 386-94; Yosh Jefferson, "Mouth Breathing: Adverse Effects on Facial Growth, Health, Academics, and Behavior", *General Dentistry* 58, nº 1 (janeiro e fevereiro de 2010): 18-25; Doron Harari et al., "The Effect of Mouth Breathing versus Nasal Breathing on Dentofacial and Craniofacial Development in Orthodontic Patients", *Laryngoscope* 120, nº 10 (outubro de 2010): 2089-93; Valdenice Aparecida de Menezes, "Prevalence and Factors Related to Mouth Breathing in School Children at the Santo Amaro Project-Recife, 2005", *Revista Brasileira de Otorrinolaringologia* 72, nº 3 (maio a junho de 2006): 394-8.

16 Patrick McKeown e Martha Macaluso, "Mouth Breathing: Physical, Mental and Emotional Consequences". Central Jersey Dental Sleep Medicine, 9 de março de 2017, disponível em: <https://sono-apneadentist-nj.info/mouthbreathing-physical-mentaland emotionalconsequences/>.

17 W. T. McNicholas, "The Nose and OSA: Variable Nasal Obstruction May Be More Important in Pathophysiology Than Fixed Obstruction". *European Respiratory Journal* 32 (2008): 5, disponível em: <https://erj.ersjournals.com/content/32/1/3>; C. R. Canova et al., "Increased Prevalence of Perennial Allergic Rhinitis in Patients with Obstructive Sleep Apnea". *Respiration* 71

(março a abril de 2004): 138-43; Carlos Torre e Christian Guilleminault, "Establishment of Nasal Breathing Should Be the Ultimate Goal to Secure Adequate Craniofacial and Airway Development in Children". *Jornal de Pediatria* 94, nº 2 (março a abril de 2018): 101-3.

18 Apneia do sono e ronco são companheiros comuns. Quanto mais alto é o ronco, mais as vias aéreas são danificadas e suscetíveis à apneia do sono. Farhan Shah et al., "Desmin and Dystrophin Abnormalities in Upper Airway Muscles of Snorers and Patients with Sleep Apnea", *Respiratory Research* 20, nº 1 (dezembro de 2019): 31.

19 Levinus Lemnius, "The Secret Miracles of Nature". In: *Four Books* (Londres, 1658, pp. 132-33), disponível em: <https://archive.org/details/b30326084/page/n7>; Melissa Grafe, "Secret Miracles of Nature", Universidade de Yale, Harvey Cushing/Biblioteca Médica John Hay Whitney, 12 de dezembro de 2013, disponível em: <https://library.medicine.yale.edu/content/secret-miracles-nature>.

20 Sophie Svensson et al., "Increased Net Water Loss by Oral Compared to Nasal Expiration in Healthy Subjects", *Rhinology* 44, nº 1 (março de 2006): 74-7.

21 Mark Burhenne, *The 8-Hour Sleep Paradox: How We Are Sleeping Our Way to Fatigue, Disease and Unhappiness* (Sunnyvale, CA: Ask the Dentist, 2015, p. 45).

22 Andrew Bennett Hellman, "Why the Body Isn't Thirsty at Night", *Nature News*, 28 de fevereiro de 2010, disponível em: <www.nature.com/news/2010/100228/full/news.2010.95.html>.

23 Em 2001, pesquisadores da Universidade de Pittsburgh pesquisaram centenas de pessoas e descobriram que metade das que têm insônia também sofre de apneia obstrutiva do sono. Em seguida, pesquisaram pessoas com apneia obstrutiva do sono e descobriram que metade delas apresentava insônia. Anos depois, um estudo publicado no *Mayo Clinic Proceedings* com 1.200 insones crônicos descobriu que novecentos pacientes que usavam algum tipo de medicamento para ajudá-los a dormir, incluindo antidepressivos, tiveram "falha farmacoterapêutica". Além disso, mais de setecentos pacientes que tomavam medicamentos prescritos relataram insônia mais grave. Esses medicamentos não são apenas ineficazes para os pacientes que os tomam, mas também podem piorar a qualidade do sono porque a insônia para muitas pessoas não é um problema psicológico. É um problema respiratório. Barry Krakow et al., "Pharmacotherapeutic Failure in a Large Cohort of Patients with Insomnia Presenting to a Sleep Medicine Center and Laboratory: Subjective Pretest Predictions and Objective Diagnoses". *Mayo Clinic Proceedings* 89, nº 12 (dezembro de 2014): 1608-20; "Pharmacotherapy Failure in Chronic Insomnia

Patients", *Mayo Clinic Procedings*, YouTube, disponível em: <https://youtube.com/watch?v=vdm1kTFJCK4>.

24 Thomas M. Heffron, "Insomnia Awareness Day Facts and Stats", Sleep Education, 10 de março de 2014, disponível em: <http://sleepeducation.org/news/2014/03/10/insomniaawarenessday-factsand-stats>.

25 Guilleminault argumentou que prestar muita atenção a pontuações específicas atrapalha o maior problema do ronco e da apneia do sono. Qualquer distúrbio na respiração durante o sono, seja apneia, ronco, respiração excessiva ou mesmo a menor constrição na garganta, pode causar grandes danos ao corpo. Christian Guilleminault e Ji Hyun Lee, "Does Benign 'Primary Snoring' Ever Exist in Children?", *Chest Journal* 126, nº 5 (novembro de 2004): 1396-8; Guilleminault et al., "Pediatric Obstructive Sleep Apnea Syndrome", *Archives of Pediatrics and Adolescent Medicine* 159, nº 8 (agosto de 2005): 775-85.

26 Noriko Tsubamoto-Sano et al., "Influences of Mouth Breathing on Memory and Learning Ability in Growing Rats", *Journal of Oral Science* 61, nº 1 (2019): 119-24; Masahiro Sano et al., "Increased Oxygen Load in the Prefrontal Cortex from Mouth Breathing: A Vector Based Near-Infrared Spectroscopy Study", *Neuroreport* 24, nº 17 (dezembro de 2013): 935-40; Malia Wollan, "How to Be a Nose Breather", *The New York Times Magazine*, 23 de abril de 2019.

27 *The Primordial Breath: An Ancient Chinese Way of Prolonging Life through Breath Control*, vol. 2, trad. Jane Huang e Michael Wurmbrand (Original Books, 1990, p. 31).

28 As estatísticas para má-oclusão variam. Kevin Boyd, dentista pediátrico, e Darius Loghmanee, médico e especialista em sono, observaram que "75% das crianças (com idades entre seis e onze anos) e 89% dos jovens (com idades entre doze e dezessete anos) têm algum grau de má-oclusão". Além disso, estima-se que 65% dos adultos apresentem algum grau de má-oclusão. Essa população inclui os adultos que já realizaram procedimentos ortodônticos. Diante disso, o número real de adultos que não receberam tratamento seria mais próximo de 90%. Outras estimativas que encontrei colocam o número de crianças ainda mais alto. Basta dizer que é muito. Algumas apresentações de slides (com referências) e entrevistas detalhadas sobre más oclusões: Kevin L. Boyd e Darius Loghmanee, "Inattention, Hyperactivity, Snoring and Restless Sleep: My Child's Dentist Can Help?!", Apresentação no 3º Anual Autismo, Comportamento e Conferência de Necessidades Médicas Complexas; entrevista de Kevin Boyd por Shirley Gutkowski, Cross Link Radio, 2017, disponível em: <https://crosslinkradio.com/dr-kevin-boyd-2/>; "Malocclusion", Boston Children's Hospital, disponível em: <www.childrenshospital.org/conditions-and-treatments/conditions/m/malocclusion>.

29 "Snoring", Columbia University Department of Neurology, disponível em: <www.columbianeurology.org/neurology/staywell/document.php?id=42066>.

30 "Rising Prevalence of Sleep Apnea in U.S. Threatens Public Health", lançado pela Academia Americana de Medicina do Sono, 29 de setembro de 2014.

31 Steven Y. Park, MD, *Sleep, Interrupted: A Physician Reveals the #1 Reason Why So Many of Us Are Sick and Tired* (Nova York: Jodev Press, 2008, p. 26).

32 Índice de estimativas da população mundial ao longo das décadas: <https://tinyurl.com/rrhvcjh>.

33 Vários estudos mostraram restauração semelhante em humanos. Na década de 1990, pesquisadores canadenses mediram as dimensões faciais e da boca de 38 crianças que sofriam de adenoides cronicamente aumentadas, as glândulas localizadas no céu da boca que ajudam a combater infecções. As glândulas inchadas tornaram quase impossível para as crianças a respiração pelo nariz, então elas adotaram a respiração bucal. Todas tinham os perfis longos, de mandíbula frouxa e rosto estreito. Os cirurgiões removeram as adenoides de metade das crianças e monitoraram as medidas do rosto de cada uma. Lentamente, o rosto delas voltou à posição natural: mandíbulas avançaram e a maxila foi para fora. Donald C. Woodside et al., "Mandibular and Maxillary Growth after Changed Mode of Breathing", *American Journal of Orthodontics and Dentofacial Orthopaedics* 100, nº 1 (julho de 1991): 1-18; Shapiro, "Effects of Nasal Obstruction on Facial Development", pp. 967-8.

Capítulo três: Nariz

1 Entrevista com Dolores Malaspina, professora de psiquiatria clínica na Universidade de Columbia, em Nova York; Nancie George, "10 Incredible Facts about Your Sense of Smell", *EveryDay Health*, disponível em: <www.everydayhealth.com/news/incrediblefacts-about-your-sense-smell/>.

2 Artin Arshamian et al., "Respiration Modulates Olfactory Memory Consolidation in Humans", *Journal of Neuroscience* 38, nº 48 (novembro de 2018): 10286-94; Christina Zelano et al., "Nasal Respiration Entrains Human Limbic Oscillations and Modulates Cognitive Function", *Journal of Neuroscience* 36, nº 49 (dezembro de 2016): 12448-67.

3 A. B. Ozturk et al., "Does Nasal Hair (Vibrissae) Density Affect the Risk of Developing Asthma in Patients with Seasonal Rhinitis?", *International Archives of Allergy and Immunology* 156, nº 1 (março de 2011): 75-80.

4 Ananda Balayogi Bhavanani, "A Study of the Pattern of Nasal Dominance with Reference to Different Phases of the Lunar Cycle". *Yoga Life* 35 (junho de 2004): 19-24.

5 Às vezes chamado de "ritmo ultradiano", significa um ciclo mais curto que o período do ritmo circadiano.

6 Uma revisão abrangente do ciclo nasal pode ser encontrada em Alfonso Luca Pendolino et al., "The Nasal Cycle: A Comprehensive Review", *Rhinology Online* 1 (junho de 2018): 67-76; R. Kayser, "Die exacte Messung der Luftdurchgängigkeit der Nase", *Archives of Laryngology* 3 (1895): 101-20.

7 Essa é uma estimativa. Alguns estudos demonstraram que o ciclo nasal varia entre trinta minutos e duas horas e meia. Outros mostram que o ciclo pode durar até quatro horas. Roni Kahana-Zweig et al., "Measuring and Characterizing the Human Nasal Cycle", *PLoS One* 11, nº 10 (outubro de 2016): e0162918; Rauf Tahamiler et al., "Detection of the Nasal Cycle in Daily Activity by Remote Evaluation of Nasal Sound", *Archives of Otolaryngology-Head and Neck Surgery* 129, nº 9 (fevereiro de 2009): 137-42.

8 "Sneezing 'Can Be Sign of Arousal'", *BBC News*, 19 de dezembro de 2008, disponível em: <http://news.bbc.co.uk/2/hi/health/7792102.stm>; Andrea Mazzatenta et al., "Swelling of Erectile Nasal Tissue Induced by Human Sexual Pheromone", *Advances in Experimental Medicine and Biology* 885 (2016): 25-30.

9 Kahana-Zweig et al., "Measuring"; Marc Oliver Scheithauer, "Surgery of the Turbinates and 'Empty Nose' Syndrome", *GMS Current Topics in Otorhinolaryngology-Head and Neck Surgery* 9 (2010): Doc3.

10 Além disso, os ciclos nasais parecem estar associados à duração do sono profundo. A. T. Atanasov e P. D. Dimov, "Nasal and Sleep Cycle. Possible Synchronization during Night Sleep", *Medical Hypotheses* 61, nº 2 (agosto de 2003): 275-77; Akihira Kimura et al., "Phase of Nasal Cycle During Sleep Tends to Be Associated with Sleep Stage", *The Laryngoscope* 123, nº 6 (agosto de 2013): 1050-55.

11 Pendolino et al., "The Nasal Cycle".

12 Um ciclo nasal tardio foi considerado, em algumas culturas, um precursor da doença. Uma narina tapada por mais de oito horas significava que uma doença grave era iminente. Se a respiração estivesse unilateral por mais de um dia, a morte era esperada. Mas por quê? Ronald Eccles, "A Role for the Nasal Cycle in Respiratory Defense", *European Respiratory Journal* 9, nº 2 (fevereiro de 1996): 371-76; Eccles et al., "Changes in the Amplitude of the Nasal Cycle Associated with Symptoms of Acute Upper Respiratory Tract Infection", *Acta Otolaryngologica* 116, nº 1 (janeiro de 1996): 77-81.

13 Kahana Zweig et al.; Shirley Telles et al., "Alternate-Nostril Yoga Breathing Reduced Blood Pressure While Increasing Performance in a Vigilance Test", *Medical Science Monitor Basic Research* 23 (dezembro de 2017): 392-98; Karamjit Singh et al., "Effect of Uninostril Yoga Breathing on Brain

Hemodynamics: A Functional Near Infrared Spectroscopy Study", *International Journal of Yoga* 9, nº 1 (junho de 2016): 12-19; Gopal Krushna Pal et al., "Slow Yogic Breathing Through Right and Left Nostril Influences Sympathovagal Balance, Heart Rate Variability, and Cardiovascular Risks in Young Adults", *North American Journal of Medical Sciences* 6, nº 3 (março de 2014): 145-51.

14 P. Raghuraj e Shirley Telles, "Immediate Effect of Specific Nostril Manipulating Yoga Breathing Practices on Autonomic and Respiratory Variables", *Applied Psychophysiology and Biofeedback* 33, nº 2 (junho de 2008): 65-75. S. Kalaivani, M. J. Kumari e G. K. Pal, "Effect of Alternate Nostril Breathing Exercise on Blood Pressure, Heart Rate, and Rate Pressure Product among Patients with Hypertension in JIPMER, Puducherry", *Journal of Education and Health Promotion* 8, nº 145 (julho de 2019).

15 A neuroanatomista Jill Bolte Taylor oferece uma surpreendente cartilha sobre as funções do cérebro direito e esquerdo em seu TED Talk de 2008, "My Stroke of Insight", que, até o momento, foi visto mais de 27 milhões de vezes, disponível em: <www.ted.com/talks/jill_bolte_taylor_s_powerful_stroke_of_insight?language=en>.

16 David Shannahoff-Khalsa e Shahrokh Golshan, "Nasal Cycle Dominance and Hallucinations in an Adult Schizophrenic Female", *Psychiatry Research* 226, nº 1 (março de 2015): 289-94.

17 Estudos realizados em laboratórios de pesquisa e publicados no *Journal of Neuroscience, Frontiers in Neural Circuits* e no *Journal of Laryngology and Otology* demonstraram ligações claras entre as narinas direita e esquerda e funções biológicas e mentais específicas. Você pode encontrar várias dezenas de estudos aqui: <www.ncbi.nlm.nih.gov/pubmed/?term=alternate+nostril+breathing>.

18 Após terminar uma refeição, os iogues ficam deitados do lado esquerdo, para respirar principalmente pela narina direita. Eles acreditam que o aumento do fluxo sanguíneo e do calor através da respiração da narina direita pode ajudar na digestão. Alguns anos atrás, pesquisadores da Jefferson Medical College, na Filadélfia, testaram essa alegação, alimentando vinte indivíduos saudáveis com uma refeição rica em gordura em dias diferentes, fazendo-os ficar do lado direito ou esquerdo. Os que foram instruídos a se deitar e respirar pelo lado esquerdo (respirando principalmente pela narina direita) tiveram significativamente menos azia e uma acidez muito menor na garganta do que os indivíduos que se deitaram do lado direito. O estudo foi repetido e teve os mesmos resultados. O aquecimento extra no corpo provocado pela respiração da narina direita provavelmente influenciou a taxa e a eficiência da digestão, mas a gravidade ajudou. O estômago e o pâncreas ficam pendurados de forma mais natural quando o corpo está posicionado no lado esquerdo, o que permite

que os alimentos se movam mais facilmente através do intestino grosso. Em suma, parece melhor e é mais eficiente para a digestão. L. C. Katz et al., "Body Position Affects Recumbent Postprandial Reflux", *Journal of Clinical Gastroenterology* 18, nº 4 (junho de 1994): 280-83; Anahad O'Connor, "The Claim: Lying on Your Left Side Eases Heartburn", *The New York Times,* 25 de outubro de 2010, disponível em: <www.nytimes.com/2010/10/26/health/26really.html>; R.M. Khoury et al., "Influence of Spontaneous Sleep Positions on Nighttime Recumbent Reflux in Patients with Gastroesophageal Reflux Disease", *American Journal of Gastroenterology* 94, nº 8 (agosto de 1999): 2069-73.

19 A cavidade nasal média e os quatro seios paranasais de um nariz adulto masculino atingem cerca de 6,43 polegadas cúbicas; uma polegada a menos para as fêmeas. Inge Elly Kiemle Trindade, "Volumes Nasais de Adultos Aferidos por Rinometria Acústica", *Revista Brasileira de Otorrinolaringologia* 73, nº 1 (janeiro e fevereiro de 2007).

20 Todas as praias do mundo contêm cerca de 2,5 a dez sextilhões de grãos de areia. Enquanto isso, esse sopro de ar que você acabou de inspirar contém cerca de 25 sextilhões de moléculas. Fraser Cain, "Are There More Grains of Sand Than Stars?", *Universe Today,* 25 de novembro de 2013, disponível em: <www.universetoday.com/106725/are-there-more-grains-of-sand-than-stars/>.

21 E cobre e cádmio. A. Z. Aris, F. A. Ismail, H. Y. Ng e S. M. Praveena, "An Experimental and Modelling Study of Selected Heavy Metals Removal from Aqueous Solution Using Scylla serrata as Biosorbent", *Pertanika Journal of Science and Technology* 22, nº 2 (janeiro de 2014): 553-66.

22 "Mucus: The First Line of Defense", *ScienceDaily,* 6 de novembro de 2015, disponível em: <www.sciencedaily.com/re leases/2015/11/151106062716.htm>; Sara G. Miller, "Where Does All My Snot Come From?", *Live Science,* 13 de maio de 2016, disponível em: <www.livescience.com/54745-why-do-i-have-so-much-snot.html>; B. M. Yergin et al., "A Roentgenographic Method for Measuring Nasal Mucous Velocity", *Journal of Applied Physiology: Respiratory, Environmental and Exercise Physiology*; B. M. Yergin et al., 44, nº 6 (junho de 1978): 964-68.

23 Maria Carolina Romanelli et al., "Nasal Ciliary Motility: A New Tool in Estimating the Time of Death", *International Journal of Legal Medicine* 126, nº 3 (maio de 2012): 427-33; Fuad M. Baroody, "How Nasal Function Influences the Eyes, Ears, Sinuses, and Lungs", *Proceedings of the American Thoracic Society* 8, nº 1 (março de 2011): 53-61; Irina Ozerskaya et al., "Ciliary Motility of Nasal Epithelium in Children with Asthma and Allergic Rhinitis", *European Respiratory Journal* 50, supl. 61 (2017).

24 Quanto mais quente, mais rápido os cílios se movem. J. Yager et al., “Measurement of Frequency of Ciliary Beats of Human Respiratory Epithelium”, *Chest* 73, nº 5 (maio de 1978): 627-33; James Gray, “The Mechanism of Ciliary Movement. VI. Photographic and Stroboscopic Analysis of Ciliary Movement”, *Proceedings of the Royal Society B: Biological Sciences* 107, nº 751 (dezembro de 1930): 313-32.

25 O choro drena as lágrimas para o nariz, que se misturam com o muco, tornando-o fino e aguado. Os cílios não conseguem mais segurar o muco, que começa a correr com o fluxo da gravidade: o nariz escorrendo. Muco espesso é pior. Laticínios excessivos, alergias, alimentos ricos em amido e outros aumentam o peso e a densidade do muco. Os cílios diminuem a velocidade, ficam sobrecarregados e acabam parando. É assim que o nariz fica congestionado. Quanto mais o nariz fica obstruído, mais micróbios se acumulam, resultando algumas vezes em uma infecção nasal (sinusite) ou um resfriado comum. Olga V. Plotnikova et al., “Primary Cilia and the Cell Cycle”, *Methods in Cell Biology* 94 (2009): 137-60; Achim G. Beule, “Physiology and Pathophysiology of Respiratory Mucosa of the Nose and the Paranasal Sinuses”, *GMS Current Topics in Otorhinolaryngology Head and Neck Surgery* 9 (2010): Doc07.

26 Scheithauer, “Surgery of the Turbinates”, 18; Swami Rama, Rudolph Ballentine e Alan Hymes, *Science of Breath: A Practical Guide* (Honesdale, PA: Himalayan Institute Press, 1979, 1998, p. 45).

27 Bryan Gandevia, “The Breath of Life: An Essay on the Earliest History of Respiration: Part I”, *Australian Journal of Physiotherapy* 16, nº 1 (março de 1970): 5-11, disponível em: <www.sciencedirect.com/science/article/pii/S0004951414610850>; Gandevia, “The Breath of Life: An Essay on the Earliest History of Respiration: Part II”, *Australian Journal of Physiotherapy* 16, nº 2 (junho de 1970): 57-69, disponível em: <www.sciencedirect.com/science/article/pii/S0004951414610898? via%3Dihub>.

28 Os detalhes, citações e descrições sobre George Catlin são retirados dos seguintes livros e escritos: George Catlin, *North American Indians*, Peter Matthiessen (Nova York: Penguin, 2004); Catlin, *The Breath of Life*, 4ª ed., que recebeu o novo título *Shut Your Mouth and Save Your Life* (Londres: N. Truebner, 1870). A edição de 1870 de *Shut Your Mouth* pode ser lida e baixada gratuitamente em: <https://buteykoclinic.com/wp-content/uploads/2019/04/Shutyourmouth-Catlin.pdf>.

29 Catlin, *Letters and Notes on the Manners, Customs, and Condition of the North American Indians* (Nova York: Wiley e Putnam, 1841, vol. 1, p. 206).

30 Peter Matthiessen, introdução a Catlin, *North American Indians*, vi.

31 Mais tarde, o antropólogo Richard Steckel confirmou as descrições de Catlin, alegando que as tribos das planícies no fim do século XIX eram as pessoas mais altas da Terra na época. Devon Abbot Mihesuah, *Recovering Our Ancestors' Gardens* (Lincoln: University of Nebraska Press, 2005, p. 47).

32 *Shut Your Mouth*, pp. 2, 18, 27, 41, 43, 51.

33 Revisto em *Littell's Living Age* 72 (janeiro a março de 1862): 334-5.

34 Nos anos 1900, Catlin estava praticamente esquecido. Seus mentores, os grandes índios das planícies, foram praticamente destruídos: mortos por varíola, baleados, estuprados ou escravizados. Os poucos que restaram muitas vezes se voltaram para o álcool. O Mandan de cabelos prateados, o Pawnee de ombros largos, o gentil Minatree, todos desapareceram. E com eles desapareceram o conhecimento da arte e ciência da respiração.

35 Décadas após o tratado de Catlin sobre respiração nasal e bucal, o médico encarregado do Mount Regis Sanatorium, na Virgínia, um homem chamado E. E. Watson, anunciou na reunião anual da Sociedade Médica da Virgínia que respirar pela boca era o principal culpado pela disseminação da tuberculose. "Dizer que 75% dos nossos casos inquestionáveis de laringe tuberculosa ocorreram em respiradores bucais não seria exagero", anunciou Watson. As doenças respiratórias não atingiram populações aleatoriamente e não eram genéticas. O que Watson estava dizendo, essencialmente, é que algumas doenças eram uma escolha. E a saúde ou a doença foram determinadas em grande parte pelo fato de seus pacientes respirarem pela boca ou pelo nariz. E. E. Watson, "Mouth-Breathing", *Virginia Medical Monthly* 47, nº 9 (dezembro de 1920): 407-8.

36 Mark Burhenne, *The 8-Hour Sleep Paradox: How We Are Sleeping Our Way to Fatigue* (Sunnyvale, Califórnia: Ask the Dentist, 2015).

37 J. E. Choi et al., "Intraoral pH and Temperature during Sleep with and without Mouth Breathing". *Journal of Oral Rehabilitation*, 43, nº 5 (dezembro de 2015): 356-63; Shirley Gutkowski, "Mouth Breathing for Dummies", *RDH Magazine*, 13 de fevereiro de 2015, disponível em: <www.rdhmag.com/patient-care/article/16405394/mouthbreathingfor-dummies>.

38 "Breathing through the Mouth a Cause of Decay of the Teeth", *American Journal of Dental Science* 24, nº 3 (julho de 1890): 142-43, disponível em: <www.ncbi.nlm.nih.gov/pmc/articles/PMC6063589/?page=1>.

39 M. F. Fitzpatrick et al., "Effect of Nasal or Oral Breathing Route on Upper Airway Resistance During Sleep", *European Respiratory Journal* 22, nº 5 (novembro de 2003): 827-32.

40 Para muitos pesquisadores, o óxido nítrico é tão essencial para o corpo quanto o oxigênio e o dióxido de carbono. Catharine Paddock, "Study Shows Blood

Cells Need Nitric Oxide to Deliver Oxygen", *Medical News Today*, 13 de abril de 2015, disponível em: <www.medicalnewstoday.com/articles/292292.php>. J. Lundberg e E. Weitzberg, "Nasal Nitric Oxide in Man". *Thorax* 54, nº 10 (outubro de 1999): 947-52.

41 J. Lundberg, "Nasal and Oral Contribution to Inhaled and Exhaled Nitric Oxide: A Study in Tracheotomized Patients". *European Respiratory Journal* 19, nº 5 (2002): 859-64; Mark Burhenne, "Mouth Taping: End Mouth Breathing for Better Sleep and a Healthier Mouth", *Ask the Dentist* (inclui várias referências de estudo), disponível em: <https://askthedentist.com/mouth-tape-better-sleep/>. Além disso, o aumento da resistência do ar através da respiração nasal aumenta o vácuo nos pulmões e nos ajuda a aspirar 20% mais oxigênio do que através da boca. Caroline Williams, "How to Breathe Your Way to Better Memory and Sleep". *New Scientist*, 8 de janeiro de 2020.

42 A fita do sono tem seus críticos. O jornal *Guardian*, em uma reportagem de julho de 2019, afirmou que a fita do sono era perigosa porque "se você começasse a vomitar, haveria um grande risco de se engasgar". Burhenne e Kearney me disseram que essa afirmação é tão ridícula quanto infundada. "Buteyko: The Dangerous Truth about the New Celebrity Breathing Sensation", *The Guardian*, disponível em: <www.theguardian.com/lifeandstyle/shortcuts/2019/jul/15/buteykothedangerous-truthaboutthe-new-celebrity-breathing-sensation>.

Capítulo quatro: Expirar

1 Introdução do editor a Peter Kelder, *Ancient Secret of the Fountain of Youth*, Livro 2 (Nova York: Doubleday, 1998, p. xvi).

2 As instruções que segui estavam na Wikipédia, "Five Tibetan Rites". O cardiologista Joel Kahn sugere realizar cada ritual 21 vezes, como os antigos tibetanos faziam. Para iniciantes, dez minutos por dia para todos os exercícios é um bom ponto de partida.

3 Meio século depois, o livreto de Kelder foi relançado como *Ancient Secret of the Fountain of Youth*. Tornou-se uma sensação internacional, vendendo mais de dois milhões de cópias. Uma revisão de alguns dos benefícios cardiopulmonares da prática dos Cinco Rituais Tibetanos pode ser encontrada em um artigo do dr. Joel Kahn, "A Cardiologist's Favorite Yoga Sequence for Boosting Heart Health", *MindBodyGreen*, 10 de setembro de 2019.

4 W. B. Kannel et al., "Vital Capacity as a Predictor of Cardiovascular Disease: The Framingham Study", *American Heart Journal* 105, nº 2 (fevereiro de 1983): 311-15; William B. Kannel e Helen Hubert, "Vital Capacity as a Biomarker of Aging", *Biological Markers of Aging*, ed. Mitchell E. Reff e Edward L. Schneider, NIH Publication nº 82-2221, abril de 1982, pp. 145-60.

5 Holger Shünemann, pesquisador que liderou o estudo de acompanhamento de Buffalo, relatou: "É importante notar que o risco de morte foi aumentado para participantes com função pulmonar moderadamente prejudicada, não apenas para os do quintil mais baixo. Isso sugere que o aumento do risco não se limita a uma pequena fração da população com função pulmonar gravemente comprometida." Lois Baker, "Lung Function May Predict Long Life or Early Death", *University at Buffalo News Center*, 12 de setembro de 2000, disponível em: <www.buffalo.edu/ news/releases/2000/09/4857.html>.

6 A métrica do tamanho do pulmão se estendeu àqueles com transplante de pulmão. Em 2013, os pesquisadores da Johns Hopkins compararam vários milhares de pacientes que tiveram transplantes de pulmão e descobriram que aqueles que receberam pulmões de grandes dimensões tinham 30% a mais de chance de sobrevivência um ano após a operação. "For Lung Transplant, Researchers Surprised to Learn Bigger Appears to Be Better", *ScienceDaily*, 1º de agosto de 2013, disponível em: <www.sciencedaily.com/releases/2013/08/130801095507.htm>; Michael Eberlein et al., "Lung Size Mismatch and Survival After Single and Bilateral Lung Transplantation", *Annals of Thoracic Surgery* 96, nº 2 (agosto de 2013): 457-63.

7 Brian Palmer, "How Long Can You Hold Your Breath?", *Slate*, 18 de novembro de 2013, disponível em: <https://slate.com/technology/2013/11/nicholasmevolifreedivingdeath-whathappens-to-people-who-practice-holding-their-breath.html>; <www.sciencedaily.com/releases/2013/08/130801095507.htm>; "Natural Lung Function Decline vs. Lung Function Decline with COPD", *Exhale*, o blog oficial do Lung Institute, 27 de abril de 2016, disponível em: <https://lunginstitute.com/blog/naturallung-functiondecline-vs-lungfunction-decline-with-copd/>.

8 Mais de um músico me perguntou nos últimos anos se tocar instrumentos de sopro aumenta a capacidade pulmonar. Alguns estudos entram em conflito, mas o consenso é que *não*. Os instrumentos de sopro não aumentam significativamente a capacidade pulmonar. Além disso, o ar pressurizado constante dentro dos pulmões parece aumentar o risco de sintomas crônicos das vias aéreas superiores e até de câncer de pulmão. Evangelos Bouros et al., "Respiratory Function in Wind Instrument Players", *Mater Sociomedica* 30, nº 3 (outubro de 2018): 204-8; E. Zuskin et al., "Respiratory Function in Wind Instrument Players", *La Medicina del Lavoro* (março de 2009); 100 (2); 133-141; A. Ruano-ravina et al., "Musicians Playing Wind Instruments and Risk of Lung Cancer: Is There an Association?", *Occupational and Environmental Medicine* 60, nº 2 (fevereiro de 2003); "How to Increase Lung Capacity in 5 Easy Steps", *Exhale*, 27 de julho de 2016.

9 Descrições e detalhes sobre Schroth e seu trabalho foram adaptados de Hans-Rudolf Weiss, "The Method of Katharina Schroth. History, Principles and Current Development", *Scoliosis and Spinal Disorders*, 6, nº 1 (agosto de 2011): 17.

10 Descrições, citações e outras informações sobre Carl Stough e seus métodos foram retiradas de sua autobiografia de 1970, em coautoria com Reece Stough: *Dr. Breath: The Story of Breathing Coordination* (Nova York: William Morrow, 1970, pp. 17, 19, 38, 42, 66, 71, 83, 86, 93, 101, 111, 117, 113, 156, 173). Uma breve biografia, "Carl Stough", está disponível em: <www.breathing-coordination.ch/en/method/carl-stough>. Também há o documentário com roteiro de Laurence A. Caso, *Breathing: The Source of Life*, Stough Institute, 1997.

11 Era a mesma respiração "torácica" que Stough veria em esquizofrênicos e em outros pacientes com distúrbios comportamentais. Todos compartilhavam o mesmo peito e caixa torácica apertados e eram incapazes de se mover livremente, ou respirar de qualquer maneira, exceto em várias respirações aceleradas. Como resultado, todo o ar rico em dióxido de carbono ficaria estagnado nos pulmões, criando um "espaço morto".

12 Em cada expiração, expelimos cerca de 3.500 compostos. Muito disso é orgânico (vapor de água, dióxido de carbono e outros gases), mas também há poluentes: pesticidas, produtos químicos e exaustão do motor. Quando não expiramos completamente, essas toxinas ficam nos pulmões e apodrecem, causando infecções e outros problemas. Todor A. Popov, "Human Exhaled Breath Analysis", *Annals of Allergy, Asthma & Immunology* 106, nº 6 (junho de 2011): 451-56; Joachim D. Pleil, "Breath Biomarkers in Toxicology", *Archives of Toxicology* 90, nº 11 (novembro de 2016): 2669-82; Jamie Eske, "Natural Ways to Cleanse Your Lungs", *Medical News Today*, 18 de fevereiro de 2019, disponível em: <www.medicalnewstoday.com/articles/324483.php>.

13 "How Quickly Does a Blood Cell Circulate?". *The Naked Scientists*, 29 de abril de 2012, disponível em: <www.thenakedscientists.com/articles/questions/howquicklydoesbloodcell-circulate>.

14 "How the Lungs Get the Job Done", American Lung Association, 20 de julho de 2017, disponível em: <www.lung.org/about-us/blog/2017/07/how-your-lungs-work.html>.

15 Uma visão geral das teorias e observações de Stephen Elliott sobre a bomba torácica pode ser encontrada em Stephen Elliott, "Diaphragm Mediates Action of Autonomic and Enteric Nervous Systems", *BMED Reports*, 8 de janeiro de 2010, disponível em: <www.bmedreport.com/archives/8309>. Veja também "Principles of Breathing Coordination", resumidos em Breathing

Coordination e disponíveis em: <www.breathingcoordination.com/Principles.html>.

16 Caso, *Breathing: The Source of Life* 17:12.

17 E o risco de asma, que por sua vez afeta a saúde cardiovascular. "Adults Who Develop Asthma May Have Higher Risk of Heart Disease, Stroke", *American Heart Association News*, 24 de agosto de 2016, disponível em: <https://newsarchive.heart.org/adultswhodevelopasthma-mayhavehigher-risk-of-heart-disease-stroke>. A. Chaouat et al., "Pulmonary Hypertension in COPD". *European Respiratory Journal* 32, nº 5 (novembro de 2008): 1371-85.

18 Quando os músculos do corpo ficam tensos, outros músculos da área intervêm para diminuir a carga. Se forçarmos o tornozelo esquerdo, colocaremos mais peso à direita. Mas o diafragma não tem essa opção. Nenhum outro músculo faz o que ele faz. Ele continua trabalhando a qualquer custo, porque, se isso não acontecer, rapidamente ficaremos sem ar e morreremos. Com o tempo, o corpo aprende a fazer o possível para compensar e envolve os músculos respiratórios "acessórios", no peito para ajudar o ar a entrar e sair dos pulmões. Essa respiração centrada no peito se torna um hábito.

19 Caso, *Breathing: The Source of Life* 11:18.

20 Bob Burns, *The Track in the Forest: The Creation of a Legendary 1968 US Olympic Team* (Chicago: Chicago Review Press, 2018); Richard Rothschild, "Focus Falls Again on '68 Olympic Track Team", *Chicago Tribune*, 19 de junho de 1998.

21 Ao longo da minha jornada pesquisando para este livro, visitei o dr. J. Tod Olin, pneumologista da National Jewish Health, um hospital respiratório líder e centro de pesquisa em Denver, Colorado. Olin havia se especializado nos últimos anos em uma condição chamada obstrução laríngea induzida pelo exercício (EILO, na sigla em inglês), na qual as cordas vocais e as estruturas circundantes obstruem as vias aéreas durante o exercício de alta intensidade. De 5% a 10% da população adolescente compartilham dessa condição e, na maioria das vezes, é diagnosticada como asma e tratada como tal sem sucesso. As técnicas de Olin, que ele chamou de Olin EILOBI (Técnicas de Inspiração Bifásica de Obstrução Laríngea Induzida por Exercício), envolviam exercícios de respiração restrita e de lábio franzido desenvolvidos por Konstantin Buteyko sessenta anos antes e, em menor grau, Stough. A única diferença era que as técnicas de Olin eram focadas na boca, porque, de acordo com ele, os atletas não conseguiam inspirar rápido o suficiente pelo nariz durante exercícios de alta intensidade. É de se perguntar como teriam se saído se pudessem. Sarah Graham et al., "The Fortuitous Discovery of the Olin EILOBI Breathing Techniques: A Case Study", *Journal of Voice* 32, nº 6 (novembro de 2018): 695-7.

22 "Chronic Obstructive Pulmonary Disease (COPD)", Centros de Controle e Prevenção de Doenças, National Health Interview Survey, 2018, disponível em: <www.cdc.gov/nchs/fastats/copd.htm>; "Emphysema: Diagnosis and Treatment", Mayo Clinic, 28 de abril de 2017, disponível em: <www.mayoclinic.org/diseases-conditions/emphysema/diagnosis-treatment/drc-20355561>.

Capítulo cinco: Devagar

1 John N. Maina, "Comparative Respiratory Physiology: The Fundamental Mechanisms and the Functional Designs of the Gas Exchangers", *Open Access Animal Physiology* 2014, nº 6 (dezembro de 2014): 53-66, disponível em: <www.dovepress.com/comparative-respiratory-physiologythe-fundamental-mechanismsandthe-peer-reviewed-fulltext-article-OAAP>.

2 Richard Petersham; Campbell, *The Respiratory Muscles and the Mechanics of Breathing.*

3 "How Your Lungs Get the Job Done", American Lung Association, julho de 2017, disponível em: <www.lung.org/about-us/blog/2017/07/how-your-lungs-work.html>.

4 Cada célula sanguínea descarrega apenas cerca de 25% do oxigênio; os 75% restantes permanecem a bordo e retornam aos pulmões. O oxigênio que não sai é considerado um mecanismo de reserva, mas se a hemoglobina não captar novo oxigênio nos pulmões estará essencialmente vazia após três circulações em média, o que leva cerca de três minutos.

5 "Why Do Many Think Human Blood Is Sometimes Blue?", NPR, 3 de fevereiro de 2017, disponível em: <www.npr.org/sections/13.7/2017/02/03/513003105/why-do-many-thinkhumanblood-is-sometimes-blue>.

6 Ruben Meerman e Andrew J. Brown, "When Somebody Loses Weight, Where Does the Fat Go?", *British Medical Journal* 349 (dezembro de 2014): g7257; Rachel Feltman e Sarah Kaplan, "Dear Science: When You Lose Weight, Where Does It Actually Go?", *The Washington Post,* 6 de junho de 2016.

7 Se esse sobrenome não parece familiar para você, deveria. Christian Bohr era o pai do famoso físico quântico e ganhador do Nobel Niels Bohr.

8 L. I. Irzhak, "Christian Bohr (On the Occasion of the 150th Anniversary of His Birth)", *Human Physiology* 31, nº 3 (maio de 2005): 366-8; Paulo Almeida, *Proteins: Concepts in Biochemistry* (Nova York: Garland Science, 2016, p. 289).

9 Albert Gjedde, "Diffusive Insights: On the Disagreement of Christian Bohr and August Krogh at the Centennial of the Seven Little Devils", *Advances in Physiology Education* 34, nº 4 (dezembro de 2010): 174-85.

10 E, é claro, a mudança na curva de dissociação da oxi-hemoglobina, o gráfico que descreve a relação entre pressão parcial de oxigênio e saturação de oxigênio da hemoglobina.

11 Uma versão do artigo está disponível em <www1.udel.edu/chem/white/C342/Bohr(1904).html>.

12 John B. West, "Yandell Henderson", *Biographical Memoirs*, vol. 74. Washington, DC: National Academies Press, 1998, pp. 144-59. Disponível em: <www.nap.edu/read/6201/chapter/9>.

13 Yandell Henderson, "Carbon Dioxide", *Cyclopedia of Medicine*, vol. 3 (Filadélfia: F.A. Davis, 1940). (Várias fontes listam a data em 1940 e 1934; é provável que o artigo tenha aparecido nas duas edições.) Lewis S. Coleman, "Four Forgotten Giants of Anesthesia History", *Journal of Anesthesia and Surgery* 3, nº 2 (janeiro de 2016): 1-17; Henderson, "Physiological Regulation of the Acid-Base Balance of the Blood and Some Related Functions", *Physiological Reviews* 5, nº 2 (abril de 1925): 131-60.

14 Essa postagem resume bem várias citações de pesquisadores da área: John A. Daller, MD, "Oxygen Bars: Is a Breath of Fresh Air Worth It?", *On Health*, 22 de junho de 2017, disponível em: <www.onhealth.com/content/1/oxygen_bars_-_is_a_breath_of_fresh_air_worth_it>. Contexto adicional pode ser encontrado neste tomo pesado: Nick Lane, *Oxygen: The Molecule That Made the World* (Nova York: Oxford University Press, p. 11).

15 Yandell Henderson, "Acapnia and Shock. I. Carbon-Dioxid [*sic*] as a Factor in the Regulation of the Heart-Rate", *American Journal of Physiology* 21, nº 1 (fevereiro de 1908): 126-56.

16 John Douillard, *Body, Mind, and Sport: The Mind Body Guide to Lifelong Health, Fitness, and Your Personal Best*, ed. rev. (Nova York: Three Rivers Press, 2001, pp. 153, 156, 211).

17 Devo observar que, no primeiro dia em que mudei a respiração bucal para essas respirações lentas e nasais, meu desempenho sofreu uma queda de meio quilômetro na distância em comparação com o meu melhor desempenho com a respiração bucal, uma semana antes. Isso era de se esperar. Condicionar o corpo a uma respiração nasal constante e mais lenta leva tempo. Douillard alertou seus atletas que eles deveriam estar preparados para uma redução de 50% no desempenho depois de mudar para a respiração nasal. Alguns atletas tiveram que esperar vários meses para obter ganhos, o que é um dos motivos pelos quais muitos deles e outros não atletas desistem e simplesmente retornam à respiração bucal. Também é importante observar que esse tipo de inspiração e expiração longas não é benéfico, ou mesmo possível, para exercícios de intensidade muito alta. Correr quatrocentos metros, por exemplo, exigiria muito mais oxigênio para acompanhar as necessidades metabólicas.

Alguns atletas de elite podem respirar duzentos litros de respiração por minuto durante momentos de estresse extremo — até vinte vezes o que é considerado um volume normal de repouso. Mas para exercícios regulares e de nível médio, como andar de bicicleta ou trotar, respirações longas são muito mais eficientes.

18 Meryl Davids Landau, "This Breathing Exercise Can Calm You Down in a Few Minutes", *Vice*, 16 de março de 2018; Christophe Andre, "Proper Breathing Brings Better Health", *Scientific American*, 15 de janeiro de 2019.

19 Luciano Bernardi et al., "Effect of Rosary Prayer and Yoga Mantras on Autonomic Cardiovascular Rhythms: Comparative Study", *British Medical Journal* 323, nº 7327 (dezembro de 2001): 144649; T. M. Srinivasan, "Entrainment and Coherence in Biology", *International Journal of Yoga* 8, nº 1 (junho de 2015): 1-2.

20 Coerência é a medida da harmonia de dois sinais. Sempre que dois sinais aumentam e diminuem de fase, eles estão em coerência, um estado de eficiência máxima. Muito mais sobre coerência e os benefícios de respirar 5,5 vezes por minuto com inspirações e expirações de 5,5 segundos podem ser encontrados a seguir: Stephen B. Elliott, *The New Science of Breath* (Coherence, 2005); Stephen Elliott e Dee Edmonson, *Coherent Breathing: The Definitive Method* (Coherence, 2008); I. M. Lin, L. Y. Tai e S. Y. Fan, "Breathing at a Rate of 5.5 Breaths per Minute with Equal Inhalation-to-Exhalation Ratio Increases Heart Rate Variability", *International Journal of Psychophysiology* 91 (2014): 206-11.

21 Uma boa visão geral, revisada por médicos, desse tipo de respiração: Arlin Cuncic, "An Overview of Coherent Breathing", VeryWellMind, 25 de junho de 2019, disponível em: <www.verywellmind.com/an-overview-of-coherent-breathing-4178943>.

22 5,4545 respiros por minuto, para ser exato.

23 Richard P. Brown e Patricia L. Gerbarg, *The Healing Power of the Breath: Simple Techniques to Reduce Stress and Anxiety, Enhance Concentration, and Balance Your Emotions* (Boston: Shambhala, 2012, posição do Kindle 244-7, 1091-6); Lesley Alderman, "Breathe. Exhale. Repeat: The Benefits of Controlled Breathing", *The New York Times,* 9 de novembro de 2016.

24 Em 2012, pesquisadores italianos descobriram que respirar seis vezes por minuto teve efeitos poderosos em grandes altitudes, de dezessete mil pés. A técnica não apenas reduziu significativamente a pressão sanguínea, como também aumentou a saturação de oxigênio no sangue. Grzegorz Bilo et al., "Effects of Slow Deep Breathing at High Altitude on Oxygen Saturation, Pulmonary and Systemic Hemodynamics". *PLoS One* 7, nº 11 (novembro de 2012): e49074.

25 Landau, "This Breathing Exercise Can Calm You Down".

26 Marc A. Russo et al., "The Physiological Effects of Slow Breathing in the Healthy Human", *Breathe* 13, nº 4 (dezembro de 2017): 298-309.

Capítulo seis: Menos

1 "Obesity and Overweight", Centers for Disease Control and Prevention, disponível em: <www.cdc.gov/nchs/fastats/obesityoverweight.htm>; "Obesity Increase", *Health & Medicine*, 18 de março de 2013; "Calculate Your Body Mass Index", Instituto Nacional do Coração, Pulmão e Sangue, disponível em: <www.nhlbi.nih.gov/health/educational/lose_wt/BMI/bmicalc.htm?source=quickfitnesssolutions>.

2 A taxa de respiração de um homem comum, de acordo com um estudo na década de 1930, costumava ser cerca de treze vezes por minuto, totalizando 5,25 litros de ar. Na década de 1940, a taxa de respiração era de um pouco mais de dez respirações por minuto, totalizando oito litros. Nas décadas de 1980 e 1990, vários estudos colocaram a taxa média de respiração entre dez e doze respirações por minuto, com um volume total, em alguns casos, que subiu para nove litros ou mais. Eu discuti a esse respeito com o dr. Don Storey, um pneumologista relevante que trabalha no campo há mais de quarenta anos (e é meu sogro). Ele me explicou que, quando estava começando, a frequência respiratória normal era de oito a doze respirações por minuto. Hoje, o limite superior dessa taxa quase dobrou. Além das histórias, dezenas de estudos sugerem que podemos estar de fato respirando mais do que costumávamos. A maioria dos estudos compara indivíduos com doenças respiratórias e pessoas saudáveis (usadas como controle). Os dados dos controles saudáveis foram usados para essa avaliação. Vários estudos foram descobertos no livro de Artour Rakhimov, *Breathing Slower and Less: The Greatest Health Discovery Ever* (publicação independente, 2014). Os estudos que puderam ser verificados independentemente foram incluídos. Continuarei coletando pesquisas nessa área e publicando no meu site: <mrjamesnestor.com/breath>. Atualmente, existem vários estudos: N. W. Shock e M. H. Soley, "Average Values for Basal Respiratory Functions in Adolescents and Adults", *Journal of Nutrition* 18 (1939): 143-53; Harl W. Matheson e John S. Gray, "Ventilatory Function Tests. III. Resting Ventilation, Metabolism, and Derived Measures", *Journal of Clinical Investigation* 29, nº 6 (1950): 688-92; John Kassabian et al., "Respiratory Center Output and Ventilatory Timing in Patients with Acute Airway (Asthma) and Alveolar (Pneumonia) Disease", *Chest* 81, nº 5 (maio de 1982): 536-43; J.E. Clague et al., "Respiratory Effort Perception at Rest and during Carbon Dioxide Rebreathing in Patients with Dystrophia Myotonica", *Thorax* 49, nº 3 (março de 1994): 240-44; A. Dahan et al., "Halothane Affects

Ventilatory after Discharge in Humans", *British Journal of Anesthesia* 74, nº 5 (maio de 1995): 544-48; N. E. L. Meessen et al., "Breathing Pattern during Bronchial Challenge in Humans", *European Respiratory Journal*, 10, nº 5 (maio de 1997): 1059-63.

3 Mary Birch, *Breathe: The 4-Week Breathing Retraining Plan to Relieve Stress, Anxiety and Panic* (Sydney: Hachette Australia, 2019, posição do Kindle 228-31). Uma visão geral de como estamos respirando mal pode ser encontrada aqui: Richard Boulding et al., "Dysfunctional Breathing: A Review of the Literature and Proposal for Classification", *European Respiratory Review* 25, nº 141 (setembro de 2016): 287-94.

4 Bryan Gandevia, "The Breath of Life: An Essay on the Earliest History of Respiration: Part I", *Australian Journal of Physiotherapy* 16, nº 1 (março de 1970): 5-11.

5 Vale ressaltar que os primeiros hindus calcularam uma frequência respiratória normal a uma taxa muito maior de 22.636 respirações por dia.

6 Não é possível esse tipo de inspiração e expiração prolongadas para exercícios de intensidade muito alta. Correr quatrocentos metros, por exemplo, exigiria muito mais oxigênio para acompanhar as necessidades metabólicas. (Atletas de resistência podem respirar duzentos litros de respiração por minuto durante momentos de estresse extremo — até vinte vezes o que é considerado um volume normal de repouso.) Mas, para exercícios regulares e de nível médio como esse, respirações longas são muito mais eficientes. Maurizio Bussotti et al., "Respiratory Disorders in Endurance Athletes — How Much Do They Really Have to Endure?", *Open Access Journal of Sports Medicine* 2, nº 5 (abr. 2014): 49.

7 Usando técnicas de respiração "lenta e menor", os participantes de um experimento realizado na Universitas Muhammadiyah Surakarta, Faculdade de Ciências da Saúde da Indonésia, apresentado na 3ª Conferência Internacional de Ciência, Tecnologia e Humanidade (ISETH) em dezembro de 2017, mostraram um aumento significativo de VO_2 max em relação a um grupo controle. Dani Fahrizal e Totok Budi Santoso, "The Effect of Buteyko Breathing Technique in Improving Cardiorespiratory Endurance", *2017 ISETH Proceeding Book* (UMS publications), disponível em: <https://pdfs.semanticscholar.org/c2ee/b2d1c0230a76fccdad94e7d97b11b882d217.pdf>. Vários outros resumos de estudos estão disponíveis em Patrick McKeown, "Oxygen Advantage", disponível em: <https://oxygenadvantage.com/improved-swimming-coordination>.

8 K. P. Buteyko, ed., *Buteyko Method: Its Application in Medical Practice* (Odessa, Ucrânia: Titul, 1991).

9 Os detalhes dessa biografia foram retirados de várias fontes. “The Life of Konstantin Pavlovich Buteyko”, Buteyko Clinic, disponível em: <https://buteykoclinic.com/about-dr-buteyko>; “Doutor Konstantin Buteyko”, Buteyko.com, disponível em: <www.buteyko.com/method/buteyko/index_buteyko.html>; “The History of Professor K. P. Buteyko”, LearnButeyko.org, disponível em: <www.learnbuteyko.org/the-historyofprofessorkpbuteyko>; Sergey Altukhov, *Doctor Buteyko's Discovery* (TheBreathingMan, 2009, posição do Kindle 570, 572, 617); entrevista com Buteyko, 1988, YouTube, disponível em: <www.youtube.com/watch?v=yv5unZd7okw>.

10 “The Original Silicon Valley”, *The Guardian*, 5 de janeiro de 2016, disponível em: <www.theguardian.com/artanddesign/gallery/2016/jan/05/akademgorodokacademytownsiberiascience-russia-in-pictures>.

11 Veja uma foto incrível do laboratório aqui: <https://images.app.goo.gl/gAHupjGqjBtEiKab9>.

12 Uma cópia da tabela de dióxido de carbono de Buteyko pode ser encontrada aqui: <https://tinyurl.com/yy3fvrh7>.

13 Os documentos e reflexões de Buteyko podem ser baixados gratuitamente no site de Patrick McKeown: <https://tinyurl.com/y3lbfhx2>.

14 Mais informações sobre o treinamento em hipoventilação estão disponíveis no site do dr. Xavier Woorons: <http://www.hypoventilationtraining.com/index.html>; “Emil Zátopek Biography”, Biography Online, 1º de maio de 2010, disponível em: <www.biographyonline.net/sport/athletics/emile-Zátopek.html>; Adam B. Ellick, “Emil Zátopek”, *Runner's World*, 1º de março de 2001, disponível em: www.runnersworld.com/advanced/a20841849/emil-Zátopek>. A altura de Zátopek é um mistério; algumas referências afirmam que ele tinha 1,80 metro de altura, mas outras, como a ESPN, diz que tinha 1,70 metro. O consenso, de acordo com *Runner's World*, é de que tinha cerca de 1,76 metro.

15 Timothy Noakes, *Lore of Running* (Champaign, IL: Human Kinetics, 2002, p. 382, 4ª ed.).

16 “Emil Zátopek”, Running Past, disponível em: <www.runningpast.com/emil_Zátopek.htm>; Frank Litsky, “Emil Zátopek, 78, Ungainly Running Star, Dies”, *The New York Times*, 23 de novembro de 2000, disponível em: <www.nytimes.com/2000/11/23/sports/emilZátopek-78-ungainly-running-star-dies.html>.

17 Joe Hunsaker, “Doc Counsilman: As I Knew Him”, *SwimSwam*, 12 de janeiro de 2015, disponível em: <https://swimswam.com/doc-counsilman-knew/>.

18 Um contexto interessante sobre os possíveis perigos da abordagem de Counsilman no treinamento para atletas mais jovens pelo treinador de natação Mike Lewellyn está disponível em: <https://swimisca.org/

coachmikelewellyn-on-breathholdingshallow-water-blackout/>. Uma visão alternativa pelo dr. Rob Orr pode ser encontrada em "Hypoxic Work in the Pool", PTontheNet, 14 de fevereiro de 2006, disponível em: <www.ptonthe-net.com/articles/Hypoxic-Work-in-the-Pool-2577>. O que deduzi dessas e de várias outras postagens é que o treinamento em hipóxia funciona, mas não deve ser utilizado como um regime de treinamento único. Todos os fatores fisiológicos, psicológicos e anatômicos devem ser considerados, como na maioria das outras técnicas de treinamento. E, como qualquer outro treinamento subaquático, o treinamento hipóxico deve sempre estar sob a supervisão de profissionais.

19 "ISHOF Honorees", International Swimming Hall of Fame, disponível em: <https://ishof.org/dr.james-e.-doc-counsilman-(usa).html>; "A Short History: From Zátopek to Now", Hypoventilation Training.com, disponível em: <www.hypoventilation-training.com/historical.html>.

20 Braden Keith, "Which Was the Greatest US Men's Olympic Team Ever?", *SwimSwam*, 7 de setembro de 2010, disponível em: <https://swimswam.com/whichwas-thegreatest-us-mensolympic-team-ever>; Jean-Claude Chatard (org.), *Biomechanics and Medicine in Swimming IX* (Saint-Étienne, França: Publicações da Universidade de Saint-Étienne, 2003).

21 Para deixar claro, a pesquisa de Woorons é direcionada a atletas de elite que buscam uma vantagem na competição. Ninguém sabe os efeitos a longo prazo de forçar consistentemente o corpo para um estado altamente anaeróbico, e vários pesquisadores sugerem que esses exercícios constantes podem prejudicar o corpo e causar estresse oxidativo. Enquanto isso, com apenas algumas semanas do treinamento mais brando e mais leve de Olsson, vários de seus clientes registraram ganhos significativos na contagem de glóbulos vermelhos. Mais sangue significa mais oxigênio entregue a mais tecidos. Lance Armstrong, o ciclista desclassificado, não foi pego por tomar adrenalina ou esteroides, mas por injetar o próprio sangue e aumentar sua contagem de glóbulos vermelhos, o que lhe permitiria ter mais oxigênio. Essencialmente, o que estava fazendo era uma correção instantânea do treinamento de restrição da respiração.

22 Xavier Woorons et al., "Prolonged Expiration down to Residual Volume Leads to Severe Arterial Hypoxemia in Athletes during Submaximal Exercise", *Respiratory Physiology & Neurobiology* 158, nº 1 (agosto de 2007): 75-82; Alex Hutchinson, "Holding Your Breath during Training Can Improve Performance", *The Globe and Mail*, 23 de fevereiro de 2018, disponível em: <www.theglobeandmail.com/life/health-and-fitness/fitness/holding-yourbreath-during-training-can-improve-performance/article38089753/>.

23 E. Dudnik et al., "Intermittent Hypoxia-Hyperoxia Conditioning Improves Cardiorespiratory Fitness in Older Comorbid Cardiac Outpatients without Hematological Changes: A Randomized Controlled Trial". *High Altitude Medical Biology* 19, nº 4 (dezembro de 2018): 339-43. E muito mais. Um estudo britânico com trinta jogadores de rúgbi mostrou que aqueles que foram treinados em níveis "normobáricos" de 13% de oxigênio (equivalente a uma altitude de doze mil pés) tiveram "duas melhorias maiores" em relação aos treinamentos de controles no nível do mar após apenas quatro semanas. Um estudo europeu com 86 mulheres obesas mostrou que o treinamento em hipóxia levou a uma "diminuição significativa na circunferência da cintura" e uma redução significativa na gordura também nos controles. (Mais oxigênio disponível nas células significava que mais gordura poderia ser queimada com mais eficiência.) E até diabetes! Vinte e oito adultos que sofrem de diabetes tipo 1 mostraram que o treinamento em hipóxia reduziu as concentrações de glicose, mantendo os indivíduos mais alinhados com os níveis normais do que seus pares de controle. O método simples, escreveram os pesquisadores, "pode induzir uma prevenção significativa de complicações cardiovasculares do diabetes". Veja as referências de todos esses estudos e mais em: <mrjamesnestor.com/breath>.

24 Veja uma foto de Sanya Richards-Ross competindo aqui: <https://tinyurl.com/yyf8tj7m>.

25 Durante nossa corrida, Olsson e eu usamos um Relaxator, dispositivo que ele projetou para restringir o fluxo de ar durante a expiração e aumentar a pressão positiva nos pulmões, o que os ajuda a expandir e aumentar o espaço para a troca de gases. Dispositivos de resistência à respiração, como o Relaxator, podem ajudar a monitorar um fluxo consistente de ar e medir a quantidade de resistência, mas são opcionais. A técnica mais eficaz no treinamento de hipoventilação é prolongar a expiração e, em seguida, prender a respiração com os pulmões pela metade o máximo possível e depois repetir o processo. Isso pode acontecer em qualquer lugar, a qualquer momento. Quanto maior for a "vontade de respirar", mais EPO será liberada pelos rins, mais glóbulos vermelhos serão liberados da medula óssea, mais oxigênio será transferido para o seu corpo, mais resistente ele se tornará, mais longe e mais rápido ele conseguirá chegar. Nos anos 1990, a dra. Alison McConnell, uma fisiologista de Londres e especialista em treinamento de respiração, pediu aos ciclistas que usassem um dispositivo de resistência que forçasse a pressão na inspiração. Ela descobriu que os atletas obtiveram um aumento chocante de 33% no desempenho de resistência após apenas quatro semanas. Apenas cinco minutos desse treinamento podem abaixar a pressão arterial em doze pontos, aproximadamente o dobro do que o exercício aeróbico proporciona. Alison McConnell,

Breathe Strong, Perform Better (Champaign, IL: Human Kinetics, 2011, pp. 59, 61); Lisa Marshall, "Novel 5-Minute Workout Improves Blood Pressure, May Boost Brain Function", Medical Xpress, 8 de abril de 2019, disponível em: <https://medicalxpress.com/news/2019-04-minuteworkout-blood-pressure-boost.html>; Sarah Sloat, "A New Way of Working Out Takes 5 Minutes and Is as Easy as Breathing", *Inverse*, 9 de abril de 2019, disponível em: <www.inverse.com/article/54740imsttrainingblood-pressure-health>.

26 Uma extensa lista dos estudos de Buteyko e outras pesquisas, em inglês e russo, está disponível nos seguintes links fornecidos pela Breathe Well Clinic (Dublin, Irlanda) e pela Buteyko Clinic International: <https://buteykoclinic.com/wp-content/uploads/2019/04/Dr-Buteykos-Book.pdf>, <http://breathing.ie/clinical-studies-in-russian/>, <http://breathing.ie/clinicalevidenceforbuteyko/>, <https://buteykoclinic.com/wp-content/uploads/2019/04/Dr-Buteykos-Book.pdf>.

27 Stephen C. Redd, "Asthma in the United States: Burden and Current Theories", *Environmental Health Perspectives* 110, supl. 4 (agosto de 2002): 557-60; "Asthma Facts and Figures", Asthma and Allergy Foundation of America, disponível em: <www.aafa.org/asthmafacts>; "Childhood Asthma", Mayo Clinic, disponível em: <www.mayoclinic.org/diseases-conditions/childhoodasthma/symptomscauses/syc-20351507>.

28 Paul Hannaway, *What to Do When the Doctor Says It's Asthma* (Gloucester, MA: Fair Winds, 2004).

29 "Childhood Asthma", Mayo Clinic, disponível em: <www.mayoclinic.org/diseases-conditions/childhoodasthma/symptomscauses/syc-20351507>.

30 Duncan Keeley e Liesl Osman, "Dysfunctional Breathing and Asthma", *British Medical Journal* 322 (maio de 2001): 1075; "Exercise-Induced Asthma", Mayo Clinic, disponível em: <www.mayoclinic.org/diseases-conditions/exercise inducedasthma/symptomscauses/syc-20372300>.

31 R. Khajotia, "Exercise-Induced Asthma: Fresh Insights and an Overview", *Malaysian Family Physician* 3, nº 2 (abril de 2008): 21-24.

32 "Distribution of Global Respiratory Therapy Market by Condition in 2017-2018 (in Billion U.S. Dollars)", Statista, disponível em: <www.statista.com/statistics/312329/worldwiderespiratory-therapy-market-by-condition/>.

33 Quando um grupo de médicos, professores e estatísticos queria saber como a medicina e os procedimentos realmente afetavam os pacientes, não procurava avaliações no WebMD. Notou-se que os números em muitos estudos tinham sido financiados por empresas privadas de medicamentos e os resultados foram falsificados ou grosseiramente enganosos. Assim, esses pesquisadores reuniram dezenas de estudos de diferentes tratamentos e analisaram novamente os dados para oferecer uma medida precisa do impacto de um

medicamento ou terapia. Para dar uma visão real da eficácia dos medicamentos e tratamentos, os resultados dos pesquisadores estimaram o número de pacientes que precisam ser tratados para impactar uma pessoa. Chamaram sua organização de NNT, um conceito estatístico simples: "número necessário para tratar". Desde o início de 2010, a NNT (<www.thennt.com>) pesquisou mais de 275 medicamentos e terapias em áreas que vão da cardiologia à endocrinologia e dermatologia. Cada uma dessas drogas e terapias foi avaliada em uma escala de cores: verde (a terapia ou a droga tem benefícios claros); amarelo (não está claro se há algum benefício); vermelho (sem benefícios); e preto (o tratamento é mais prejudicial aos pacientes do que útil). Foram revisados 48 ensaios, incluindo dezenas de milhares de indivíduos, de um tratamento padrão para asma: beta-agonistas de ação prolongada (LABA) com corticosteroides, um tratamento de medicação inalatória combinada com nomes comerciais Advair e Symbicort, e projetado para manter os músculos lisos das vias aéreas constantemente relaxados. Dos 48 ensaios representados, 44 foram patrocinados pelo fabricante farmacêutico de beta-agonistas de ação prolongada, um dos dois medicamentos combinados. Esse medicamento não apenas foi aprovado, mas usado por milhões de asmáticos todos os anos. A NNT analisou os números e descobriu que a combinação de LABAs e inaladores de esteroides não apenas era totalmente ineficaz, mas também prejudicial. Apenas um em 73 pacientes asmáticos que usaram a droga reduziu suas chances de ataque de asma leve a moderado. Enquanto isso, o medicamento provocou um ataque grave de asma em uma em cada 140 pessoas. Segundo a NNT, a droga "parece ter causado uma morte relacionada à asma" para 1 em cada 1.400 asmáticos. Os LABAs foram igualmente ineficazes para as crianças. Mais informações sobre este assunto: Vassilis Vassilious e Christos S. Zipitis, "Long-Acting Bronchodilators: Time for a Re-think", *Journal of the Royal Society of Medicine*, 99, nº 8 (agosto de 2006): 382-83.

34 Jane E. Brody, "A Breathing Technique Offers Help for People with Asthma, *The New York Times*, 2 de novembro de 2009, disponível em: <www.nytimes.com/2009/11/03/health/03brod.html>; "Almost As If I No Longer Have Asthma After Natural Solution", Breathing Center, abril de 2009, disponível em: <www.breathingcenter.com/nowlivingalmost-as-if-i-no-longer-have-asthma>.

35 Sasha Yakovleva, K. Buteyko, et al., *Breathe to Heal: Break Free from Asthma (Breathing Normalization)* (Breathing Center, 2016, p. 246); "Buteyko Breathing for Improved Athletic Performance", Buteyko Toronto, disponível em: <www.buteykotoronto.com/ buteyko-e-fitness>.

36 "Buteyko and Fitness", Buteyko Toronto, disponível em: <www.buteykotoronto.com/buteykoand-fitness>.

37 Thomas Ritz et al., "Controlling Asthma by Training of Capnometry-Assisted Hypoventilation (CATCH) Versus Slow Breathing: A Randomized Controlled Trial", *Chest* 146, nº 5 (agosto de 2014): 1237-47.

38 "Asthma Patients Reduce Symptoms, Improve Lung Function with Shallow Breaths, More Carbon Dioxide", *ScienceDaily*, 4 de novembro de 2014, disponível em: <www.sciencedaily.com/releases/2014/11/141104111631.htm>.

39 "Effectiveness of a Buteyko-Based Breathing Technique for Asthma Patients", Instituto ARCIM — Academic Research in Complementary and Integrative Medicine, 2017, disponível em: <https://clinictrials.gov/ct2/show/NCT03098849>.

40 Vale a pena notar que o excesso de respiração também pode fazer com que os níveis de cálcio caiam no sangue, o que pode resultar em dormência e formigamento, espasmos musculares, cãibras e convulsão.

41 Se o corpo for constantemente forçado a compensar a liberação de bicarbonato, os níveis desse produto químico começarão a diminuir e o pH oscilará de seu funcionamento ideal em 7,4. John G. Laffey e Brian P. Kavanagh, "Hypocapnia", *New England Journal of Medicine* 347 (julho de 2002): 46; G. M. Woerlee, "The Magic of Hyperventilation", Anesthesia Problems & Answers, disponível em: <www.anesthesiaweb.org/hyperventilation.php>.

42 Jacob Green e Charles R. Kleeman, "Role of Bone in Regulation of Systemic Acid-Base Balance", *Kidney International* 39, nº 1 (janeiro de 1991): 9-26.

43 "Magnesium Supplements May Benefit People with Asthma", NIH National Center for Complementary and Integrative Health, 1º de fevereiro de 2010, disponível em: <https://nccih.nih.gov/research/results/spotlight/021110.htm>.

44 Andrew Holecek, *Preparing to Die: Practical Advice and Spiritual Wisdom from the Tibetan Buddhist Tradition* (Boston: Snow Lion, 2013). Os dados sobre os animais vieram de: "Animal Heartbeats", Every Second, disponível em: <https://everysecond.io/animal-heartbeats>; "The Heart Project", Public Science Lab, <http://robdunnlab.com/prorjects/beats-per-life/>; Yogi Cameron Alborzian, "Breath Less, Live Longer", *The Huffington Post* (14 de janeiro de 2010), disponível em: <www.huffpost.com/entry/breathless-live-long_b_422923>; Mike McRae, "Do We Really Only Get a Certain Number of Heartbeats in a Lifetime? Here's What Science Says", *ScienceAlert* (14 de abril de 2018), disponível em: <www.sciencealert.com/relationship-betweenheartbeat-andlife-expectancy>.

Capítulo sete: Mastigar

1 "Malocclusion and Dental Crowding Arose 12,000 Years Ago with Earliest Farmers, Study Shows", *University College Dublin News*, disponível em:

<www.ucd.ie/news/2015/02FEB15/050215Malocclusion-and-dental-crowding-arose-12000-years-ago-with-earliest-farmers-study-shows.html>; Ron Pinhasi et al., "Incongruity between Affinity Patterns Based on Mandibular and Lower Dental Dimensions following the Transition to Agriculture in the Near East, Anatolia and Europe", *PLoS One* 10, nº 2 (fevereiro de 2015): e0117301.

2 Jared Diamond, "The Worst Mistake in the History of the Human Race", *Discover*, maio de 1987, disponível em: <http://discovermagazine.com/1987/may/02-the-worst-mistake-in-the-history-of-the-human-race>; Jared Diamond, *O terceiro chimpanzé: a evolução e o futuro do ser humano*, trad. Cristina Cavalcanti (Rio de Janeiro: Record, 2011).

3 Natasha Geiling, "Beneath Paris's City Streets, There's an Empire of Death Waiting for Tourists", <Smithsonian.com>, 28 de março de 2014, disponível em: <www.smithsonianmag.com/travel/paris-catacombs-180950160>; "Catacombes de Paris", *Atlas Obscura*, disponível em: <www.atlasobscura.com/places/catacombesdeparis>.

4 O maior deles é Wadi-us-Salaam, no Iraque, que contém dezenas de milhões de corpos.

5 Gregori Galofre-Vilà, et al., "Heights across the Last 2000 Years in England", University of Oxford, *Discussion Papers in Economic and Social History*, nº 151 (janeiro de 2017), 32, disponível em: <www.economics.ox.ac.uk/materials/working_papers/2830/151-final.pdf>; C.W., "Did Living Standards Improve during the Industrial Revolution?", *The Economist*, disponível em: <www.economist.com/free-exchange/2013/09/13/did-living-standards-improve-during-the-industrial-revolution>.

6 De acordo com um funcionário do Serviço Nacional de Saúde, até meados da década de 1990, era comum que mulheres recebessem vouchers para removerem todos os dentes antes dos dezesseis ou dezoito anos, em áreas ao nordeste da Inglaterra, Letters, *London Review of Books* 39, nº 14 (julho de 2017), disponível em: <www.lrb.co.uk/v39/n14/letters>.

7 J. Sim Wallace, *The Physiology of Oral Hygiene and Recent Research, with Special Reference to Accessory Food Factors and the Incidence of Dental Caries* (Londres: Balliere, Tindall e Cox, 1929); *Journal of the American Medical Association* 95, nº 11 (setembro de 1930): 819.

8 Estou falando de Edward Mellanby, um pesquisador britânico que receberia o título de Sir por seu trabalho e culparia as deficiências de vitamina D das dietas modernas pelo nosso rosto estreitado. Um dentista americano chamado Percy Howe achou que os dentes tortos eram causados pela falta de vitamina C.

9 Earnest A. Hooton, prefácio para Weston A. Price, *Nutrition and Physical Degeneration* (Nova York: Paul B. Hoeber, 1939). "Vamos parar de fingir que escova de dentes e pasta de dentes são mais importantes do que escovas e graxa para limpar sapatos. Foi a abundância de comida que nos deu abundância de dentes", escreveu Hooton em seu livro *Apes, Men, and Morons* (Nova York: GP Putnam's Sons, 1937).

10 Quando Price examinou posteriormente amostras do pão e do queijo da vila de Loetschental em seu laboratório em Cleveland, descobriu que continha dez vezes a quantidade de vitaminas A e D de todos os outros alimentos de uma dieta americana moderna típica da época. Price também pesquisou os mortos. No Peru, analisou meticulosamente 1.276 crânios que variavam de algumas centenas a alguns milhares de anos. Nem um único crânio tinha deformidades nas arcadas dentárias, nem um rosto estava deformado ou desfigurado. Weston A. Price, *Nutrition and Physical Degeneration*, 8ª ed. (Lemon Grove, CA: PricePottenger Nutrition Foundation, 2009).

11 Os nativos americanos que Price visitou no norte do Canadá não tinham acesso a frutas ou vegetais durante os longos invernos e, portanto, nenhuma vitamina C. Ele observou que todos deveriam estar doentes ou mortos de escorbuto, mas aparentavam ter boa saúde. Um chefe mais velho descreveu a Price como a tribo às vezes matava um alce, cortava suas costas e puxava duas bolinhas de gordura logo acima dos rins. Cortavam essas bolas e as distribuíam entre a família. Price descobriu mais tarde que essas bolas eram as glândulas suprarrenais, a fonte mais rica de vitamina C em todos os tecidos animais e vegetais.

12 "Nutrition and Physical Degeneration: A Comparison of Primitive and Modern Diets and Their Effects", *Journal of the American Medical Association* 114, nº 26 (junho de 1940): 2589, disponível em: <https://jamanetwork.com/journals/jama/article-abstract/1160631?Redirect=true>.

13 Nayak teve o cuidado de salientar que esses pacientes eram um grupo altamente selecionado e não precisaram de outros tratamentos por um período adicional de um ano. Ele me disse que a sinuplastia com balão funcionava para esses pacientes, mas não para todos.

14 Jukka Tikanto e Tapio Pirilä, "Effects of the Cottle's Maneuver on the Nasal Valve as Assessed by Acoustic Rhinometry", *American Journal of Rhinology* 21, nº 4 (julho de 2007): 456-59.

15 Shawn Bishop, "If Symptoms Aren't Bothersome, Deviated Septum Usually Doesn't Require Treatment", *Mayo Clinic News Network*, 8 de julho de 2011, disponível em: <https://newsnetwork.mayoclinic.org/discussion/if-symptoms-arent-bothersome-deviated-septum-usually-doesnt-require-treatment/>.

16 Sanford M. Archer e Arlen D. Meyers, "Disfunção turbinada", Medscape, 13 de fevereiro de 2019.

17 A história de Peter foi particularmente emocionante. Após cirurgias, os médicos receitaram antidepressivos e disseram que ele sofria apenas de problemas relacionados à idade. Passou os três anos seguintes aprendendo a construir um modelo tridimensional elaborado a partir de raios X que usaria para medir algo chamado "Dinâmica dos Fluidos Computacionais". Esses modelos de antes e depois e os dados permitiram determinar mudanças exatas nos níveis de velocidade, distribuição, temperatura, pressão, resistência e umidade do fluxo de ar que foram afetadas por suas cirurgias anteriores de cornetos. No geral, sua cavidade nasal era quatro vezes maior do que o que é considerado normal ou saudável. Seu nariz havia perdido a capacidade de aquecer adequadamente o ar, e ele passava duas vezes mais rápido do que deveria. E Peter diz ainda que uma grande proporção da comunidade médica argumenta que a síndrome do nariz vazio é um problema psicológico, não físico. Leia mais sobre a pesquisa de Peter: <http://emptynosesyndromeaerodynamics.com>.

18 A comunidade médica em geral via a síndrome do nariz vazio como um problema da mente, não do nariz. Um médico chegou a ponto de se referir à síndrome do nariz vazio no *Los Angeles Times* como "síndrome da cabeça vazia"; Aaron Zitner, "Sniffing at Empty Nose Idea", *Los Angeles Times*, 10 de maio de 2001; Cedric Lemogne et al., "Treating Empty Nose Syndrome as a Somatic Symptom Disorder", *General Hospital Psychiatry* 37, nº 3 (maio a junho de 2015): 273.e9-e10; Joel Oliphint: "Is Empty Nose Syndrome Real? And If Not, Why Are People Killing Themselves Over It?", BuzzFeed, 14 de abril de 2016; Yin Lu, "Kill the Doctors", *Global Times*, 26 de novembro de 2013, disponível em: <www.global times.cn/content/827820.shtml>.

19 Dezenas de pesquisadores confirmaram boa parte do que Peter e outras pessoas com síndrome do nariz vazio afirmaram: que essa condição é resultado de um dano real e mensurável decorrente de cirurgia no nariz. Chengyu Li, Alexander A. Farag, James Leach, Bhakthi Deshpande, et al. "Computational Fluid Dynamics and Trigeminal Sensory Examinations of Empty Nose Syndrome Patients," *Laryngoscope*, 1º de junho de 2018, E176-184; Jennifer Malik, et al. "The Cotton Test Redistributes Nasal Airflow in Patients with Empty Nose Syndrome," *International Forum of Allergy & Rhinology*, janeiro de 2020, 539-545.

20 Oliphint, "Is Empty Nose Syndrome Real?".

21 Michael L. Gelb, "Airway Centric TMJ Philosophy", *CDA Journal* 42, nº 8 (agosto de 2014): 551-62, disponível em: <https://pdfs.semanticscholar.org/8bc1/8887d39960f9cce328f5c61ee356e11d0c09.pdf>.

22 Felix Liao, *Six-Foot Tiger, Three-Foot Cage: Take Charge of Your Health by Taking Charge of Your Mouth* (Carlsbad, Califórnia: Crescendo, 2017, p. 59).

23 Rebecca Harvey et al., "Friedman Tongue Position and Cone Beam Computed Tomography in Patients with Obstructive Sleep Apnea", *Laryngoscope Investigative Otolaryngology* 2, nº 5 (agosto de 2017): 320-24; Pippa Wysong, "Treating OSA? Don't Forget the Tongue", ENToday, 1º de janeiro de 2008, disponível em: <www.enttoday.org/article/treating-osa-dont-forget-the-tongue>.

24 Uma visão geral desse dilema pode ser encontrada no site do dr. Eric Kezirian: <https://sleep-doctor.com/blog/new-research-treating-the-large-tongue-in-sleep-apnea-surgery>.

25 Liza Torborg, "Neck Size One Risk Factor for Obstructive Sleep Apnea", Mayo Clinic, 20 de junho de 2015, disponível em: <https://newsnetwork.mayoclinic.org/discussion/mayo-clinic-q-and-a-neck-size-one-risk-factor-for-obstructive-sleep-apnea/>.

26 Gelb, "Airway Centric TMJ Philosophy"; Luqui Chi et al., "Identification of Craniofacial Risk Factors for Obstructive Sleep Apnoea Using Three-Dimensional MRI", *European Respiratory Journal* 38, nº 2 (agosto de 2011): 348-58.

27 Os bebês que têm problemas respiratórios aos seis meses correm um risco 40% maior de ter problemas comportamentais (incluindo TDAH) a partir dos quatro anos, de acordo com Gelb. Michael Gelb e Howard Hindin, *Gasp! Airway Health — The Hidden Path to Wellness* (publicação própria, 2016, posição do Kindle 850).

28 Chai Woodham, "Does Your Child Really Have ADHD?", *U.S. News,* 20 de junho de 2012, disponível em: <https://health.usnews.com/health-news/articles/2012/06/20/does-your-child-really-have-adhd>.

29 Mais sobre esse assunto amplo e deprimente: "Kids Behave and Sleep Better after Tonsillectomy, Study Finds", comunicado de imprensa, Sistema de Saúde da Universidade de Michigan, 3 de abril de 2006, disponível em: <www.eurekalert.org/pub_releases/2006-04/uomh-kba032806.php>; Susan L. Garetz, "Adenotonsillectomy for Obstructive Sleep Apnea in Children", UpToDate, outubro de 2019, disponível em: <www.uptodate.com/contents/adenotonsillectomy-for-obstructive-sleep-apnea-in-children>. Também é importante notar que, de acordo com vários estudos, a maioria das crianças que respiram pela boca também é privada de sono. E a falta dele terá um impacto direto no crescimento. Yosh Jefferson, "Mouth Breathing: Adverse Effects on Facial Growth, Health, Academics, and Behavior", *General Dentistry* 58, nº 1 (janeiro e fevereiro de 2010): 18-25; Carlos Torre e Christian Guilleminault, "Establishment of Nasal Breathing Should Be the Ultimate Goal to Secure

Adequate Craniofacial and Airway Development in Children", *Jornal de Pediatria* 94, nº 2 (março e abril de 2018): 101-3. Um estudo que acompanhou 1.900 crianças por quinze anos descobriu que as que possuem um ronco grave, apneia do sono e outras respirações com distúrbios do sono tinham duas vezes mais chances de se tornarem obesas do que as crianças que não roncam. As crianças que apresentaram os piores sintomas tiveram um risco aumentado de 60% a 100% de obesidade. "Short Sleep Duration and Sleep-Related Breathing Problems Increase Obesity Risk in Kids", Albert Einstein College of Medicine, 11 de dezembro de 2014.

30 Sheldon Peck, "Dentist, Artist, Pioneer: Orthodontic Innovator Norman Kingsley and His Rembrandt Portraits", *Journal of the American Dental Association* 143, nº 4 (abril de 2012): 393-97.

31 Ib Leth Nielsen, "Guiding Occlusal Development with Functional Appliances", *Australian Orthodontic Journal* 14, nº 3 (outubro de 1996): 133-42; "Functional Appliances", British Orthodontic Society; John C. Bennett, *Orthodontic Management of Uncrowded Class II Division 1 Malocclusion in Children* (St. Louis: Mosby/Elsevier, 2006); "Isolated Pierre Robin sequence", Genetics Home Reference, disponível em: <https://ghr.nlm.nih.gov/condition/isolated-pierre-robin-sequence>.

32 Edward Angle, considerado o "pai da ortodontia americana", se opunha à extração de dentes. Por outro lado, seu aluno, Charles H. Tweed, passaria a defender essa técnica. No final, a abordagem de Tweed venceu. Sheldon Peck, "Extractions, Retention and Stability: The Search for Orthodontic Truth", *European Journal of Orthodontics* 39, nº 2 (abril de 2017): 109-15.

33 Mew passou três anos como cirurgião facial no Hospital Queen Victoria, em West Sussex, estudando como a boca funcionava. Ele sabia que os catorze ossos do quebra-cabeça que formava o rosto precisavam se desenvolver juntos da maneira certa; qualquer ruptura de qualquer um desses ossos pode afetar a função e o crescimento de toda a boca e do rosto.

34 O fato de as extrações dentárias causarem um achatamento da face não é amplamente aceito na indústria ortodôntica. Vários estudos afirmam que as extrações causam crescimento facial retrognático, enquanto outros mostram pouca ou nenhuma alteração na face. Alguns dizem que os resultados variam e só podem ser determinados considerando primeiro a largura do palato. Antonio Carlos de Oliveira Ruellas et al., "Tooth Extraction in Orthodontics: An Evaluation of Diagnostic Elements", *Dental Press Journal of Orthodontics* 15, nº 3 (maio a junho de 2010): 134-57; Anita Bhavnani Rathod et al., "Extraction vs No Treatment: Long-Term Facial Profile Changes", *American*

Journal of Orthodontics and Dentofacial Orthopaedics 147, nº 5 (maio de 2015): 596-603; Abdol-Hamid Zafarmand e Mohamad-Mahdi Zafarmand, "Premolar Extraction in Orthodontics: Does It Have Any Effect on Patient's Facial Height?", *Journal of the International Society of Preventive & Community Dentistry* 5, nº 1 (janeiro de 2015): 64-8.

35 John Mew, *The Cause and Cure of Malocclusion* (John Mew Orthotropics), disponível em: <https://johnmeworthotropics.co.uk/the-cause-and-cure-of-malocclusion-book/>; Vicki Cheeseman, entrevista com Kevin Boyd, "Understanding Modern Systemic Diseases through a Study of Anthropology", *Dentistry IQ*, 27 de junho de 2012.

36 Mais de duas dezenas de estudos científicos que datam da década de 1930 estão disponíveis em <www.mrjamesnestor.com/breath>.

37 Aprendi que o meio século de resistência da indústria de ortodontia contra John Mew provavelmente tinha menos a ver com os dados dele do que com sua abordagem para disseminá-los. Até um dos detratores mais ardentes e vocais de Mew, um ortodontista britânico chamado Roy Abrahams, admitiu em uma troca de e-mails que o problema não eram as teorias de Mew, mas que ele nunca havia provado suas teorias quando tinha uma chance. Em vez disso, constantemente "rejeitava a ortodontia tradicional e os ortodontistas para promover suas alegações".

38 Sandra Kahn e Paul R. Ehrlich, *Jaws: The Story of a Hidden Epidemic* (Stanford, CA: Stanford University Press, 2018).

39 Mew me disse que a maioria de seus inimigos usava o castelo como um exemplo de como ele lucrava com ortotropia. O custo total do castelo era de cerca de trezentas mil libras, cerca de um terço do custo de um apartamento moderno em más condições com dois quartos.

40 G. Dave Singh et al., "Evaluation of the Posterior Airway Space Following Biobloc Therapy: Geometric Morphometrics", *Cranio: The Journal of Craniomandibular & Sleep Practice* 25, nº 2 (abril de 2007): 84-89, disponível em: <https://facefocused.com/articlesand-lectures/bioblocs-impact-on-the-airway/>.

41 Assumir essa postura de ficar com a boca aberta para respirar durante a infância pode influenciar diretamente o crescimento e desenvolvimento das mandíbulas, das vias aéreas e até o alinhamento dos dentes. Joy L. Moeller et al., "Treating Patients with Mouth Breathing Habits: The Emerging Field of Orofacial Myofunctional Therapy", *Journal of the American Orthodontic Society* 12, nº 2 (março e abril de 2012): 10-2.

42 Os humanos de hoje podem ser os primeiros *Homo* a sofrer dessa doença. Até os nossos primos neandertais não eram os animais tortuosos que foram retratados nos últimos cem anos. A postura deles era vertical, talvez até melhor

que a nossa. Martin Haeusler et al., "Morphology, Pathology, and the Vertebral Posture of the La Chapelle-aux-Saints Neandertal", *Proceedings of the National Academy of Sciences of the United States of America* 116, nº 11 (março de 2019): 4923-7.

43 M. Mew, "Craniofacial Dystrophy. A Possible Syndrome?", *British Dental Journal* 216, nº 10 (maio de 2014): 555-8.

44 Elena Cresci, "Mewing Is the Fringe Orthodontic Technique Taking Over YouTube", *Vice*, 11 de março de 2019, disponível em: <www.vice.com/en_us/artigo/d3medj/mewing-is-the-fringe/orthodontic-technique-taking-over-youtube>.

45 "Doing Mewing", YouTube, disponível em: <www.youtube.com/watch?v=Hmf-pR7EryY>.

46 Quentin Wheeler, Antonio G. Valdecasas e Cristina Cânovas, "Evolution Doesn't Proceed in a Straight Line. So Why Draw It That Way?", *The Conversation*, 3 de setembro de 2019, disponível em: <https://theconversation.com/evolution-doesnt-proceed-in-a-straight-line-so-whydraw-it-that-way-109401/>.

47 "Anatomy & Physiology", Open Stax, Rice University, 19 de junho de 2013, disponível em: <https://openstax.org/books/anatomyandphysiology/pages/6-6-exercise-nutrition-hormones-and-bone-tissue>.

48 "Our Face Bones Change Shape As We Age", *Live Science*, 30 de maio de 2013, disponível em: <www.livescience.com/35332-face-bones-aging-110104.html>.

49 Yagana Shah, "Why You Snore More As You Get Older and What You Can Do About It". *The Huffington Post*, 7 de junho de 2015, disponível em: <www.huffingtonpost.in/2015/07/06/how-to-stop-snoring_n_7687906.html?ri18n=true>.

50 "What Is the Strongest Muscle in the Human Body?", Everyday Mysteries: Fun Facts from the Library of Congress, <www.loc.gov/rr/scitech/mysteries/muscles.html>.

51 Belfor não foi o primeiro pesquisador a descobrir isso. Em 1986, o ortodontista dr. Vincent G. Kokich, professor do Departamento de Ortodontia da Universidade de Washington e um dos especialistas mundiais em odontologia, postulou que os adultos "mantêm a capacidade de regenerar e remodelar ossos nas suturas craniofaciais". Liao, *Six-Foot Tiger*, pp. 176-7.

52 Criamos células-tronco por todo o corpo também. Quando produzidas nas suturas e mandíbulas, são frequentemente usadas para manutenção local na boca e na face. Elas serão enviadas para qualquer área que mais precise delas. São atraídas pelos sinais de estresse — nesse caso, os sinais que vêm com a mastigação saudável.

53 "Weaning from the Breast", *Paediatrics & Child Health* 9, nº 4 (abril de 2004): 249-53.

54 A mamadeira requer menos estresse na mastigação e na sucção. Como tal, estimula o crescimento facial menos avançado. Por esse motivo, Kevin Boyd, o dentista pediátrico de Chicago, recomenda que os bebês sejam alimentados em copos se a amamentação não for uma opção. James Sim Wallace, *The Cause and Prevention of Decay in Teeth* (Londres: J. & A. Churchill, 1902). Indre Narbutyte et al., "Relationship Between Breastfeeding, Bottle-Feeding and Development of Malocclusion", *Stomatologija, Baltic Dental e Maxillofacial Journal* 15, nº 3 (2013): 67-72; Domenico Viggiano et al., "Breast Feeding, Bottle Feeding, and Non-Nutritive Sucking: Effects on Occlusion in Deciduous Dentition", *Archives of Disease in Childhood* 89, nº 12 (janeiro de 2005): 112-123; Bronwyn K. Brew et al., "Breastfeeding and Snoring: A Birth Cohort Study", *PLoS One* 9, nº 1 (janeiro de 2014): e84956.

55 Toda vez que eu morder enquanto uso o Homeblock, provocarei uma força leve intermitente cíclica em combinação com a pressão de mola que envia um sinal ao ligamento ao redor das raízes dos dentes para incentivar o corpo a, segundo Belfor, "começar uma cascata de eventos" a fim de produzir mais células ósseas. O processo é chamado morfogênese e me pareceu brutal. Mas Belfor me garantiu que nem notarei isso acontecendo, porque eu só precisaria usar o retentor enquanto estivesse dormindo.

56 Ben Miraglia, DDS, "2018 Oregon Dental Conference Course Handout", Oregon Dental Conference, 5 de abril de 2018, disponível em: <www.oregondental.org/docs/librariesprovider42/2018odc-handouts/thursday---9122miraglia.pdf?sfvrsn=2>.

57 Especificamente, de 2,12 a 2,62 polegadas antes da Era Industrial para 1,88 a 2,44 polegadas depois. J. N. Starkey, "Etiology of Irregularities of the Teeth". *The Dental Surgeon* 4, nº 174 (29 de fevereiro de 1908): 105-6.

58 J. Sim Wallace, "Heredity, with Special Reference to the Diminution in Size of the Human Jaw", *Dental Record*, dezembro de 1901, *Dental Digest* 8, nº 2 (fevereiro de 1902): 135-40, disponível em: <https://tinyurl.com/r6szdz8>.

59 Miniporcos de Yucatán, na verdade. Russell L. Ciochon et al., "Dietary Consistency and Craniofacial Development Related to Masticatory Function in Minipigs", *Journal of Craniofacial Genetics and Developmental Biology* 17, nº 2 (abril a junho de 1997): 96-102.

60 Essas médias foram resumidas e verificadas pelo dr. Robert Corruccini. Contexto adicional para essa visão geral pode ser encontrado em Miraglia, "2018 Oregon Dental Conference Course Handout".

Capítulo oito: Mais, no momento adequado

1 Micheal Clodfelter, *Warfare and Armed Conflicts: A Statistical Encyclopedia of Casualty and Other Figures, 1492-2015*. 4ª ed. (Jefferson, NC: McFarland, 2017, p. 277).

2 J. M. Da Costa, "On Irritable Heart; a Clinical Study of a Form of Functional Cardiac Disorder and its Consequences", *American Journal of Medical Sciences,* n.s. 61, nº 121 (1871).

3 Jeffrey A. Lieberman, "From 'Soldier's Heart' to 'Vietnam Syndrome': Psychiatry's 100-Year Quest to Understand PTSD", *The Star*, 7 de março de 2015, disponível em: <www.thestar.com/news/insight/2015/03/07/solving-the-riddle-of-soldier-heart-post-traumatic-stress-disorder-ptsd.html>; Christopher Bergland, "Chronic Stress Can Damage Brain Structure and Connectivity", *Psychology Today*, 12 de fevereiro de 2004.

4 "From Shell-Shock to PTSD, a Century of Invisible War Trauma", *PBS NewsHour*, 11 de novembro de 2018, disponível em: <www.pbs.org/newshour/nation/fromshellshock-to-ptsd-a-century-of-invisible-war--trauma>; Caroline Alexander, "The Shock of War", *Smithsonian*, setembro de 2010, disponível em: <www.smithsonianmag.com/history/the-shock-of-war-55376701/#Mxod3dfdosgFt3cQ.99>.

5 Além disso, a parte inferior dos pulmões contém de 60% a 80% dos alvéolos saturados de sangue, para trocas gasosas mais fáceis e eficientes. *Body, Mind, and Sport*, p. 223.

6 Phillip Low, "Overview of the Autonomic Nervous System", *Manual Merck*, disponível em: <www.merckmanuals.com/home/brain,-spinal-cord,-and-nerve-disorders/autonomic-nervous-system-disorders/overview-of-the-autonomic-nervous-system>.

7 "How Stress Can Boost Immune System". *ScienceDaily*, 21 de junho de 2012; "Functions of the Autonomic Nervous System", disponível em: <https://courses.lumenlearning.com/boundless-ap/chapter/functions-of-the-autonomic-nervous-system/>.

8 Joss Fong, "Eye-Opener: Why Do Pupils Dilate in Response to Emotional States?". *Scientific American*, 7 de dezembro de 2012, disponível em: <www.scientificamerican.com/article/eye-opener-why-do-pupils-dialate/>.

9 O centro de controle simpático não está localizado no cérebro, mas sim nos gânglios vertebrais ao longo da coluna, enquanto o sistema parassimpático se localiza mais acima no cérebro. Isso pode não ser uma coincidência. Alguns pesquisadores, como Stephen Porges, sugerem que o sistema simpático é um sistema mais primitivo, enquanto o sistema parassimpático é mais evoluído.

10 "What Is Stress?", American Institute of Stress, disponível em: <www.stress.org/daily-life>.

11 "Tibetan Lama to Teach an Introduction to Tummo, the Yoga of Psychic Heat at HAC January 21", Healing Arts Center (St. Louis), 20 de dezembro de 2017, disponível em: <www.thehealingartscenter.com/hacnews/tibetan-lama-to-teach-an-introduction-to-tummo-the-yoga-of-psychic-heat-at-hac>; "NAROPA", Garchen Buddhist Institute, 14 de julho de 2015, disponível em: <https://garchen.net/naropa>.

12 Alexandra David-Néel, *My Journey to Lhasa* (1927; Nova York: Harper Perennial, 2005, p. 135).

13 Nan-Hie In, "Breathing Exercises, Ice Baths: How Wim Hof Method Helps Elite Athletes and Navy Seals". *South China Morning Post*, 25 de março de 2019, disponível em: <www.scmp.com/lifestyle/health-wellness/article/3002901/wim-hof-method-how-ice-baths-and-breathing-techniques>.

14 Stephen W. Porges, *The Pocket Guide to the Polyvagal Theory: The Transformative Power of Feeling Safe,* Norton Series on Interpersonal Neurobiology (Nova York: W.W. Norton, 2017, pp. 131, 140, 160, 173, 196, 242, 234).

15 Especificamente, quando o nervo vago é estimulado, a frequência cardíaca diminui e os vasos sanguíneos se dilatam, dificultando o sangue a derrotar a gravidade e ser bombeado para o cérebro. Essa diminuição temporária no fluxo sanguíneo para o cérebro pode causar um episódio de desmaio.

16 Steven Park, *Sleep Interrupted: A Physician Reveals the #1 Reason Why So Many of Us Are Sick and Tired* (Nova York: Jodev Press, 2008, posição do Kindle 1443-46).

17 "Vagus Nerve Stimulation", Mayo Clinic, disponível em: <www.mayoclinic.org/tests-procedures/vagus-nerve-stimulation/about/pac-20384565>; Crystal T. Engineer et al., "Vagus Nerve Stimulation as a Potential Adjuvant to Behavioral Therapy for Autism and Other Neurodevelopmental Disorders", *Journal of Neurodevelopmental Disorders* 9 (julho de 2017): 20.

18 Cadeiras de balanço e balanços na varanda eram muito comuns nas casas antes da primeira metade do século XX. Eles podem ter sido tão populares porque o balanço altera a pressão sanguínea, o que permite que as mensagens trafeguem mais facilmente ao longo do nervo vago. É por isso que tantas crianças autistas (que geralmente têm tônus vagal fraco e se sentem ameaçadas) respondem tão bem ao balanço. A exposição ao frio, como espirrar água fria no rosto, também estimula o nervo vago, que envia mensagens ao coração para diminuir a frequência cardíaca (coloque o rosto em água fria, e seus batimentos cardíacos vão diminuir rapidamente). *Pocket Guide to the Polyvagal Theory*, 211-2.

19 Algumas exceções muito raras são demonstradas pelos iogues; elas são discutidas no capítulo final.

20 Roderik J. S. Gerritsen e Guido P. H. Band, "Breath of Life: The Respiratory Vagal Stimulation Model of Contemplative Activity", *Frontiers in Human Neuroscience* 12 (outubro de 2018): 397; Christopher Bergland, "Longer Exhalations Are an Easy Way to Hack Your Vagus Nerve", *Psychology Today*, 9 de maio de 2019.

21 Moran Cerf, "Neuroscientists Have Identified How Exactly a Deep Breath Changes Your Mind", *Quartzy*, 19 de novembro de 2017; Jose L. Herrero et al., "Breathing above the Brain Stem: Volitional Control and Attentional Modulation in Humans". *Journal of Neurophysiology* 119, nº 1 (jan. 2018): 145-59.

22 O sistema nervoso ajuda a explicar por que respirar em um saco de papel para controlar a hiperventilação geralmente não funciona e pode ser muito perigoso. Sim, capturar sua respiração expirada aumentará os níveis de dióxido de carbono, e muitas vezes não reduzirá a sobrecarga simpática que poderia ter desencadeado o ataque de pânico para iniciá-la. Um saco de papel pode provocar mais pânico e uma respiração ainda mais profunda. Além disso, nem todo mundo que sofre um ataque no sistema respiratório sofre de hiperventilação. Um estudo em *The Annals of Emergency Medicine* descobriu que três pacientes que acreditavam estar hiperventilando receberam um saco de papel para respirar e morreram. Esses pacientes não estavam sofrendo de ataque de pânico ou asma; estavam sofrendo um ataque cardíaco e precisavam do máximo de oxigênio possível. Em vez disso, conseguiram pulmões cheios de dióxido de carbono reciclado. Anahad O'Connor, "The Claim: If You're Hyperventilating, Breathe into a Paper Bag", *The New York Times*, 13 de maio de 2008; Michael Callaham, "Hypoxic Hazards of Traditional Paper Bag Rebreathing in Hyperventilating Patients", *Annals of Emergency Medicine* 19, nº 6 (junho de 1989): 622-8.

23 Moran Cerf, "Neuroscientists Have Identified How Exactly a Deep Breath Changes Your Mind", *Quartzy*, 19 de novembro de 2017; Jose L. Herrero et al., "Breathing above the Brain Stem: Volitional Control and Attentional Modulation in Humans", *Journal of Neurophysiology* 119, nº 1 (janeiro de 2018): 145-9.

24 Matthijs Kox et al., "Voluntary Activation of the Sympathetic Nervous System and Attenuation of the Innate Immune Response in Humans", *Proceedings of the National Academy of Sciences of the United States of America* 111, nº 20 (maio de 2014): 7379-84.

25 Escrevi brevemente sobre o trabalho de Benson em livros anteriores e outros escritos, mas em nenhum caso explorei o que acontece com o corpo e como, e é isso que estou fazendo neste capítulo.

26 Herbert Benson et al., "Body Temperature Changes during the Practice of g Tum-mo Yoga", *Nature* 295 (1982): 234-6. Décadas depois, nem todos ficaram impressionados com os dados de Benson. Maria Kozhevnikova, da Universidade Nacional de Cingapura, afirmou que "não há evidências, no entanto, indicando que as temperaturas estejam elevadas além da faixa normal durante a meditação g-tummo". Embora ela nunca tenha descartado os efeitos impressionantes de Tummo, Kozhevnikova escreveu que a maneira pela qual os dados foram apresentados é enganosa. Com isso, deve-se notar que muitos praticantes de Tummo me disseram que o exercício não os esquenta muito; em vez disso, *impede que esfriem*, o que foi claramente demonstrado pelos budistas, por Wim Hof e sua equipe. De qualquer forma, o calor do corpo é apenas uma parte muito pequena dos efeitos transformadores de Tummo, como aprenderemos em breve. Maria Kozhevnikova et al., "Neurocognitive and Somatic Components of Temperature Increases during g-Tummo Meditation: Legend and Reality". *PLoS One* 8, nº 3 (2013): e58244.

27 "The Iceman — Wim Hof", Método Wim Hof, disponível em: <www.wimhofmethod.com/iceman-wim-hof>.

28 Erik Hedegaard, "Wim Hof Says He Holds the Key to a Healthy Life, But Will Anyone Listen?", *Rolling Stone*, 3 de novembro de 2017.

29 "Applications", Método Wim Hof, disponível em: <www.wimhofmethod.com/applications>.

30 Kox et al., "Voluntary Activation of the Sympathetic Nervous System".

31 "How Stress Can Boost Immune System". *Science Daily*, 21 de junho de 2012, disponível em: <www.sciencedaily.com/releases/2012/06/120621223525.htm>.

32 Joshua Rapp Learn, "Science Explains How the Iceman Resists Extreme Cold", <Smithsonian.com>, 22 de maio de 2018.

33 Os Institutos Nacionais de Saúde estimam que até 23,5 milhões de americanos sofrem de doenças autoimunes. A American Autoimmune Related Disease Association explica que esse número é uma subestimação grosseira, porque apenas 24 doenças associadas ao distúrbio autoimune são listadas; no entanto, existem várias dezenas de outras doenças não listadas que possuem uma clara "base autoimune". Você pode ler as preocupantes estatísticas em <www.aarda.org/>.

34 Novas pesquisas mostram que a narcolepsia é uma doença autoimune, e que a asma talvez também seja. As crianças com asma têm um risco aumentado de 41% de contrair diabetes tipo 1 e provavelmente não é coincidência. Alberto Tedeschi e Riccardo Asero, "Asthma and Autoimmunity: A Complex but Intriguing Relation", *Expert Review of Clinical Immunology* 4, nº 6 (novembro de 2008): 767-76; Natasja Wulff Pedersen et al., "CD8+ T Cells from

Patients with Narcolepsy and Healthy Controls Recognize Hypocretin Neuron-specific Antigens", *Nature Communications* 10, nº 1 (fevereiro de 2019): 837.

35 Antes de tentar o Tummo, Matt havia sido diagnosticado com artrite psoriática e tinha proteína C-reativa (PCR) acima de vinte, cerca de sete vezes o nível normal, o que contribui para inflamação e dor em sua doença. Após três meses praticando a respiração Tummo com exposição ao frio, os níveis de PCR de Matt foram de 0,4. Toda dor nas articulações, a rigidez, a pele vermelha escamosa e o cansaço desapareceram. Outro Matt, de Devon, na Inglaterra, foi diagnosticado com líquen planopilar, uma doença inflamatória que afeta principalmente o couro cabeludo e resulta em descamação e perda permanente de cabelo. Ele recebeu receita médica para hidroxicloroquina, um medicamento inventado em 1955 para tratar a malária que suprime a resposta imune. Os efeitos colaterais comuns da hidroxicloroquina incluem cãibras, diarreia, dores de cabeça e coisas piores. Dentro de uma semana, Matt estava com problemas para respirar e tossindo sangue. O médico dele disse para ele continuar. Matt ficou mais doente. Aprendeu a respiração Tummo e seguiu o protocolo de Hof, praticando o Método Wim Hof todos os dias. Wim Hof, YouTube, 3 de janeiro de 2018, disponível em: <www.youtube.com/watch?v=f4tIou2LnOk>; "Wim Hof — Reversing Autoimmune Diseases | Paddison Program", YouTube, 26 de junho de 2016, disponível em: <www.youtube.com/watch?v=lZO9uyJIP44> ; "In 8 Months I Was Completely Symptom-Free", Wim Hof Method Experience, Wim Hof, YouTube, 23 de agosto de 2019, disponível em: <www.youtube.com/watch?v=1nOv4aNiWys>.

36 Em 2014, Hof levou um grupo de 26 pessoas aleatórias, com idades entre 29 e 65 anos, ao monte Kilimanjaro. Muitos no grupo sofriam de asma, reumatismo, Crohn e outras disfunções autoimunes. Ele lhes ensinou sua versão da respiração Tummo, os expôs a ataques periódicos de frio extremo e depois subiu 19.300 pés até o topo da montanha mais alta da África. Os níveis de oxigênio no topo descem à metade em relação ao nível do mar. A taxa de sucesso de alpinistas experientes é de cerca de 50%. Vinte e quatro dos alunos de Hof, incluindo aqueles com doenças autoimunes, chegaram ao cume em 48 horas. Metade do grupo subiu com o peito de fora, vestindo nada além de shorts em temperaturas que caem para menos de quinze graus Celsius. Nenhum deles experimentou hipotermia ou doença da altitude, e ninguém usou oxigênio suplementar. Ted Thornhill, "Hardy Climbers Defy Experts to Reach Kilimanjaro Summit Wearing Just Their Shorts and without Succumbing to Hypothermia", *Daily Mail*, 17 de fevereiro de 2014; "Kilimanjaro Success Rate. How Many People Reach the Summit", Kilimanjaro, disponível em:

<www.climbkilimanjaroguide.com/kilimanjaro-success-rate>. Uma estimativa mais antiga colocou o número em 41%; a estimativa atual provavelmente está próxima de 60%. Eu dividi a diferença.

37 Vale a pena notar que David-Néel acabou se tornando uma heroína nacional na França, uma ídola dos escritores do Beat, e teve um chá e uma estação de bonde com seu nome, os quais ainda hoje são usados.

38 "Maurice Daubard. Le Yogi des Extremes [The Yogi of the Extremes]", disponível em: <www.mauricedaubard.com/biographie.html>; "France: Moulins: Yogi Maurice Daubard Demonstration", AP Archive, YouTube, 21 de julho de 2015, disponível em: <www.youtube.com/watch?time_continue=104&v=bEZVlgcddZg>.

39 Essa entrevista e minha experiência com Respiração Holotrópica aconteceram vários anos antes do experimento de Stanford e apenas um ano depois da impressionante experiência com Sudarshan Kriya que me levou ao caminho das pesquisas mais profundas.

40 Grof me disse que esse evento ocorreu em 1954. No entanto, outras fontes afirmam que ocorreu em 1956. "The Tim Ferriss Show. Stan Grof, Lessons from ~4,500 LSD Sessions and Beyond". Podcast Notes, 24 de novembro de 2018, disponível em: <https://podcastnotes.org/2018/11/24/grof/>.

41 "Stan Grof", Grof: Know Thyself, disponível em: <www.stanislavgrof.com>.

42 Mo Costandi, "A Brief History of Psychedelic Psychiatry". *The Guardian*, 2 de setembro de 2014. Disponível em: <www.theguardian.com/science/neurophilosophy/2014/set/02/psychedelic-psychiatry>.

43 James Eyerman, "A Clinical Report of Holotropic Breathwork in 11,000 Psychiatric Inpatients in a Community Hospital Setting". *MAPS Bulletin*, primavera de 2013, disponível em: <www.maps.org/news-letters/v23n1/v23n1_24-27.pdf>.

44 Eyerman continuou: "Quando você pensa sobre isso, a civilização industrial ocidental é o único grupo em toda a história da humanidade que não mantém em alta estima estados não comuns de consciência, [que] não os apreciam e querem entendê-los", disse ele. "Em vez disso, nós os patologizamos, os entorpecemos com tranquilizantes. Isso funciona como um band-aid, como uma correção temporária, mas não trata do problema central e apenas leva a mais problemas psicológicos futuramente."

45 Sarah W. Holmes et al., "Holotropic Breathwork: An Experiential Approach to Psychotherapy". *Psychotherapy: Theory, Research, Practice, Training* 33, nº 1 (primavera de 1996): 114-20; Tanja Miller e Laila Nielsen, "Measure of Significance of Holotropic Breathwork in the Development of Self-Awareness", *Journal of Alternative and Complementary Medicine* 21, nº 12 (dezembro de 2015): 796-803; Stanislav Grof et al., "Special Issue: Holotropic Breathwork

and Other Hyperventilation Procedures", *Journal of Transpersonal Research* 6, nº 1 (2014); Joseph P. Rhinewine e Oliver Joseph Williams, "Holotropic Breathwork: The Potential Role of a Prolonged, Voluntary Hyperventilation Procedure as an Adjunct to Psychotherapy", *Journal of Alternative and Complementary Medicine* 13, nº 7 (outubro de 2007): 771-6.

46 Todo aquele esforço encheu nossa corrente sanguínea de dióxido de carbono e, assim, cortou o fluxo sanguíneo de que o cérebro precisava para funcionar corretamente. Stanislav Grof e Christina Grof, *Holotropic Breathwork: A New Approach to Self-Exploration and Therapy*, SUNY Series in Transpersonal and Humanistic Psychology (Albany, NY: Excelsior, 2010, pp.161-3); Stanislav Grof, *Psychology of the Future: Lessons from Modern Consciousness Research* (Albany, NY: SUNY Press, 2000); Stanislav Grof, "Holotropic Breathwork: New Approach to Psychotherapy and Self-Exploration", disponível em: <www.stanislavgrof.com/resources/HolotropicBreathwork;New-Perspectives-in-Psychotherapy-and-self-Exploration.pdf>.

47 "Cerebral Blood Flow and Metabolism", disponível em: <Neurosurg.cam.ac.uk>, <www.neurosurg.cam.ac.uk/files/2017/09/2-Cerebral-blood-flow.pdf>.

48 Jordan S. Querido e A. William Sheel, "Regulation of Cerebral Blood Flow during Exercise", *Sports Medicine* 37, nº 9 (2007): 765-82.

49 Em média, o fluxo sanguíneo cerebral reduz cerca de 2% a cada diminuição de 1 mmHg de dióxido de carbono no sangue ($PaCO_2$). Durante um exercício de respiração excessiva gravando em um laboratório da Universidade da Califórnia, em São Francisco, meu $PaCO_2$ chegou a 22 mmHg, que é cerca de vinte abaixo do normal. Durante esse período, meu cérebro estava recebendo cerca de 40% menos fluxo sanguíneo do que o normal. "Hyperventilation", OpenAnesthesia, disponível em: <www.openanesthesia.org/elevated_icp_hyperventilation>.

50 Um resumo interessante, incluindo vários estudos científicos, está disponível nesta página da web: <www.anesthesiaweb.org/ hyperventilation.php>.

51 "Rhythm of Breathing Affects Memory and Fear", *Neuroscience News,* 7 de dezembro de 2016, disponível em: <https://neurosciencenews.com/memory-fear-breath-5699/>.

Capítulo nove: Prender

1 Detalhes da pesquisa de Kling e o seguinte relato de S.M. foram extraídos de Justin S. Feinstein et al., "A Tale of Survival from the World of Patient S. M.", *Living without an Amygdala*, ed. David G. Amaral e Ralph Adolphs (Nova York: Guilford Press, 2016, pp. 1-38). Outros detalhes foram extraídos

dos artigos de Kling, incluindo Arthur Kling et al., "Amygdalectomy in the FreeRanging Vervet (*Cercopithecus aethiops*)", *Journal of Psychiatric Research* 7, nº 3 (fevereiro de 1970): 191-9.

2 "The Amygdala, the Body's Alarm Circuit", Cold Spring Harbor Laboratory DNA Learning Center, disponível em: <https://dnalc.cshl.edu/view/822-TheAmygdalatheBody-S-AlarmCircuit.html>.

3 Temos dois tipos de quimiorreceptores em nosso sistema respiratório: periférico e central. Os quimiorreceptores periféricos, na artéria carótida e na aorta, são em grande parte responsáveis pela detecção de alterações na quantidade de oxigênio no sangue que sai do coração. Os quimiorreceptores centrais, localizados no tronco cerebral, detectam alterações muito pequenas nos níveis de dióxido de carbono no sangue arterial através do pH do líquido cefalorraquidiano. "Chemoreceptors", TeachMe Physiology, disponível em: <https://teachmephysiology.com/respiratory-system/regulation/chemoreceptors>.

4 Pessoas com lesões na área do tronco cerebral que contém os quimiorreceptores centrais perdem a capacidade de medir e reagir aos níveis de dióxido de carbono na corrente sanguínea. Sem um gatilho autônomo para alertá-los de que o dióxido de carbono está se formando, cada respiração exige um esforço consciente e planejado. Sufocam enquanto dormem sem respirador, porque seus corpos não sabem quando respirar. A condição é chamada de doença de Ondine e recebe o nome de uma ninfa da água de um conto folclórico europeu. Ondine disse ao marido, Hans, que ela era "o fôlego nos pulmões" e avisou que ele perderia a capacidade de respirar inconscientemente se a traísse. Hans a traiu e sofreu com a maldição da mulher. "Um único momento de desatenção e eu esqueço de respirar", disse Hans antes de morrer. Iman Feiz-Erfan et al., "Ondine's Curse". *Barrow Quarterly* 15, nº 2 (1999), disponível em: <www.barrowneuro.org/education/grand-rounds-publications-and-media/barrow-quarterly/volume-15-no-2-1999/ondines-curse/>.

5 Doze mil anos atrás, os antigos peruanos habitavam enclaves a doze mil pés acima do nível do mar. A atual cidade mais alta habitada é La Rinconada, no Peru, a uma altitude de 16.728 pés acima do nível do mar. Tia Ghose, "Oldest High-Altitude Human Settlement Discovered in Andes", *Live Science*, 23 de outubro de 2014, disponível em: <www.livescience.com/48419highaltitude-setllement-peru.html>.

6 Segundo alguns relatos, atletas como os de mergulho livre tendem a ter a mesma tolerância ao dióxido de carbono que as pessoas que não estão acostumadas a respirar repetidamente por muito tempo. A hipótese é que esses atletas de primeira linha têm pulmões muito maiores e podem reduzir o metabolismo a um nível que consome menos oxigênio e produz menos dióxido de carbono, permitindo que prendam a respiração por mais tempo sem se sentirem

ansiosos. Mas isso não explica por que as pessoas com ansiedade crônica e outros distúrbios baseados no medo quase sempre têm uma capacidade de retenção da respiração muito limitada, independentemente do tamanho do pulmão ou de quanto inspiraram ou expiraram antes do teste. Algum contexto interessante (embora limitado) pode ser encontrado no fórum de mergulho livre Deeper Blue: <https://forums.deeperblue.com/threads/freediving-leading-to-sleep-apnea.82096/>. Colette Harris, "What It Takes to Climb Everest with No Oxygen", *Outside*, 8 de junho de 2017, disponível em: <www.outsideonline.com/2191596/how-train-climb-everest-no-oxygen>.

7 Jamie Ducharme, "A Lot of Americans Are More Anxious Than They Were Last Year, a New Poll Says", *Time*, 8 de maio de 2018, disponível em: <https://hora.com/5269371/americans-ansiedade-poll/>.

8 *The Primordial Breath: An Ancient Chinese Way of Prolonging Life through Breath Control*, vol. 1, trad. Jane Huang e Michael Wurmbrand (Original Books, 1987, p. 13).

9 Veja uma explicação detalhada dos danos causados pelo estresse oxidativo e pela síntese do óxido nítrico feita pelo dr. Scott Simonetti em: <www.mrjamesnestor.com/breath>.

10 Megan Rose Dickey, "Freaky: Your Breathing Patterns Change When You Read Email". *Business Insider*, 5 de dezembro de 2012. Disponível em: <www.businessinsider.com/email=-apnea-how-email-change-breathing2012-12-?IRT>; "Email Apnea", Schott's Vocab, *The New York Times*, 23 de setembro de 2009, disponível em: <https://schott.blogs.nytimes.com/2009//09/23/email-apnea/>; Linda Stone, "Just Breathe: Building the Case for Email Apnea", *The Huffington Post*, disponível em: <www.huffpost.com/entry/just-breathe-building-the_b_85651>; Susan M. Pollak, "Breathing Meditations for the Workplace", *Psychology Today*, 6 de novembro de 2014, disponível em: <www.psychologytoday.com/us/blog/the-art-now/201411/email-apnea>. Acessado em 5 de novembro de 2020.

11 Dezenas de estudos estão acessíveis na Biblioteca Nacional de Medicina dos Estados Unidos, no site dos Institutos Nacionais de Saúde, PubMed. Aqui estão alguns que foram úteis para mim: Andrzej Ostrowski et al., "The Role of Training in the Development of Adaptive Mechanisms in Freedivers", *Journal of Human Kinetics* 32, nº 1 (maio de 2012): 197210; Apar Avinash Saoji et al., "Additional Practice of Yoga Breathing With Intermittent Breath Holding Enhances Psychological Functions in Yoga Practitioners: A Randomized Controlled Trial", *Explore: The Journal of Science and Healing* 14, nº 5 (setembro de 2018): 379-84; Saoji et al., "Immediate Effects of Yoga Breathing with Intermittent Breath Holding on Response Inhibition among Healthy

Volunteers", *International Journal of Yoga* 11, nº 2 (maio a agosto de 2018): 99-104.

12 Serena Gianfaldoni et al., "History of the Baths and Thermal Medicine", *Macedonian Journal of Medical Sciences* 5, nº 4 (julho de 2017): 566-68.

13 Depois que Brandt retornou à Grã-Bretanha e falou entusiasmado com Royat, outro médico e colega do Royal College of Surgeons saiu para visitar Royat. Confirmou as descobertas de Brandt e as relatou "de acordo com minha experiência e observações". George Henry Brandt, *Royat (les Bains) in Auvergne: Its Mineral Waters and Climate* (Londres: HK Lewis, 1880, pp. 12, 18).

14 George Henry Brandt, *Royat (les Bains) in Auvergne, its Mineral Waters and Climate* (Londres: HK Lewis, 1880, pp. 12, 18); Peter M. Prendergast e Melvin A. Shiffman, (orgs.), *Aesthetic Medicine: Art and Techniques* (Berlim e Heidelberg: Springer, 2011); William e Robert Chambers, *Chambers's Edinburgh Journal*, n.s. 1, nº 46 (16 de novembro de 1844): 316; Isaac Burney Yeo, *The Therapeutics of Mineral Springs and Climates* (Londres: Cassell, 1904, p. 760).

15 Segundo o dr. Lewis S. Coleman, anestesista e pesquisador médico da Califórnia, a reação ao dióxido de carbono provavelmente teve menos a ver com os fatos e mais com interesses privados. O dióxido de carbono era um subproduto barato do processamento de petróleo, enquanto outros tratamentos clínicos eram caros e exigiam conhecimentos reais para administrar. Lewis S. Coleman, "Four Forgotten Giants of Anesthesia History", *Journal of Anesthesia and Surgery* 3, nº 1 (2016): 68-84.

16 Veja dezenas de estudos sobre os benefícios do banho de dióxido de carbono em: <mrjamesnestor.com/breath>.

17 No final da década de 1950, Wolpe procurava tratamentos alternativos para a ansiedade flutuante, uma forma de estresse para a qual não há causa específica, que hoje afeta cerca de dez milhões de americanos. Ele ficou chocado com a rapidez e eficácia com que o dióxido de carbono funcionou. Wolpe descobriu que entre duas a cinco inalações de uma mistura 50/50 de dióxido de carbono e oxigênio eram suficientes para diminuir o nível basal de ansiedade em seus pacientes de sessenta (debilitantes) para zero. Nenhum outro tratamento chegou perto. "Espera-se que o interesse recentemente descoberto no dióxido de carbono leve a mais pesquisas", escreveu Wolpe em 1987. Mas, no mesmo ano em que Wolpe publicou seu artigo, a Food and Drug Administration aprovou o primeiro medicamento SSRI, a fluoxetina, que se tornaria mais conhecida por seus nomes comerciais: Prozac, Sarafem e Adofen. Uma década após a publicação do estudo de Wolpe, Donald F. Klein, psiquiatra da Universidade de Columbia, descobriu o que ele pensava ser o mecanismo

que provocava o pânico, a ansiedade e distúrbios relacionados. Foi uma "má interpretação fisiológica por um monitor de asfixia [que] falha em um sistema de alarme de asfixia evoluído", escreveu Klein em seu artigo "False Suffocation Alarms, Spontaneous Panics, and Related Conditions". E essa falsa asfixia vinha de quimiorreceptores que haviam se tornado sensíveis demais às flutuações do dióxido de carbono. O medo, em sua essência, pode ser tanto um problema físico quanto mental. Joseph Wolpe, "Carbon Dioxide Inhalation Treatments of Neurotic Anxiety: An Overview", *Journal of Nervous and Mental Disease* 175, nº 3 (março de 1987): 129-33; Donald F. Klein, "False Suffocation Alarms, Spontaneous Panics, and Related Conditions", *Archives of General Psychiatry* 50, nº 4 (abril de 1993): 206-17.

18 Essa é a estimativa de Feinstein. Números são difíceis de definir, porque muitas pessoas com transtornos de ansiedade sofrem de depressão e vice-versa. Por exemplo, estima-se que 18% da população sofra de transtornos de ansiedade; cerca de 8% sofrem de transtorno depressivo grave e outros milhões com formas mais brandas; um quarto sofre de um distúrbio mental diagnosticável; e se espera que metade de todos os americanos sofra de alguma doença mental ao longo da vida. "Half of US Adults Due for Mental Illness, Study Says", *Live Science*, 1º de setembro de 2011, disponível em: <www.livescience.com/15876mental-illness-strikes-adults.html>; "Facts & Statistics", Anxiety and Depression Association of America, disponível em: <https://adaa.org/about-adaa/press-room/facts-statistics>.

19 Além disso, depressão, ansiedade e pânico estão todos intimamente relacionados, cada um enraizado na mesma má interpretação do medo. Um terço dos pacientes que atualmente usam ISRS sofrem de outras formas de ansiedade e muitos serão tratados com medicamentos diferentes para essas condições. Laura A. Pratt et al., "Antidepressant Use Among Persons Aged 12 and Over: United States, 2011-2014", NCHS Data Brief nº 283 (agosto de 2017): 1-8.

20 Uma visão geral dos tratamentos e eficácia está disponível em: Johanna S. Kaplan e David F. Tolin, "Exposure Therapy for Anxiety Disorders", *Psychiatric Times*, 6 de setembro de 2011, disponível em: <www.psychiatrictimes.com/anxiety/exposure-therapy-anxiety-disorders>.

21 Essas descobertas, como você pode imaginar, foram controversas. Você pode ler mais sobre o debate em andamento desse estudo em: Fredrik Hieronymus et al., "Influence of Baseline Severity on the Effects of SSRIs in Depression: An Item-Based, Patient-Level Post-Hoc Analysis", *The Lancet*, 11 de julho de 2019, disponível em: <www.thelancet.com/journals/lanpsy/article/PIIS2215-0366(19)30383-9/fulltext>; Fredrik Hieronymus, "How Do We Determine Whether Antidepressants Are Useful or Not? Authors'

Reply", *The Lancet*, novembro de 2019, disponível em: <www.thelancet.com/journals/lanpsy/article/PIIS2215-0366(19)30383-9/fulltext>; Henry Bodkin, "Most Common Antidepressant Barely Helps Improve Depressive Symptoms, 'Shocking' Trial Finds", *The Telegraph* (UK), 19 de setembro de 2019, disponível em: <www.telegraph.co.uk/science/2019/09/19/common-antidepressant-barely-helps-improve-depression-symptoms>.

22 Cerca de 40% dos pacientes com transtorno do pânico sofrem de depressão e 70% apresentam outras condições de saúde mental. Todas essas condições, de acordo com Feinstein, estão enraizadas no medo. Paul M. Lehrer, "Emotionally Triggered Asthma: A Review of Research Literature and Some Hypotheses for Self-Regulation Therapies", *Applied Psychophysiology and Biofeedback* 22, nº 1 (março de 1998): 13-41.

23 Pessoas que sofrem de pânico visitam o médico cinco vezes mais do que outros pacientes, e têm seis vezes mais probabilidades de serem hospitalizadas por distúrbios psiquiátricos. Trinta e sete por cento delas buscarão algum tratamento, geralmente remédios, terapia comportamental ou ambos. Mas nenhuma dessas terapias aborda diretamente o que pode estar contribuindo para essa condição: maus hábitos respiratórios crônicos. O fato de 60% das pessoas com doença pulmonar obstrutiva crônica também apresentarem transtornos de ansiedade ou depressão não é coincidência. Esses pacientes com frequência respiram muito rápido, entrando em pânico em antecipação à impossibilidade de respirar. "Proper Breathing Brings Better Health", *Scientific American*, 15 de janeiro de 2019, disponível em: <www.scientificamerican.com/article/proper-breathingbrings-better-health>.

24 Eva Henje Blom et al., "Adolescent Girls with Emotional Disorders Have a Lower End-Tidal CO_2 and Increased Respiratory Rate Compared with Healthy Controls", *Psychophysiology* 51, nº 5 (maio de 2014): 412-18; Alicia E. Meuret et al., "Hypoventilation Therapy Alleviates Panic by Repeated Induction of Dyspnea", *Biological Psychiatry CNNI (Cognitive Neuroscience and Neuroimaging)* 3, nº 6 (junho de 2018): 539-45; Daniel S. Pine et al., "Differential Carbon Dioxide Sensitivity in Childhood Anxiety Disorders and Nonill Comparison Group", *Archives of General Psychiatry* 57, nº 10 (outubro de 2000): 960-7.

25 "Out-of-the-Blue Panic Attacks Aren't without Warning: Data Show Subtle Changes before Patients' [*sic*] Aware of Attack", Southern University Methodist University Research, disponível em: <https://blog.smu.edu/research/2011/07/26/out-of-the-blue-panic-attacks-arent-without-warning/>; Stephanie Pappas, "To Stave Off Panic, Don't Take a Deep Breath; Stephanie Pappas", 26 de dezembro de 2017, disponível em: <www.livescience.com/9204-stave-panic-deep-breath.html>.

26 "New Breathing Therapy Reduces Panic and Anxiety by Reversing Hyperventilation", *ScienceDaily*, 22 de dezembro de 2010, disponível em: <www.sciencedaily.com/releases/2010/12/101220200010.htm>; Pappas, "To Stave Off Panic".

27 A flutuação, como Feinstein descobriu em cinco anos de pesquisa clínica, foi particularmente eficaz no tratamento da ansiedade, anorexia e outras neuroses baseadas no medo. "The Feinstein Laboratory", Laureate Institute for Brain Research, disponível em: <www.laureateinstitute.org/current-events/feinstein-laboratory-publishes-float-study-in-plos-one>.

28 Veja a tabela de Buteyko dos ótimos níveis (e perigosamente baixos) de dióxido de carbono em: <https://images.app.goo.gl/DGjT3bL8PMDQYmqL7>.

29 Recentemente, a terapia com dióxido de carbono teve um breve retorno, não apenas com Olsson e sua equipe de pulmonautas DIY. Agora ele está sendo usado para tratar a perda auditiva, a epilepsia e vários tipos de câncer. A empresa americana de saúde Aetna oferece terapia de dióxido de carbono como tratamento experimental para pacientes. "Carbogen Inhalation Therapy", Aetna, disponível em: <www.aetna.com/cpb/medical/data/400_499/0428.html>.

30 Quimiorreceptores projetados para analisar as menores flutuações de dióxido de carbono, uma fração de 1%.

Capítulo dez: Rápido, devagar e não respirar

1 Mesmo uma hora após o término do treino de Tummo. Pense nos pulmões como um painel solar. Quanto maior o painel, mais células existem para absorver a luz do sol, mais energia disponível. A respiração pesada de Wim Hof pode aumentar o espaço disponível para troca de gases em cerca de 40% — uma quantidade tremenda. Com esse espaço extra, Hof, por exemplo, conseguiu consumir o dobro da quantidade normal de oxigênio quarenta minutos depois de terminar os exercícios. Isabelle Hof, *The Wim Hof Method Explained* (Wim Hof Method, 2015, atualizado em 2016), 8, disponível em: <https://explore.wimhofmethod.com/wp-content/uploads/ebook-the-wim-hof-method-explained-EN.pdf>.

2 Joshua Rapp Learn, "Science Explains How the Iceman Resists Extreme Cold", <Smithsonian.com>, 22 de maio de 2018, disponível em: <www.smithsonianmag.com/sciencenature/science-explains-how-iceman-resists-extreme-cold-180969134/#WUf1Swaj7zYCkVDv.99>.

3 Herbert Benson et al., "Body Temperature Changes during the Practice of g Tum-mo Yoga", *Nature* 295 (1982): 234-6; William J. Cromie, "Meditation Changes Temperatures", *The Harvard Gazette*, 18 de abril de 2002.

4 Eu perguntei esse enigma ao dr. Paul Davenport, um renomado fisiologista e ilustre professor da Universidade da Flórida. Ele respondeu depois de algumas horas. "Problema interessante", escreveu em um e-mail. "Minha resposta será apropriada e academicamente vaga :) Conclusão: o efeito da hiperventilação voluntária depende de vários fatores, incluindo distribuição sanguínea regional, grau de alteração dos gases sanguíneos, capacidade-tampão reduzida do líquido cefalorraquidiano (LCR), alterações no débito cardíaco, pH compensação do balanço, tempo e fatores ainda desconhecidos. (Isso é ambíguo o suficiente?) A pesquisa sobre a resposta fisiológica do sangue e do LCR à hiperventilação voluntária é relativamente direta. No entanto, as respostas cognitivas às mudanças fisiológicas são muito mais ambíguas e complexas." No final do e-mail, ele me contou que estava trabalhando em uma análise detalhada do problema, o que levaria algum tempo para ser elaborado. Até o momento, ele ainda estava escrevendo. Vou publicá-lo no meu site: <mrjamesnestor.com/breath>. Enquanto isso, você pode ler alguns estudos aqui: I. A. Bubeev, "The Mechanism of Breathing under the Conditions of Prolonged Voluntary Hyperventilation", *Aerospace and Environmental Medicine*, 33, nº 2 (1999): 22-6; J. S. Querido e A. W. Sheel, "Regulation of Cerebral Blood Flow during Exercise", *Sports Medicine* 37, nº 9 (outubro de 2007), 765-82.

5 Iuriy A. Bubeev e I. B. Ushakov, "The Mechanism of Breathing under the Conditions of Prolonged Voluntary Hyperventilation", *Aerospace and Environmental Medicine* 33, nº 2 (1999): 22-6; Seymour S. Kety e Carl F. Schmidt, "The Effects of Altered Arterial Tensions of Carbon Dioxide and Oxygen on Cerebral Blood Flow and Cerebral Oxygen Consumption of Normal Young Men", *Journal of Clinical Investigation* 27, nº 4 (1948): 484-92; Querido e Sheel, "Regulation of Cerebral Blood Flow during Exercise"; Shinji Naganawa et al., "Regional Differences of fMR Signal Changes Induced by Hyperventilation: Comparison between SE-EPI and GE-EPI at 3-T", *Journal of Magnetic Resonance Imaging* 15, nº 1 (janeiro de 2002): 23-30; S. Posse et al., "Regional Dynamic Signal Changes during Controlled Hyperventilation Assessed with Blood Oxygen Level-Dependent Functional MR Imaging", *American Journal of Neuroradiology* 18, nº 9 (outubro de 1997): 1763-70.

6 Mais especificamente, as referências escritas ao prana apareceram na Índia há cerca de três mil anos e na China durante os períodos de Ying e Zhou, há cerca de 2.500 anos.

7 Os índios antigos acreditavam que o corpo continha de 72 mil a 350 mil canais. Como eles contaram, ninguém sabe.

8 Sat Bir Singh Khalsa et al., *Principles and Practice of Yoga in Health Care* (Edimburgo: Handspring, 2016).

9 Houve, no entanto, algumas pesquisas muito estranhas e fascinantes, apoiadas pelo governo, sobre as possibilidades de mover essa "energia vital". Confira essa preciosidade de estudo de 1986 que de alguma forma se infiltrou nas fendas do site da CIA: Lu Zuyin et al., "Physical Effects of Qi on Liquid Crystal", CIA, disponível em: <www.cia.gov/library/readingroom/docs/CIARDP9600792R00020 0160001-8.pdf>.

10 Justin O'Brien (Swami Jaidev Bharati), *Walking with a Himalayan Master: An American's Odyssey* (St. Paul, MN: Yes International, 1998, 2005, pp. 58, 241); Pandit Rajmani Tigunait, *At the Eleventh Hour: The Biography of Swami Rama* (Honesdale, PA: Himalayan Institute Press, 2004); "Swami Rama, Researcher/Scientist", Swami Rama Society, disponível em: <www.swamiramasociety.org/project/swami-rama-researcherscientist/>.

11 "Swami Rama, Mestre do Himalaia, Parte 1". YouTube, disponível em: <www.youtube.com/watch?v=S1sZN bRH2N8>.

12 "Swami Rama na Menninger Clinic, Topeka, Kansas", Sociedade Histórica de Kansas, disponível em: <www.kshs.org/index.php?url=km/items/view/226459>.

13 O dr. Daniel Ferguson, chefe da clínica de higiene médica do Hospital de Administração de Veteranos de Minnesota, havia mostrado alguns meses antes que Swami Rama tinha a capacidade de fazer sua pulsação "desaparecer" por alguns minutos. Erik Peper et al.(ed.) *Mind/Body Integration: Essential Readings in Biofeedback* (Nova York: Plenum Press, 1979, p. 135).

14 O tempo real registrado foi de dezessete segundos, mas Rama havia entrado nessa zona de vibração do coração alguns segundos atrás, antes da preparação dos técnicos. Esse detalhe foi retirado de Justin O'Brien, *The Wellness Tree: The Six-Step Program for Creating Optimal Wellness* (Yes International, 2000).

15 Gay Luce e Erik Peper, "Mind over Body, Mind over Mind". *The New York Times*, 12 de setembro de 1971.

16 Marilynn Wei e James E. Groves, *The Harvard Medical School Guide to Yoga* (Nova York: Hachette, 2017); Jon Shirota, "Meditation: A State of Sleepless Sleep", junho de 1973, disponível em: <http://hihtindia.org/wordpress/wp-content/uploads/2012/10/swamiramaprobe1973.pdf>.

17 "Swami Rama: Voluntary Control over Involuntary States", YouTube, 22 de janeiro de 2017, 1:17, disponível em: <www.youtube.com/watch?v=yv_D3ATDvVE>.

18 Mathias Gardet, "Thérèse Brosse (1902-1991)", disponível em: <https://repenf.hypotheses.org/795>; "Biofeedback Research and Yoga", Yoga and Consciousness Studies, disponível em: <www.yogapsychology.org/art_biofeedback.html>; Brian Luke Seaward, *Managing Stress: Principles and Strategies*

for Health and Well-Being, Burlington, MA: Jones & Bartlett Learning, 2012); MA Wenger e BK Bagchi, "Studies of Autonomic Functions in Practitioners of Yoga in India", *Behavioral Science* 6, nº 4 (outubro de 1961): 312-23.

19 "Swami Rama Talks: 2:1 Breathing Digital Method". Swami Rama, YouTube, 23 de maio de 2019, disponível em: <www.youtube.com/ver?v=PY-VrB36FrQw>; "Swami Rama Talks: OM Kriya pt. 1". Swami Rama, YouTube, 28 de maio de 2019, disponível em: <www.youtube.com/watch?v=ygvnWEnvWCQ>.

20 Aparentemente, Rama não era só paz e luz. Em 1994, uma aluna que frequentou o Instituto do Himalaia o acusou de ter cometido abuso sexual. Ela tinha dezenove anos, e ele mais de sessenta. Quatro anos depois, após a morte de Rama, um júri concedeu à mulher quase dois milhões de dólares por danos morais. A gerência do Instituto do Himalaia afirma que o julgamento foi injusto, pois Rama nem estava presente para contar seu lado da história. No entanto, o incidente manchou o legado dele. William J. Broad, "Yoga and Sex Scandals: No Surprise Here". *The New York Times*, 27 de fevereiro de 2012.

21 As informações biográficas foram retiradas das seguintes fontes: Robyn Stoller, "The Full Story of dr. Albert Szent-Györgyi", National Foundation for Cancer Research, 9 de dezembro de 2017, disponível em: <www.nfcr.org/blog/full-story-of-dr-albert-szent-gyorgyi>; "Albert Szent-Györgyi", Biographical Overview, National Library of Medicine, disponível em: <https://profiles.nlm.nih.gov/spotlight/wg/feature/biographical>; Robert A. Kyle e Marc A. Shampo, "Albert Szent-Györgyi, Nobel Laureate", *Mayo Clinic Proceedings* 75, nº 7 (julho de 2000): 722; "Albert Szent-Györgyi: Scurvy: Scourge of the Sea", Science History Institute, disponível em: <www.sciencehistory.org/historical-profile/albert-szent-gyorgyi>.

22 Albert Szent-Györgyi, "Muscle Research". Albert Szent-Györgyi, 180 (junho de 1949): 22-5.

23 De acordo com pesquisadores da Universidade do Arizona, em Tucson, o que separava os animais com cérebro pequeno dos com cérebro grande e em rápida evolução era a capacidade para exercícios de resistência. Quanto maior a capacidade, maior o cérebro. O que alimentou essa capacidade e esses cérebros foram os pulmões maiores, capazes de melhorar a eficiência respiratória. Isso ajuda a explicar por que os mamíferos têm cérebro maior e por que o cérebro humano, o de baleias e o de golfinhos continuou crescendo tão rapidamente ao longo de milhões de anos em relação ao cérebro dos répteis. Oxigênio é igual a energia que é igual a evolução. Nossa capacidade de respirar grandes e profundas respirações, de certa forma, nos tornou mais humanos. David A. Raichlen e Adam D. Gordon, "Relationship Between Exercise Capacity and Brain Size in Mammals", *PLoS One* 6, nº 6 (junho de 2011): e20601;

"Functional Design of the Respiratory System", <medicine.mcgill.ca>, disponível em: <www.medicine.mcgill.ca/physio/resp-web/TEXT1.htmwww.medicine.mcgill.ca/physio/resp-web/TEXT1.htm>; Alexis Blue, "Brain Evolved to Need Exercise", *Neuroscience News*, 26 de junho de 2017, disponível em: <https://neurosciencenews.com/evolution-brain-exercise-6982/>.

24 Bettina E. Schirrmeister et al., "Evolution of Multicellularity Coincided with Increased Diversification of Cyanobacteria and the Great Oxidation Event". *PNAS* 110, nº 5 (janeiro de 2013): 1791-6.

25 Albert Szent-Györgyi, "The Living State and Cancer". *Physiological Chemistry and Physics,* dezembro de 1980.

26 Szent-Györgyi atribui essa frase à comunicação pessoal com P. Ehrenfest, um físico teórico austro-alemão.

27 G.E.W. Wolstenholme et al. (eds.), *Submolecular Biology and Cancer* (Hoboken, NJ: John Wiley & Sons, 2008: 143).

28 J. Cui et al., "Hypoxia and Miscoupling between Reduced Energy Efficiency and Signaling to Cell Proliferation Drive Cancer to Grow Increasingly Faster", *Journal of Molecular Cell Biology*, 2012; Alexander Greenhough et al., "Cancer Cell Adaptation to Hypoxia Involves a HIF-GPRC5A-YAP Axis", *EMBO Molecular Medicine*, 2018.

29 Essa citação foi atribuída à palestra de Szent-Györgyi "Electronic Biology and Cancer", que ele apresentou no Laboratório de Biologia Marinha, Woods Hole, Massachusetts, em julho de 1972.

30 "Mestre DeRose", disponível em: <https://enacademic.com/dic.nsf/enwiki/11708766>.

31 As descrições e detalhes do vale do Indo são retirados do seguinte texto: "Indus River Valley Civilizations", Khan Academy, disponível em: <www.khanacademy.org/humanities/world-history/world-history-beginnings/ancient-india/a/theindusriver-valley-civilizations>; Saifullah Khan, "Sanitation and Wastewater Technologies in Harappa/Indus Valley Civilization (ca. 2600-1900 aC)", disponível em: <https://canvas.brown.edu/files/61957992/download?Download_frd=1>.

32 Para colocar isso em perspectiva, trezentas mil milhas quadradas são equivalentes a todos os estados da Costa Leste, da Flórida a Nova York. Craig A. Lockard, *Societies, Networks, and Transitions: A Global History* (Stanford, CT: Cengage Learning, 2008).

33 Yan Y. Dhyansky, "The Indus Valley Origin of a Yoga Practice", *Artibus Asiae* 48, nºs 1-2 (1987): 89-108.

34 Uma descrição completa da história, epistemologia e evolução de Samkhya e a yoga antiga pode ser encontrada neste excelente artigo acadêmico na *Enciclopédia da Internet sobre Filosofia*: <www.iep.utm.edu/yoga/>.

35 A palavra "ariano" vem do sânscrito *erän,* que foi a base para o nome moderno do país do Irã. O termo nunca teve nada a ver com supremacia branca até os nazistas se apropriarem dele, cerca de quatro mil anos depois.

36 Steve Farmer et al., "The Collapse of the Indus-Script Thesis: The Myth of a Literate Harappan Civilization", *Electronic Journal of Vedic Studies* 11, nº 2 (janeiro de 2014): 19-57, disponível em: <http://laurasianacademy.com/ejvs/ejvs1102/ejvs1102 article.pdf>.

37 De uma filosofia chamada Samkhya. Samkhya foi baseada na razão e na prova. A raiz substantiva de Samkhya significa "número"; a raiz do verbo significa "saber". "Ou você sabe ou não sabe", comentou DeRose. "A espiritualidade não tinha nada a ver com isso!" A fundação de Samkhya era secular, baseada em estudos empíricos, não em opiniões. Ele me explicou que não havia menção de mãos em oração ou posturas de yoga em pé nos primeiros Upanishads, porque esses exercícios não faziam parte da prática. A yoga mais antiga foi uma tecnologia desenvolvida para influenciar e controlar o prana. Era uma ciência de meditação e respiração. Possivelmente, a referência mais antiga ao pranayama (a antiga arte indiana de controle da respiração) está listada no hino 1.5.23 do Brihadaranyaka Upanishad, que foi documentado pela primeira vez em torno de 700 a.C. "De fato, deve-se inspirar (ascender), mas também se deve expirar (sem prender), enquanto diz: '*Não* deixarei a miséria me atingir.' Quando se pratica isso (respiração), deve-se antes desejar perceber isso (imortalidade). É através *dessa* (realização) que ele conquista uma união com essa divindade (respiração), que é uma partilha de mundos." *The Brihadaranyaka Upanishad*, livro 1, trad. John Wells, Darshana Press, disponível em: <http://darshanapress.com/Brihadaranyaka%20Upanishad%20Book%201.pdf>.

38 No século VI a.C., Sidarta Gautama, filho de um rei e uma rainha guerreiros do vale do Indo, encontrou seu caminho sob uma árvore de fícus no nordeste da Índia. Ele se sentou e começou a praticar essas antigas técnicas de respiração e meditação. Gautama se tornou iluminado e partiu para ensinar as maravilhas da respiração, meditação e iluminação em todo o Oriente. Mais tarde, Sidarta se tornaria conhecido como Buda, fundador da fé budista.

39 Michele Marie Desmarais, *Changing Minds: Mind, Consciousness and Identity in Patanjali's Yogasutra and Cognitive Neuroscience* (Délhi: Motilal Banarsidass, 2008).

40 A passagem real é muito mais vaga. Segundo DeRose, isso se traduz em algo como: "O quarto tipo de pranayama transcende a inspiração e a expiração." As interpretações dos sutras da yoga variam amplamente. A interpretação de Swami Jnaneshvara foi a mais esclarecedora e acessível, na minha opinião. Mais aqui: <http://swamij.com/yoga-sutras-24953.htm#2.51>.

41 Mestre DeRose, *Quando é preciso ser forte*. São Paulo: Egrégora, 2015.

42 Depois de Patanjali, a yoga foi comprimida e reescrita. O Bhagavad Gita a descreveu mais como uma prática mística e metafísica, uma ferramenta espiritual a ser usada para trazer autorrealização e iluminação. A tradição Hatha da yoga, que foi formalmente desenvolvida na década de 1400, usou técnicas antigas para homenagear Shiva e converteu os asanas sentados em quinze poses, muitas delas em pé. "Contesting Yoga's Past: A Brief History of Äsana in Pre-modern India". Center for the Study of World Religions, 14 de outubro de 2015, disponível em: <https://cswr.hds.harvard.edu/news/2015/10/14/contesting-yoga's-past-brief-history-äsana-pre-modern-india>.

43 "Two Billion People Practice Yoga 'Because It Works", *UN News*, 21 de junho de 2016, disponível em: <https://news.un.org/en/audio/2016/06/0614172>; Alice G. Walton, "How Yoga Is Spreading in the U.S.", *Forbes*, disponível em: <www.forbes.com/sites/alicegwalton/2016/03/15/how-yoga-is-spreading-in-the-u-s/#3809c047449f/>.

44 Em seu livro *Pranayama* (recebi uma cópia da pré-publicação), DeRose detalha 58 técnicas de respiração cujas raízes remontam milhares de anos às origens de Samkhya. Algumas dessas técnicas são oferecidas ao final deste livro.

45 "The Most Ancient and Secretive Form of Yoga Practiced by Jesus Christ: Kriya Yoga", Evolve + Ascend, disponível em: <www.evolveandascend.com/2016/05/24/ancient-secretive-formyoga-practiced-jesuschristkriya-yoga>; "The Kriya Yoga Path of Meditation", Self Realization Fellowship, disponível em: <www.yoganandasrf.org/The_Kriya_yoga_Path_of_Meditation.aspx>.

46 "Research on Sudarshan Kriya Yoga", Art of Living, disponível em: <www.artofliving.org/us-en/research-sudarshan-kriya>.

47 Não consigo descrever como fazer o Sudarshan Kriya porque não há instruções escritas. Shankar é o único que conduz essas sessões, e o faz através de uma gravação antiga, como a que ouvi há muitos anos. Quem quiser experimentar Sudarshan Kriya precisará ir a um posto avançado da Arte de Viver ou vasculhar a internet em busca de um pirata. Eu fiz os dois.

48 Essa é uma das razões pelas quais hiperventilar ou praticar técnicas respiratórias não tradicionais pode ser tão prejudicial e perigoso.

Epílogo: Um último suspiro

1 Albert Szent-Györgyi, "The Living State and Cancer", G. E. W. Wolstenholme et al. (eds.), *Submolecular Biology and Cancer* (Hoboken, NJ: John Wiley & Sons, 2008, p. 17).

2 "The Top 10 Causes of Death". World Health Organization, 24 de maio de 2018, disponível em: <www.who.int/newsroom/fact-sheets/detail/

the-top-10-causes-of-death>; "Leading Causes of Death", Centers for Disease Control and Prevention, disponível em: <www.cdc.gov/nchs/fastats/leading-causes-of-death.htm>.

3 Danielle Simmons, "Epigenetic Influences and Disease". Nature Education, disponível em: <www.nature.com/scitable/topicpage/epigenetic-influences-and-disease-895/>.

4 "Todos os dias, cerca de trinta quilos de ar participam desse fluxo de maré, em comparação com menos de quatro quilos de comida e cinco quilos de água." Dr. John R. Goldsmith, "How Air Pollution Has Its Effect on Health (2). Air Pollution and Lung Function Changes", *Proceedings: National Conference on Air Pollution U.S. Department of Health, Education, and Welfare* (Washington, DC: United States Government Printing Office, 1959, p. 215).

5 Andrew Weil, *Breathing: The Master Key to Self Healing*. Sounds True, 1999.

6 Eu ainda tinha remanescentes de infestação bacteriana no nariz, mas era quase inexistente. Os resultados: "A 2+ *Corynebacterium propinquum*: número baixo de cocos gram-positivos; pequeno número de bastonetes gram-positivos; sem células polimorfonucleares."

7 Carl Stough e Reece Stough, *Dr. Breath: The Story of Breathing Coordination*. Nova York: William Morrow, 1970, p. 29.

8 Charles Matthews, "Just Eat What Your Great-Grandma-Ate". *San Francisco Chronicle*, 30 de dezembro de 2007, disponível em: <https://michaelpollan.com/reviews/just-eat-what-your-great-grandma-ate/.

ÍNDICE

intrinseca.com.br

@intrinseca

editoraintrinseca

@intrinseca

@editoraintrinseca

intrinsecaeditora

1ª edição	AGOSTO DE 2024
impressão	IMPRENSA DA FÉ
papel de miolo	LUX CREAM 60G/M²
papel de capa	CARTÃO SUPREMO ALTA ALVURA 250G/M²
tipografia	GARAMOND PREMIER